本草纲目

李春深◎编著

天津出版传媒集团
天津科学技术出版社

图书在版编目(CIP)数据

本草纲目 / 李春深编著 . --天津 ：天津科学技术出版社，2018. 1（2020. 6 重印）

ISBN 978-7-5576-3434-6

Ⅰ. ①本… Ⅱ. ①李… Ⅲ. ①《本草纲目》Ⅳ. ①R281. 3

中国版本图书馆 CIP 数据核字（2017）第 169160 号

本草纲目
BENCAO GANGMU
责任编辑：孟祥刚

出　版：天津出版传媒集团 / 天津科学技术出版社
地　址：天津市西康路 35 号
邮　编：300051
电　话：(022) 23332390
网　址：www. tjkjcbs. com. cn
发　行：新华书店经销
印　刷：唐山富达印务有限公司

开本 670×960　1/16　印张 16　字数 300 000
2020 年 6 月第 1 版第 2 次印刷
定价：58. 00 元

前　言

《本草纲目》是中国古代本草学集大成者，也是中国最具世界性影响的药学及博物学巨典。它集中国古代医学所取得的最高成就为一体，同时广泛涉及相关的生物、化学、天文、地理、地质、采矿等领域，成为中国古代科技史上规模最大、内容最丰富的巨著，曾被英国生物学家达尔文誉为“中国的百科全书”。2011年5月，《本草纲目》入选“世界记忆”名录。

这部皇皇巨著的作者李时珍是明朝伟大的医药学家，出身医生世家，祖父和父亲都是当地名医。李时珍天资聪颖，自幼熟读儒家经典，14岁时考中秀才。后来受父亲影响，便逐渐放弃科举考试，一心随父学医。李时珍白天跟父亲行医治病，晚上，在油灯下熟读《内经》《本草经》《伤寒杂病论》《脉经》等古典医学著作。

多年的临床实践使李时珍懂得，做一个医生，不仅要懂医理，也要懂药理。如把药物的性能搞错了，就会闹出人命来。他在阅读《神农本草经》的基础上，仔细地阅读了南朝齐梁时期陶弘景著的《本草经集注》、唐代的《新修本草》、宋代的《开宝本草》《经史证类备急本草》《本草衍义》等。在阅读中发现了前人本草著作中的诸多错误，于是立志重新编撰一部本草著作。为写成这部书，他穷毕生精力、亲历实践、广收博采，历时30年，几易其稿，终于完成《本草纲目》。

《本草纲目》成书后四百多年来成为了医家、读书人必修之圣典，成为普通百姓治病养生的医药宝库，是后世中医药学习与研究、保健、养生必读之经典。同时，它对后世食物养疗学、饮食烹饪学、医药学、动物学、植物学及人们对日常食物品味的选择都构成了深远影响，是天下生民最切于实用的一部生活大典。为了更好地体现《本草纲目》的实用特点，加强与当代生活的联系，我们特地为读者量身定做了这本《本草纲目》。

《本草纲目》以最具权威的金陵古本为蓝本，本着取古人之要义、为现代人所实用的原则，删繁就简，精选精校，辑录精华，保留了至今常见常用的本草及切实有效的复方，原汁原味再现天下第一药典之精华，指导今人认识本草。

这本书在体例方面，按照原书顺序，设置了序例、百病主治药、水部、火部、土部、金石部、草部、谷部、菜部、果部、木部、虫部、鳞部、介部、禽部等目类，精选了与读者生活息息相关的病症几十种，收录了方便读者治疗、养生的实用、常见药目近两百种，囊括了几乎古本《本草纲目》中所有适合现代人治疗及养生保健的药方，翔实严谨地为读者展现古书精粹，以便读者在最短时间内了解博大精深的中医治疗及养生文化，以利读者在养疗时随时查用。

目　录

序例

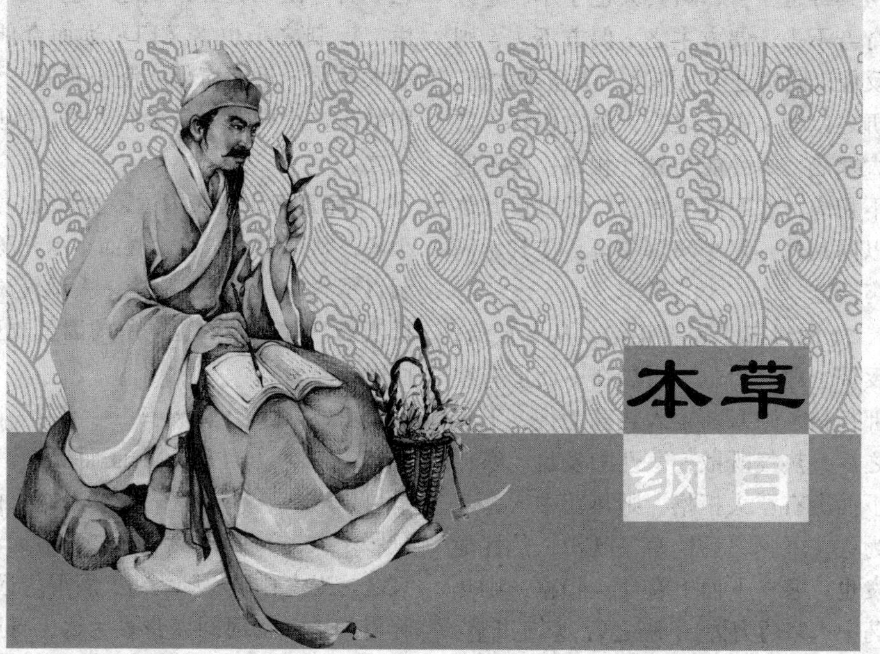

七方

〔岐伯曰〕气有多少，形有盛衰，治有缓急，方有大小。又曰：病有远近，证有中外，治有轻重。近者奇之，远者偶之。汗不以奇，下不以偶。补上治上制以缓，补下治下制以急。近而奇偶，制小其服；远而奇偶，制大其服。大则数少，小则数多。多则九之，少则二之。奇之不去则偶之，偶之不去则反佐以取之，所谓寒热温凉，反从其病也。

〔王冰曰〕脏位有高下，腑气有远近，病证有表里，药用有轻重。单方为奇，复方为偶。心肺为近，肝肾为远，脾胃居中。肠膻胞胆，亦有远近。识见高远，权以合宜。方与其重也宁轻，与其毒也宁善，与其大也宁小。是以奇方不去，偶方主之；偶方不去，则反佐以同病之气而取之。夫微小之热，折之以寒；微小之冷，消之以热。甚大寒热，则必能与异气相格。声不同不相应，气不同不相合。是以反其佐以同其气，复令寒热参合，使其始同终异也。

〔时珍曰〕逆者正治，从者反治。反佐，即从治也。谓热在下而上有寒邪拒格，则寒药中入热药为佐，下膈之后，热气既散，寒性随发也。寒在下而上有浮火拒格，则热药中入寒药为佐，下膈之后，寒气既消，热性随发也。寒在下而上有浮火拒格，则热药中入寒药为佐，下膈之后，寒气既消，热性随发也。此寒因热用，热因寒用之妙也。温凉仿此。

〔完素曰〕流变在乎病，主病在乎方，制方在乎人。方有七：大、小、缓、急、奇、偶、复也。制方之体，本于气味。寒、热、温、凉，四气生于天；酸、苦、辛、咸、甘、淡，六味成于地。是以有形为味，无形为气。气为阳，味为阴。辛甘发散为阳，酸苦涌泄为阴；咸味涌泄为阴，淡味渗泄为阳。或收或散，或缓或急，或燥或润，或软或坚，各随脏腑之证，而施药之品味，乃分七方之制也。故奇、偶、复者，三方也。大、小、缓、急者，四制之法也。故曰：治有缓急，方有大小。

【大方】

〔岐伯曰〕君一臣二佐九，制之大也。君一臣三佐五，制之中也。君一臣二，制之小也。又曰：远而奇偶，制大其服；近而奇偶，制小其服。大则数少，小则数多。多则九之，少则二之。

〔完素曰〕身表为远，里为近。大小者，制奇偶之法也。假如小承气汤、调胃承气汤，奇之小方也；大承气汤、抵当汤，奇之大方也，所谓因其攻里而用之也。

〔张从正曰〕大方有二：有君一臣三佐九之大方，病有兼证而邪不一，不可以一二味治者宜之；有分两大而顿服之大方，肝肾及下部之病道远者宜之。王太仆以心肺为近，肾肝为远，脾胃为中。刘河间以身表为远，身里为近。以予观之，身半以上其气三，天之分也。身半以下其气三，地之分也。中脘，人之分也。

【小方】

〔**张从正曰**〕小方有二：有君一臣二之小方，病无兼证，邪气专一，可一二味治者宜之；有分两少而频服之小方，心肺及在上之病者宜之，徐徐细呷是也。

〔**完素曰**〕肝肾位远，数多则其气缓，不能速达于下；必大剂而数少，取其迅急下走也。心肺位近，数少则其气急下走，不能升发于上；必小剂而数多，取其易散而上行也。王氏所谓肺服九、心服七、脾服五、肝服三、肾服一，乃五脏生成之数也。

【缓方】

〔**岐伯曰**〕补上治上制以缓，补下治下制以急，急则气味厚，缓则气味薄，适其至所。病所远而中道气味之者，食而过之，无越其制度也。

〔**王冰曰**〕假如病在肾而心气不足，服药宜急过之，不以气味饲心，肾药凌心，心复益衰矣。余上下远近例同。

〔**完素曰**〕圣人治上不犯下，治下不犯上，治中上下俱无犯。故曰：诛伐无过，命曰大惑。

〔**好古曰**〕治上必妨下，治表必连里。用黄芩以治肺必妨脾，用苁蓉以治肾必妨心，服干姜以治中必僭上，服附子以补火必涸水。

〔**从正曰**〕缓方有五：有甘以缓之之方，甘草、糖、蜜之属是也，病在胸膈，取其留恋也。有丸以缓之之方，比之汤散，其行迟慢也。有品件众多之缓方，药众则递相拘制，不得各骋其性也。有无毒治病之缓方，无毒则性纯功缓也。有气味俱薄之缓方，气味薄则长于补上治上，比至其下，药力已衰矣。

【急方】

〔**完素曰**〕味厚者为阴，味薄者为阴中之阳；故味厚则下泄，味薄则通气。气厚者为阳，气薄为阳中之阴，故气厚则发热，气薄则发汗是也。

〔**好古曰**〕治主宜缓，缓则治其本也；治客宜急，急则治其标也。表里汗下，皆有所当缓、所当急。

〔**从正曰**〕急方有四：有急病急攻之急方，中风关格之病是也。有汤散荡涤之急方，下咽易散而行速也。有毒药之急方，毒性能上涌下泄以夺病势也。有气味俱厚之急方，气味俱厚，直趋于下而力不衰也。

【奇方】

〔**王冰曰**〕单方也。

〔**从正曰**〕奇方有二：有独用一物之奇方，病在上而近者宜之。有药合阳数一、三、五、七、九之奇方，宜下不宜汗。

〔**完素曰**〕假如小承气、调胃承气，奇之小方也；大承气、抵当汤，奇之大方也，所谓因其攻下而为之也。桂枝、麻黄，偶之小方也；葛根、青龙，偶之大方也，所谓因其发散而用之也。

【偶方】

〔**从正曰**〕偶方有三：有两味相配之偶方；有古之二方相合之偶方，古谓之复方，皆病在下而远者宜之；有药合阴数二、四、六、八、十之偶方，宜汗不宜下。

【复方】

〔**岐伯曰**〕奇之不去则偶之，是谓重方。

〔**好古曰**〕奇之不去复以偶，偶之不去复以奇，故曰复。复者，再也，重也。所谓十补一泄，数泄一补也。又伤寒见风脉，伤风得寒脉，为脉证不相应，宜以复方主之。

〔**从正曰**〕复方有三：有二方、三方及数方相合之复方。如桂枝二越婢一汤、五积散之属是也。有本方之外别加余药，如调胃承气加连翘、薄荷、黄芩、栀子为凉膈散之属是也。有分两均齐之复方，如胃风汤各等分之属是也。王太仆以偶为复方，今七方有偶又有复，岂非偶乃二方相合、复乃数方相合之谓乎？

十剂

〔**徐之才曰**〕药有宣、通、补、泄、轻、重、涩、滑、燥、湿十种，是药之大体，而《本经》不言，后人未述。凡用药者，审而详之，则靡所遗失矣。

【宣剂】

〔**之才曰**〕宣可去壅，生姜、橘皮之属是也。

〔**杲曰**〕外感六淫之邪，欲传入里，三阴实而不受，逆于胸中，天分气分窒塞不通，而或哕或呕，所谓壅也。三阴者，脾也。故必破气药，如姜、橘、藿香、半夏之类，泻其壅塞。

〔**完素曰**〕郁而不散为壅，必宣以散之，如痞满不通之类是矣。攻其里，则宣者上也，泄者下也。涌剂则瓜蒂、栀子之属是矣。发汗通表亦同。

〔**好古曰**〕《经》有五郁：木郁达之，火郁发之，土郁夺之，金郁泄之，水郁折之，皆宣也。

〔**时珍曰**〕壅者，塞也；宣者，布也，散也。郁塞之病，不升不降，传化失常。或郁久生病，或病久生郁。必药以宣布敷散之，如承流宣化之意，不独涌越为宣也。是以气郁有余，则香附、抚芎之属以开之，不足则补中益气以运之。火郁微则山栀、青黛以散之，甚则升阳解肌以发之。湿郁微则苍术、白芷之属以燥之，甚则风药以胜之。痰郁微则南星、橘皮之属以化之，甚则瓜蒂、藜芦之属以涌之。血郁微则桃仁、红花以行之，甚则或吐或利以逐之。食郁微则山楂、神曲以消之，甚则上涌下利以去之，皆宣剂也。

【重剂】

〔**之才曰**〕重可去怯，磁石、铁粉之属是也。

〔**从正曰**〕重者，镇缒之谓也。怯则气浮，如丧神守，而惊悸气上，朱砂、水银、沉香、黄丹、寒水石之伦，皆体重也。久病咳嗽，涎潮于上，形羸不可攻者，以此缒之。《经》云重者因而减之，贵其渐也。

〔**时珍曰**〕重剂凡四：有惊则气乱，而魂气飞扬，如丧神守者；有怒则气逆，而肝火激烈，病狂善怒者，并铁粉、雄黄之类以平其肝。有神不守舍，而多惊健忘、迷惑不宁者，宜朱砂、紫石英之类以镇其心。有恐则气下，精志失守而畏，如人将捕者，宜磁石、沉香之类以安其肾。大抵重剂压浮火而坠痰涎，不独治怯也。故诸风掉眩及惊痫痰喘之病，吐逆不止及反胃之病，皆浮火痰涎为害，俱宜重剂以坠之。

【轻剂】

〔**之才曰**〕轻可去实，麻黄、葛根之属是也。

〔**从正曰**〕风寒之邪，始客皮肤，头痛身热，宜解其表，《内经》所谓轻而扬之也。痈疮疥痤，俱宜解表，汗以泄之，毒以熏之，皆轻剂也。凡熏洗蒸炙，熨烙刺砭，导引按摩，皆汗法也。

〔**时珍曰**〕当作轻可去闭。有表闭、里闭，上闭、下闭。表闭者，风寒伤营，腠理闭密，阳气怫郁，不能外出，而为发热、恶寒、头痛、脊强诸病，宜轻扬之剂发其汗，而表自解也。里闭者，火热郁抑，津液不行，皮肤干闭，而为肌热、烦热、头痛、目肿、昏瞀、疮疡诸病，宜轻扬之剂以解其肌，而火自散也。上闭有二：一则外寒内热，上焦气闭，发为咽喉闭痛之证，宜辛凉之剂以扬散之，则闭自开。一则饮食寒冷，抑遏阳气在下，发为胸膈痞满闭塞之证，宜扬其清而抑其浊，则痞自泰也。下闭亦有二：有阳气陷下，发为里急后重，数至圊而不行之证，但升其阳而大便自顺，所谓下者举之也。有燥热伤肺，金气膹郁，窍闭于上，而膀胱闭于下，为小便不利之证，以升麻之类探而吐之，上窍通而小便自利矣，所谓病在下取之上也。

【滑剂】

〔**之才曰**〕滑可去着，冬葵子、榆白皮之属是也。

〔**完素曰**〕涩则气着，必滑剂以利之。滑能养窍，故润利也。

〔**从正曰**〕大便燥结，宜麻仁、郁李之类；小便淋沥，宜葵子、滑石之类。前后不通，两阴俱闭也，名曰三焦约。约者，束也。宜先以滑剂润养其燥，然后攻之。

〔**时珍曰**〕着者，有形之邪，留着于经络脏腑之间也，便尿浊带、痰涎、胞胎、痈肿之类是矣。皆宜滑药以引去其留着之物。此与木通、猪苓通以去滞相类而不同。木通、猪苓，淡泄之物，去湿热无形之邪；葵子、榆皮，甘滑之类，去湿热有形之邪。故彼曰滞，此曰着也。大便涩者，菠薐、牵牛之属；小便涩者，车前、榆皮之属；精窍涩者，黄柏、葵花之属；胞胎涩者，黄葵子、王不留行之属；引痰涎自小便去者，则半夏、茯苓之属;引疮毒自小便去者，则五叶藤、萱草根之属，皆滑剂也。

【补剂】

〔之才曰〕补可去弱，人参、羊肉之属是也。

〔杲曰〕人参甘温，能补气虚；羊肉甘热,能补血虚。羊肉补形,人参补气，凡气味与二药同者皆是也。

〔从正曰〕五脏各有补泻，五味各补其脏，有表虚、里虚、上虚、下虚、阴虚、阳虚、气虚、血虚。《经》曰：精不足者补之以味，形不足者温之以气。五谷、五菜、五果、五肉，皆补养之物也。

〔时珍曰〕《经》云：不足者补之。又云：虚则补其母。生姜之辛补肝，炒盐之咸补心，甘草之甘补脾，五味子之酸补肺，黄柏之苦补肾。又如茯神之补心气，生地黄之补心血；人参之补脾气，白芍药之补脾血；黄芪之补肺气，阿胶之补肺血；杜仲之补肾气，熟地黄之补肾血；芎䓖之补肝气，当归之补肝血之类，皆补剂。

【湿剂】

〔之才曰〕湿可去枯。白石英、紫石英之属是也。

〔完素曰〕津耗为枯。五脏痿弱，荣卫涸流，必湿剂以润之。

〔从正曰〕湿者,润湿也。虽与滑类，少有不同。《经》云辛以润之,辛能走气、能化液故也。盐消味虽咸，属真阴之水，诚濡枯之上药也。人有枯涸皴揭之病，非独金化，盖有火以乘之，故非湿剂不能愈。

〔好古曰〕有减气而枯，有减血而枯。

〔时珍曰〕湿剂当作润剂。枯者燥也。阳明燥金之化,秋令也,风热怫甚，则血液枯涸而为燥病。上燥则渴，下燥则结，筋燥则强，皮燥则揭，肉燥则裂，骨燥则枯，肺燥则痿，肾燥则消。凡麻仁、阿胶膏润之属,皆润剂也。养血则当归、地黄之属;生津则麦门冬、瓜蒌根之属；益精则苁蓉、枸杞之属。

【通剂】

〔之才曰〕通可去滞，通草、防己之属是也。

〔从正曰〕通者，流通也。前后不得溲便，宜木通、海金沙、琥珀、大黄之属通之。痹痛郁滞，经隧不利，亦宜通之。

〔时珍曰〕滞，留滞也。湿热之邪留于气分，而为痛痹癃闭者，宜淡味之药上助肺气下降，通其小便，而泄气中之滞，木通、猪苓之类是也。湿热之邪留于血分，而为痹痛肿注、二便不通者,宜苦寒之药下引,通其前后，而泄血中之滞，防己之类是也。《经》曰味薄者通，故淡味之药谓之通剂。

【泄剂】

〔之才曰〕泄可去闭，葶苈、大黄之属是也。

〔杲曰〕葶苈苦寒，气味俱厚，不

减大黄，能泄肺中之闭，又泄大肠。大黄走而不守，能泄血闭肠胃渣秽之物。一泄气闭利小便，一泄血闭利大便。凡与二药同者皆然。

〔**从正曰**〕实则泻之。诸痛为实，痛随利减。芒硝、大黄、牵牛、甘遂、巴豆之属，皆泻剂也。其催生下乳，磨积逐水，破经泄气，凡下行者，皆下法也。

〔**时珍曰**〕去闭当作去实。《经》云实者泻之，实则泻其子是矣。五脏五味皆有泻，不独葶苈、大黄也。肝实泻以芍药之酸，心实泻以甘草之甘，脾实泻以黄连之苦，肺实泻以石膏之辛，肾实泻以泽泻之咸，是矣。

【涩剂】

〔**之才曰**〕涩可去脱，牡蛎、龙骨之属是也。

〔**完素曰**〕滑则气脱，如开肠洞泄，便溺遗失之类，必涩剂以收敛之。

〔**从正曰**〕寝汗不禁，涩以麻黄根、防风；滑泄不已，涩以豆蔻、枯矾、木贼、罂粟壳；喘嗽上奔，涩以乌梅、诃子。凡酸味同乎涩者，收敛之义也。

〔**时珍曰**〕脱者，气脱也，血脱也，精脱也，神脱也。脱则散而不收，故用酸涩温平之药，以敛其耗散。汗出亡阳，精滑不禁，泄痢不止，大便不固，小便自遗，久嗽亡津，皆气脱也。下血不已，崩中暴下，诸大亡血，皆血脱也。牡蛎、龙骨、海螵蛸、五倍子、五味子、乌梅、榴皮、诃黎勒、罂粟壳、莲房、棕灰、赤石脂、麻黄根之类，皆涩药也。气脱兼以气药，血脱兼以血药及兼气药，气者血之帅也。脱阳者见鬼，脱阴者目盲，此神脱也，非涩药所能收也。

【燥剂】

〔**之才曰**〕燥可去湿，桑白皮、赤小豆之属是也。

〔**完素曰**〕湿气淫胜，肿满脾湿，必燥剂以除之，桑皮之属。湿胜于上，以苦吐之，以淡渗之是也。

〔**从正曰**〕积寒久冷，吐利腥秽，上下所出水液澄澈清冷，此大寒之病，宜姜、附、胡椒辈以燥之。若病湿气，则白术、陈皮、木香、苍术之属除之，亦燥剂也。而黄连、黄柏、栀子、大黄，其味皆苦，苦属火，皆能燥湿，此《内经》之本旨也，岂独姜、附之俦为燥剂乎。

〔**好古曰**〕湿有在上、在中、在下、在经、在皮、在里。

〔**时珍曰**〕湿有外感，有内伤。外感之湿，雨露岚雾地气水湿，袭于皮肉筋骨经络之间；内伤之湿，生于水饮酒食及脾弱肾强，固不可一例言也。故风药可以胜湿，燥药可以除湿，淡药可以渗湿，泄小便可以引湿，利大便可以逐湿，吐痰涎可以祛湿。湿而有热，苦寒之剂燥之；湿而有寒，辛热之剂燥之，不独桑皮、小豆为燥剂也。湿去则燥，故谓之燥。

〔**刘完素曰**〕制方之体，欲成七方十剂之用者，必本于气味也。寒、热、温、凉，四气生于天；酸、苦、辛、咸、甘、淡，六味成乎地。是以有形为味，无形为气。气为阳，味为阴。阳气出上窍，阴味出下窍。气化则精生，味化则形长。故地产养形，形不足者温之以气；天产养精，精不足者补之以味。辛甘发散为阳，酸苦涌泄为阴；咸味涌泄为阴，淡味渗泄为阳。辛散、酸收、甘缓、苦坚、咸软，各随五脏之病证，而施药性之品味。故方有七，剂有十。方不七，不足以尽方之变；剂不十，不足以尽剂之用。方不对证，非方也；剂不蠲疾，非剂也。此乃太古先师，设绳墨而取曲直；叔世方士，乃出规矩以为方圆。夫物各有性，制而用之，变而通之，施于品剂，其功用岂有穷哉。如是有因其性而为用者，有因其所胜而为制者，有气同则相求者，有气相克则相制者，有气有余而补不足者，有气相感则以意使者，有质同而性异者，有名异而实同者。故蛇之性上窜而引药，蝉之性外脱而退翳，虻饮血而用以治血，鼠善穿而用以治漏，所谓因其性而为用者如此。弩牙速产，以机发而不括也；杵糠下噎，以杵筑下也，所谓因其用而为使者如此。浮萍不沉水，可以胜酒；独活不摇风，可以治风，所谓因其所胜而为制也如此。麻，木谷而治风；豆，水谷而治水，所谓气相同则相求者如此。牛土畜，乳可以止渴疾；豕水畜，心可以镇恍惚，所谓因其气相克则相制也如此。熊肉振羸，兔肝明视，所谓因其气有余补不足也如此。鲤之治水，鹜之利水，所谓因其气相感则以意使者如此。蜜成于蜂，蜜温而蜂寒；油生于麻，麻温而油寒，兹同质而异性也。蘼芜生于芎䓖，蓬虆生于覆盆，兹名异而实同者也。所以如此之类，不可胜举。故天地赋形，不离阴阳，形色自然，皆有法象。毛羽之类，生于阳而属于阴；鳞介之类，生于阴而属于阳。空青法木，色青而主肝；丹砂法火，色赤而主心；云母法金，色白而主肺；磁石法水，色黑而主肾；黄石脂法土，色黄而主脾。故触类而长之，莫不有自然之理也。欲为医者，上知天文，下知地理，中知人事，三者俱明，然后可以语人之疾病。不然，则如无目夜游，无足登涉，动致颠殒，而欲愈疾者，未之有也。

五味宜忌

〔**岐伯曰**〕木生酸，火生苦，土生甘，金生辛，水生咸。辛散，酸收，甘缓，苦坚，咸软。毒药攻邪，五谷为养，五果为助，五畜为益，五菜为充，气味合而服之，以补精益气。此五味各有所利，四时五脏，病随所宜也。又曰：阴之所生，本在五味；阴之五宫，伤在五味。骨正筋柔，气血以流，腠理以密，骨气以精，长有天命。又曰：圣人春夏养阳，秋冬养阴，以从其根，二气常存（春食凉，夏食寒，以养阳；秋食温，冬食热，以养阴）。

【五欲】

肝欲酸，心欲苦，脾欲甘，肺欲

辛，肾欲咸，此五味合五脏之气也。

【五宜】

青色宜酸，肝病宜食麻、犬、李、韭。赤色宜苦，心病宜食麦、羊、杏、薤。黄色宜甘，脾病宜食粳、牛、枣、葵。白色宜辛，肺病宜食黄黍、鸡、桃、葱。黑色宜咸，肾病宜食大豆黄卷、猪、栗、藿。

【五禁】

肝病禁辛，宜食甘：粳、牛、枣、葵。心病禁咸，宜食酸：麻、犬、李、韭。脾病禁酸，宜食咸：大豆、豕、栗、藿。肺病禁苦，宜食：麦、羊、杏、薤。肾病禁甘，宜食辛：黄黍、鸡、桃、葱。

〔**思邈曰**〕春宜省酸增甘以养脾，夏宜省苦增辛以养肺，秋宜省辛增酸以养肝，冬宜省咸增苦以养心，四季宜省甘增咸以养肾。

〔**时珍曰**〕五欲者，五味入胃，喜归本脏，有余之病，宜本味以通之。五禁者，五脏不足之病，畏其所胜，而宜其所不胜也。

【五走】

酸走筋，筋病毋多食酸，多食令人癃。酸气涩收，胞得酸而缩卷，故水道不通也。苦走骨，骨病毋多食苦，多食令人变呕。苦入下脘，三焦皆闭，故变呕也。甘走肉，肉病毋多食甘，多食令人悗心。甘气柔润，胃柔则缓，缓则虫动，故悗心也。辛走气，气病毋多食辛，多食令人洞心。辛走上焦，与气俱行，久留心下，故洞心也。咸走血，血病毋多食咸，多食令人渴。血与咸相得则凝，凝则胃汁注之，故咽路焦而舌本干。

【五伤】

酸伤筋，辛胜酸。苦伤气，咸胜苦。甘伤肉，酸胜甘。辛伤皮毛，苦胜辛。咸伤血，甘胜咸。

【五过】

味过于酸，肝气以津，脾气乃绝，肉胝胎而唇揭。味过于苦，脾气不濡，胃气乃厚，皮槁而毛拔。味过于甘，心气喘满，色黑，肾气不平，骨痛而发落。味过于辛，筋脉沮绝，精神乃失，筋急而爪枯。味过于咸，大骨气劳，短肌，心气抑，脉凝涩而变色。

〔**时珍曰**〕五走五伤者，本脏之味自伤也，即阴之五宫伤在五味也。五过者，本脏之味伐其所胜也，即脏气偏胜也。

五味偏胜

〔**岐伯曰**〕五味入胃，各归所喜。酸先入肝，苦先入心，甘先入脾，辛先入肺，咸先入肾。久而增气，物化之常；气增而久，夭之由也。

〔**王冰曰**〕入肝为温，入心为热，入肺为清，入肾为寒，入脾为至阴而四气兼之，皆为增其味而益其气。故各从本脏之气,久则从化。故久服黄连、苦参反热，从苦化也。余味仿此。气增不已，则脏气偏胜，必有偏绝；脏有偏绝，必有暴夭。是以药不具五味，不备四气，而久服之，虽暂获胜，久必致夭。故绝粒服饵者不暴亡，无五味资助也。

〔杲曰〕一阴一阳之谓道，偏阴偏阳之谓疾。阳剂刚胜，积若燎原，为消狂、痈疽之属，则天癸竭而荣涸。阴剂柔胜，积若凝水，为洞泄、寒中之病，则真火微而卫散。故大寒、大热之药，当从权用之，气平而止。有所偏助，令人脏气不平，夭之由也。

标本阴阳

〔李杲曰〕夫治病者，当知标本。以身论之，外为标，内为本；阳为标，阴为本。故六腑属阳为标，五脏属阴为本;脏腑在内为本，十二经络在外为标。而脏腑、阴阳、气血、经络，又各有标本焉。以病论之，先受为本，后传为标。故百病必先治其本，后治其标。否则邪气滋甚，其病益蓄。纵先生轻病，后生重病，亦先治其轻，后治其重，则邪气乃伏。有中满及病大小便不利，则无问先后标本，必先治满及大小便，为其急也。故曰：缓则治其本，急则治其标。又从前来者，为实邪；后来者，为虚邪。实则泻其子，虚则补其母。假如肝受心火为前来实邪，当于肝经刺荥穴以泻心火，为先治其本；于心经刺荥穴以泻心火，为后治其标。用药则入肝之药为引，用泻心之药为君。《经》云本而标之，先治其本，后治其标是也。又如肝受肾水为从后来虚邪，当于肾经刺井穴以补肝木，为先治其标；后于肝经刺合穴以泻肾水，为后治其本。用药则入肾之药为引，补肝之药为君。《经》云“标而本之，先治其标，后治其本”，是也。

升降浮沉

〔李杲曰〕药有升、降、浮、沉、化，生、长、收、藏、成，以配四时。春升，夏浮，秋收，冬藏，土居中化。是以味薄者，升而生；气薄者，降而收；气厚者，浮而长；味厚者，沉而藏；气味平者，化而成。但言补之以辛、甘、温、热及气味之薄者，即助春夏之升浮，便是泻秋冬收藏之药也。在人之身，肝心是矣。但言补之以酸、苦、咸、寒及气味之厚者，即助秋冬之降沉，便是泻春夏生长之药也。在人之身，肺肾是矣。淡味之药，渗即为升，泄即为降，佐使诸药者也。用药者，循此则生，逆此则死;纵令不死，亦危困矣。

〔王好古曰〕升而使之降，须知抑也；沉而使之浮，须知载也。辛散也，而行之也横；甘发也，而行之也上；苦泄也，而行之也下;酸收也，其性缩;咸软也，其性舒，其不同如此。鼓掌成声，沃火成沸，二物相合，象在其间矣。五味相制，四气相和，其变可轻用哉。《本草》不言淡味、凉气，亦缺文也。

〔**味薄者升**〕甘平、辛平、辛微温、微苦平之药是也。

〔**气薄者降**〕甘寒、甘凉、甘淡寒凉、酸温、酸平、咸平之药是也。

〔**气厚者浮**〕甘热、辛热之药是也。

〔**味厚者沉**〕苦寒、咸寒之药是也。

〔**气味平者，兼四气四味**〕甘平、甘温、甘凉、甘辛平、甘微苦平之药是也。

〔**李时珍曰**〕酸咸无升，甘辛无降，寒无浮，热无沉，其性然也。而升者引之以咸寒，则沉而直达下焦；沉者引之以酒，则浮而上至颠顶。此非窥天地之奥而达造化之权者，不能至此。一物之中，有根升、梢降，生升、熟降，是升降在物亦在人也。

四时用药例

〔**李时珍曰**〕《经》云：必先岁气，毋伐天和。又曰：升降浮沉则顺之，寒热温凉则逆之。故春月宜加辛温之药，薄荷、荆芥之类，以顺春升之气；夏月宜加辛热之药，香薷、生姜之类，以顺夏浮之气；长夏宜加甘苦辛温之药，人参、白术、苍术、黄柏之类，以顺化成之气；秋月宜加酸温之药，芍药、乌梅之类，以顺秋降之气；冬月宜加苦寒之药，黄芩、知母之类，以顺冬沉之气，所谓顺时气而养天和也。《经》又云：春省酸、增甘以养脾气，夏省苦、增辛以养肺气，长夏省甘、增咸以养肾气，秋省辛、增酸以养肝气，冬省咸、增苦以养心气。此则既不伐天和，而又防其太过，所以体天地之大德也。味者，舍本从标，春用辛凉以伐木，夏用咸寒以抑火，秋用苦温以泄金，冬用辛热以涸水，谓之时药。殊背《素问》逆顺之理，以夏月伏阴，冬月伏阳，推之可知矣。虽然月有四时，日有四时，或春得秋病，夏得冬病，神而明之，机而行之，变通权宜，又不可泥一也。

〔**王好古曰**〕四时总以芍药为脾剂，苍术为胃剂，柴胡为时剂，十一脏皆取决于少阳，为发生之始故也。凡用纯寒、纯热之药，及寒热相杂，并宜用甘草以调和之，唯中满者禁用甘尔。

五脏五味补泻

【肝】

苦急，急食甘以缓之（甘草），以酸泻之（赤芍药）；实则泻子（甘草）。欲散，急食辛以散之（川芎），以辛补之（细辛）；虚则补母（地黄、黄柏）。

【心】

苦缓，急食酸以收之（五味子），以甘泻之（甘草、参、芪）；

实则泻子（甘草）。欲软，急食咸以软之（芒硝），以咸补之（泽泻）；虚则补母（生姜）。

【脾】

苦湿，急食苦以燥之（白术），以苦泻之（黄连）；实则泻子（桑白皮）。欲缓，急食甘以缓之（炙甘草），以甘补之（人参）；虚则补母（炒盐）。

【肺】

苦气上逆，急食苦以泄之（黄芩），以辛泻之（桑白皮）；实则泻子（泽泻）。欲收，急食酸以收之（白芍药），以酸补之（五味子）；虚则补母（五味子）。

【肾】

苦燥，急食辛以润之（黄柏、知母），以咸泻之（泽泻）；实则泻子（芍药）。欲坚，急食苦以坚之（知母），以苦补之（黄柏）；虚则补母（五味子）。

〔**张元素曰**〕凡药之五味，随五脏所入而为补泻，亦不过因其性而调之。酸入肝，苦入心，甘入脾，辛入肺，咸入肾。辛主散，酸主收，甘主缓，苦主坚，咸主软。辛能散结润燥，致津液，通气；酸能收缓敛散；甘能缓急调中；苦能燥湿坚软；咸能软坚；淡能利窍。

〔**李时珍曰**〕甘缓、酸收、苦燥、辛散、咸软、淡渗，五味之本性，一定而不变者也。其或补或泻，则因五脏四时而迭相施用者也。温、凉、寒、热，四气之本性也；其于五脏补泻，亦迭相施用也。此特洁古张氏因《素问》饮食补泻之义，举数药以为例耳，学者宜因意而充之。

脏腑用药气味补泻

肝、胆：温补凉泻，辛补酸泻。

心、小肠：热补寒泻，咸补甘泻。

肺、大肠：凉补温泻，酸补辛泻。

肾、膀胱：寒补热泻，苦补咸泻。

脾、胃：温热补，寒凉泻，各从其宜；甘补苦泻。

三焦、命门：同心。

〔**张元素曰**〕五脏更相平也。一脏不平，所胜平之。故云：安谷则昌，绝谷则亡。水去则营散，谷消则卫亡，神无所居。故血不可不养，卫不可不温。血温气和，营卫乃行，常有天命。

相反诸药

〔**甘草**〕反大戟、芫花、甘遂、海藻。

〔**大戟**〕反芫花、海藻。

〔**乌头**〕反贝母、瓜蒌、半夏、白蔹、白及。

〔**藜芦**〕反人参、沙参、丹参、玄参、苦参、细辛、芍药、狸肉。

〔**河豚**〕反煤炱、荆芥、防风、菊花、桔梗、甘草、乌头、附子。

〔**蜜**〕反生葱。

〔**柿**〕反蟹。

脏腑虚实用药式

【肝】

藏魂，属木。胆火寄于中。主血，主目，主筋，主呼，主怒。

〔本病〕诸风眩晕，僵仆强直惊痫，两胁肿痛，胸胁满痛，呕血，小腹疝痛痃瘕，女人经病。

〔标病〕寒热疟，头痛吐涎，目赤面青，多怒，耳闭颊肿，筋挛卵缩，丈夫㿗疝，女人少腹肿痛阴病。

有余泻之

泻子：甘草。

行气：香附、芎䓖、瞿麦、牵牛、青橘皮。

行血：红花、鳖甲、桃仁、莪茂、京三棱、穿山甲、大黄、水蛭、虻虫、苏木、牡丹皮。

镇惊：雄黄、金薄、铁落、真珠、代赭石、夜明砂、胡粉、银薄、铅丹、龙骨、石决明。

搜风：羌活、荆芥、薄荷、槐子、蔓荆子、白花蛇、独活、防风、皂荚、乌头、白附子、僵蚕、蝉蜕。

不足补之

补母：枸杞、杜仲、狗脊、熟地黄、苦参、萆薢、阿胶、菟丝子。

补血：当归、牛膝、续断、白芍药、血竭、没药、芎䓖。

补气：天麻、柏子仁、白术、菊花、细辛、密蒙花、决明、谷精草、生姜。

本热寒之

泻木：芍药、乌梅、泽泻。

泻火：黄连、龙胆草、黄芩、苦茶、猪胆。

攻里：大黄。

标热发之

和解：柴胡、半夏。

解肌：桂枝、麻黄。

【心】

藏神，为君火。包络为相火，代君行令。主血，主言，主汗，主笑。

〔本病〕诸热瞀瘛，惊惑谵妄烦乱，啼笑骂詈，怔忡健忘，自汗，诸痛痒疮疡。

〔标病〕肌热畏寒战栗，舌不能言，面赤目黄，手心烦热，胸胁满痛，引腰背肩胛肘臂。

火实泻之

泻子：黄连、大黄。

气：甘草、人参、赤茯苓、木通、黄柏。

血：丹参、牡丹、生地黄、玄参。

镇惊：朱砂、牛黄、紫石英。

神虚补之

补母：细辛、乌梅、酸枣仁、生姜、陈皮。

气：桂心、泽泻、白茯苓、茯神、远志、石菖蒲。

血：当归、乳香、熟地黄、没药。

本热寒之

泻火：黄芩、竹叶、麦门冬、芒硝、炒盐。

凉血：地黄、栀子、天竺黄。

标热发之

散火：甘草、独活、麻黄、柴胡、龙脑。

【脾】

藏意，属土，为万物之母。主营卫，主味，主肌肉，主四肢。

〔**本病**〕诸湿肿胀，痞满噫气，大小便闭，黄疸痰饮，吐泻霍乱，心腹痛，饮食不化。

〔**标病**〕身体浮肿，重困嗜卧，四肢不举，舌本强痛，足大趾不用，九窍不通，诸痉项强。

土实泻之

泻子：诃子、防风、桑白皮、葶苈。

吐：豆豉、萝卜子、常山、瓜蒂、郁金、藜芦、苦参、赤小豆、盐汤、苦茶。

下：大黄、芒硝、青礞石、大戟、甘遂、续随子、芫花。

土虚补之

补母：桂心、茯苓。

气：人参、黄芪、升麻、葛根、甘草、陈橘皮、藿香、葳蕤、缩砂仁、木香、扁豆。

血：白术、苍术、白芍药、胶饴、大枣、干姜、木瓜、乌梅、蜂蜜。

本湿除之

燥中宫：白术、苍术、橘皮、半夏、吴茱萸、南星、豆蔻草、白芥子。

洁净府：木通、赤茯苓、猪苓、藿香。

标湿渗之

开鬼门：葛根、苍术、麻黄、独活。

【肺】

藏魄，属金，总摄一身元气。主闻，主哭，主皮毛。

〔**本病**〕诸气膹郁，诸痿喘呕，气短，咳嗽上逆，咳唾脓血，不得卧，小便数而欠，遗失不禁。

〔**标病**〕洒淅寒热，伤风自汗，肩背痛冷，臑臂前廉痛。

气实泻之

泻子：泽泻、葶苈、桑白皮、地骨皮。

除湿：半夏、白矾、白茯苓、薏苡仁、木瓜、橘皮。

泻火：粳米、石膏、寒水石、知母、诃子。

通滞：枳壳、薄荷、干生姜、木香、厚朴、杏仁、皂荚、桔梗、紫苏梗。

气虚补之

补母：甘草、人参、升麻、黄芪、山药。

润燥：蛤蚧、阿胶、麦门冬、贝母、百合、天花粉、天门冬。

敛肺：乌梅、粟壳、五味子、芍药、五倍子。

本热清之

清金：黄芩、知母、麦门冬、栀子、沙参、紫菀、天门冬。

本寒温之

温肺：丁香、藿香、款冬花、檀香、白豆蔻、益智、缩砂、糯米、百部。

标寒散之

解表：麻黄、葱白、紫苏。

【肾】

藏志，属水，为天一之源。主听，主骨，主二阴。

〔**本病**〕诸寒厥逆，骨痿腰痛，腰冷如冰，足胻肿寒，少腹满急疝瘕，大便闭泄，吐利腥秽，水液澄澈，清冷不禁，消渴引饮。

〔**标病**〕发热不恶热，头眩头痛，咽痛舌燥，脊股后廉痛。

水强泻之

泻子：大戟、牵牛。

泻腑：泽泻、猪苓、车前子、防己、茯苓。

水弱补之

补母：人参、山药。

气：知母、玄参、补骨脂、砂仁、苦参。

血：黄柏、枸杞、熟地黄、锁阳、肉苁蓉、山茱萸、阿胶、五味子。

本热攻之

下：伤寒少阴证，口燥咽干，大承气汤。

本寒温之

温里：附子、干姜、官桂、蜀椒、白术。

标寒解之

解表：麻黄、细辛、独活、桂枝。

标热凉之

清热：玄参、连翘、甘草、猪肤。

【胆】

属木，为少阳相火，发生万物，为决断之官，十一脏之主。主同肝。

〔**本病**〕口苦，呕苦汁，善太息，澹澹如人将捕状，目昏不眠。

〔**标病**〕寒热往来，痁疟，胸胁痛，头额痛，耳痛鸣聋，瘰疬结核马刀，足小指、次指不用。

实火泻之

泻胆：龙胆、牛胆、猪胆、生蕤仁、生酸枣仁、黄连、苦茶。

虚火补之

温胆：人参、细辛、半夏、炒蕤仁、炒酸枣仁、当归、地黄。

本热平之

降火：黄芩、黄连、芍药、连翘、甘草。

镇惊：黑铅、水银。

标热和之

和解：柴胡、芍药、黄芩、半夏、甘草。

【胃】

属土，主容受，为水谷之海。主同脾。

〔**本病**〕噎膈反胃，中满肿胀，呕吐泻痢，霍乱腹痛，消中善饥，不消食，伤饮食，胃管当心痛，支两胁。

〔**标病**〕发热蒸蒸，身前热，身前寒，发狂谵语，咽痹，上齿痛，口眼㖞斜，鼻痛鼽衄赤齄。

胃实泻之

湿热：大黄、芒硝。

饮食：巴豆、神曲、山楂、阿魏、硇砂、郁金、三棱、轻粉。

胃虚补之

湿热：苍术、白术、半夏、茯苓、橘皮、生姜。

寒湿：干姜、附子、草果、官桂、丁香、肉豆蔻、人参、黄芪。

本热寒之

降火：石膏、地黄、犀角、黄连。

标热解之

解肌：升麻、葛根、豆豉。

【大肠】

属金，主变化，为传送之官。

〔**本病**〕大便闭结，泄痢下血，里急后重，疽痔脱肛，肠鸣而痛。

〔**标病**〕齿痛喉痹，颈肿口干，咽中如核，鼽衄目黄，手大指、次指痛，宿食发热寒栗。

肠实泻之

热：大黄、芒硝、桃花、牵牛、巴豆、郁李仁、石膏。

气：枳壳、木香、橘皮、槟榔。

肠虚补之

气：皂荚。

燥：桃仁、麻仁、杏仁、地黄、乳香、松子、当归、肉苁蓉。

湿：白术、苍术、半夏、硫黄。

陷：升麻、葛根。

脱：龙骨、白垩、诃子、粟壳、乌梅、白矾、赤石脂、禹余粮、石榴皮。

本热寒之

清热：秦艽、槐角、地黄、黄芩。

本寒温之

温里：干姜、附子、肉豆蔻。

标热散之

解肌：石膏、白芷、升麻、葛根。

【小肠】

主分泌水谷，为受盛之官。

〔**本病**〕大便水谷利，小便短，小便闭，小便血，小便自利，大便后血，小肠气痛，宿食夜热旦止。

〔**标病**〕身热恶寒，嗌痛颔肿，口糜耳聋。

实热泻之

气：木通、猪苓、滑石、瞿麦、泽泻、灯草。

血：地黄、蒲黄、赤茯苓、栀子、牡丹皮。

虚寒补之

气：白术、楝实、茴香、砂仁、神曲、扁豆。

血：桂心、玄胡索。

本热寒之

降火：黄柏、黄芩、黄连、连翘、栀子。

标热散之

解肌：藁本、羌活、防风、蔓荆。

【膀胱】

主津液，为胞之府，气化乃能出，号州都之官，诸病皆干之。

〔**本病**〕小便淋沥，或短数，或黄赤，或白，或遗失，或气痛。

〔**标病**〕发热恶寒，头痛，腰脊强，鼻窒，足小指不用。

实热泻之

泄火：滑石、猪苓、泽泻、茯苓。

下虚补之

热：黄柏、知母。

寒：桔梗、升麻、益智、乌药、山茱萸。

本热利之

降火：地黄、栀子、茵陈、黄柏、牡丹皮、地骨皮。

标寒发之

发表：麻黄、桂枝、羌活、苍术、防己、黄芪、木贼。

百病主治药

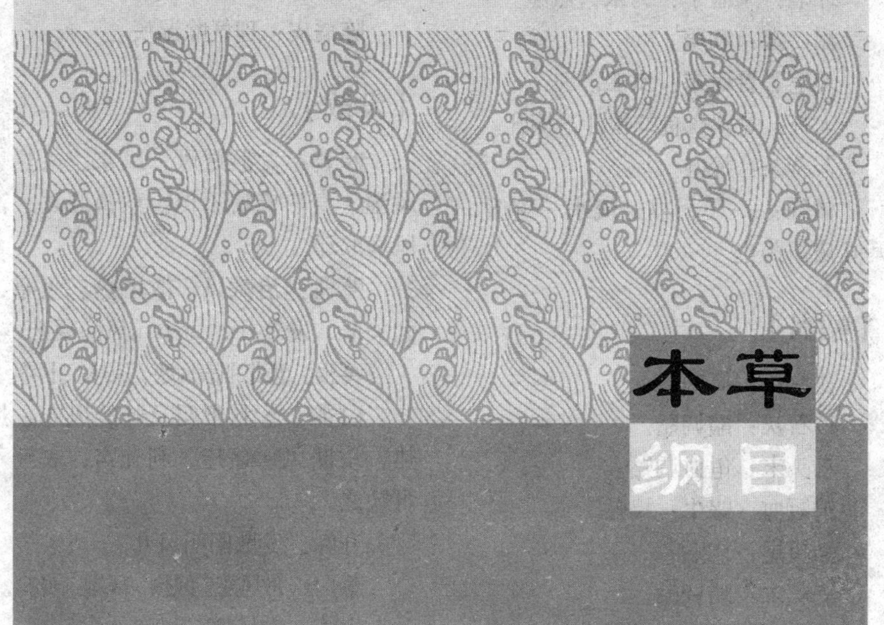

诸风

有中脏、中腑、中经、中气、痰厥、痛风、破伤风、麻痹。

【擦牙】

白梅肉、南星末、蜈蚣末、苏合丸、白矾、盐、龙脑、南星。

【吐痰】

藜芦：或煎，或散。

皂荚末：酒服。

食盐：煎汤。

人参芦：或煎，或散。

瓜蒂、赤小豆：齑汁调服。

莱菔子：擂汁。

牙皂、莱菔子：为末，煎灌。

醋、蜜：和服。

牙皂、晋矾末：水服。

大虾：煮熟，食虾饮汁，探吐。

苦茗茶：探吐。

橘红：一斤，熬逆流水一碗服，乃吐痰圣药也。

【贴㖞】

蓖麻仁：捣贴。

炒石灰：醋调贴。

乌头末：龟血调贴。

鸡冠血、蜗牛：捣贴。

鲇鱼尾：切贴。

皂荚末：醋调贴。

桂末：水调贴。

大蒜膏：贴合谷穴。

巴豆：贴手掌心。

【痰气】

草部

前胡：化痰热，下气散风。

旋覆花：风气湿痹，胸上痰结，留饮。中风壅滞，蜜丸服。

木香：中气不省人事，研末服之，行肝气，调诸气。

藿香：升降诸气。

大戟、甘遂：并治经络痰饮留滞，麻痹隐痛，牵引走注。

威灵仙：治诸风，宣通五脏，去冷滞痰水，利腰膝。

果木

杏仁：头面风气，往来烦热，散风降气化痰。逐日生吞，治偏风不遂，失音不语，肺中风热。

陈橘皮：理气除湿痰。

【发散】

麻黄：发散贼风、风寒、风热、风湿、身热麻痹不仁。熬膏服之，治风病取汗。

薄荷：治贼风，散风热、风寒，利关节，发毒汗，为小儿风痫要药。

葛根：发散肌表风寒、风热，止渴。

白芷：解利阳明及肺经风寒、风热，皮肤风痹瘙痒，利九窍，表汗不可缺之。

升麻：发散阳明风邪。

葱白：散风寒、风热、风湿、身痛。

生姜：散风寒、风湿。

桂枝：治一切风冷、风湿，骨节

挛痛，解肌开腠理，抑肝气，扶脾土，熨阴痹。

黄荆根：治肢体诸风、心风、头风，解肌发汗。

水萍：治热毒风湿麻痹，左瘫右痪，三十六风，蜜丸酒服取汗。治风热瘙痒，煎水浴取汗。

【血滞】

草部

当归、芎䓖：并主一切风、一切气、一切虚。破恶血，养新血。蜜丸服，治风痰，行气解郁。

芍药：治风，除血痹，泻肝，安脾肺。风毒在骨髓痛，同虎骨浸酒饮。

地黄：逐血痹，填骨髓。

茺蔚子：治风解热。茎叶，治血风痛。

地榆：汁酿酒，治风痹补脑。

虎杖：煮酒，治风在骨节间。

红蓝花：治六十二种风及血气痛。子煎服，治女子中风烦渴。

谷菜

韭汁：肥白人，中风失音。

果木

桃仁：血滞风痹，大便结。酒浸作丸，治偏风。

虫兽

阿胶：男女一切风疾，骨节痛不随。

【风虚】

草部

天麻：主肝气不足，风虚内作，头晕目旋，麻痹不仁，语言不遂，为定风神药。

人参：补元气，定魂魄，止烦躁，生津液，消痰。

沙参：去皮肌浮风，宣五脏风气，养肝气。

葳蕤：治中风暴热，不能动摇，虚风湿毒，风温自汗灼热，一切虚乏。

牛膝：寒湿痿痹，拘挛膝痛，强筋，补肝脏风虚。

仙茅：一切风气，腰脚风冷，挛痹不能行。九蒸九晒，浸酒服。

淫羊藿：一切冷风，挛急不任，老人昏耄。浸酒服，治偏风。

补骨脂：风虚冷痹，骨髓伤败，一切风气痛。作丸服。

菟丝子：补肝风虚，利腰脚。

白及：胃中邪气，风痱不收，补肺气。

菜果

栗：肾虚腰脚无力。日食十颗。

松子：诸风，骨节风。

木部

松叶：风痛脚痹，浸酒服。出汗。

杜仲、海桐皮、山茱萸、枸杞子：并主风虚，腰脚痛。

伤寒热病

寒乃标，热乃本。春为温，夏为热，秋为瘅，冬为寒，四时天行为疫疠。

【发表】

草部

麻黄、羌活：太阳、少阴。

苍术：太阴。

荆芥、薄荷、紫苏：并发四时伤寒不正之汗。

香薷：四时伤寒不正之气。为末，热酒服，取汗。

艾叶：时气温疫，煎服取汗。

谷菜

豆豉：治数种伤寒，同葱白，发汗通关节。

生姜、小蒜、葱白。

果木

茗茶：并发汗。

杏仁：同酢煎，发时行温病汗。

【攻里】

草部

大黄：阳明、太阴、少阴、厥阴，燥热满痢诸证。

瓜蒌实：利热实结胸。

甘遂：寒实结胸。

葶苈：结胸狂躁。

大戟、芫花：胁下水饮。

荛花：行水。

蜀漆：行水。

千里及：主天下疫气，煮汁吐利。

果木

桃仁：下瘀血。

巴豆：寒热结胸。

【和解】

草部

柴胡：少阳寒热诸证。伤寒余热，同甘草煎服。

半夏、黄芩、芍药、牡丹、贝母、甘草：并主寒热。

白术、葳蕤、白薇、白鲜皮、防风、防己：并主风温、风湿。

泽泻、秦艽、海金沙、木通、海藻：并主湿热。

知母、玄参、连轺、天门冬、麦门冬、瓜蒌根：并主热病烦渴。

前胡、恶实、射干、桔梗：并主痰热咽痛。

地黄：温毒发斑，熬黑膏服。同薄荷汁服，主热瘴昏迷。

蕙草、白头翁：热痢。

五味子：咳嗽。

苦参：热病狂邪，不避水火。蜜丸服。

龙胆草：伤寒发狂。末服二钱。

青黛：阳毒发斑，及天行头痛寒热。水研服。

薄荷：温病初得，头痛壮热。捣汁服。

芦根：伤寒内热，时疾烦闷。煮汁服。

谷部

黑大豆：疫疠发肿，炒熟，同

甘草煎服。

赤小豆：除湿热。

薏苡仁：风湿痛。

粳米：烦热。

菜部

菾菜汁：解时行壮热。

生瓜菜汁：解阳毒壮热头痛。

果部

大枣：和营卫。

杏仁：利肺气。

桃仁：行血。

乌梅：烦渴及蛔厥。

橘皮：呕哕痰气。

梨汁：热毒烦渴。木皮，伤寒温病，同甘草、秫米、锅煤服。

禽部

鸡子：伤寒发斑下痢。生吞一枚，治伤寒发狂烦躁。打破煮浑入浆啜之，治天行不解。

【温经】

人参：伤寒厥逆发躁，脉沉，以半两煎汤，调牛胆南星末服。坏证不省人事，一两煎服，脉复即苏。夹阴伤寒，小腹痛，呕吐厥逆，脉伏，同姜、附煎服，即回阳。

附子：治三阴经证，及阴毒伤寒，阴阳易病。

草乌头：阴毒。插入谷道中。

谷菜

黑大豆：阴毒。炒焦投酒热服，取汗。

韭根：阴阳易病。

葱白：阴毒。炒热熨脐。

果部

蜀椒：阴毒。入汤液用。

胡椒：阴毒。同葱白、麝香和蜡作挺，插入茎内，出汗愈。

【食复劳复】

草部

麦门冬：伤寒后小劳，复作发热。同甘草、竹叶、粳米煎服。

胡黄连：劳复。同栀子丸服。

芦根：劳复食复。煮汁服。

谷果

饭：伤寒多食，复作发热。烧末饮服。

麴：食复。煮服。

橘皮：食复。水煎服。

木石

枳壳：劳复发热。同栀子、豉、浆水煎服。

栀子：食复发热，上方加大黄。劳复发热，同枳壳、豭鼠屎、葱白煎服。

胡粉：食复劳复。水服少许。

凝水石：解伤寒劳复。

鳖甲：食复劳复。烧研水服。

抱出鸡子壳：劳复。炒研汤服一合，取汗。

饭箩：食复。烧灰水服。

湿

有风湿、寒湿、湿热。

【风湿】

部

羌独活、防风、细辛、麻黄、木贼、浮萍、藁本、芎䓖、蛇床子、黄芪、黄精、葳蕤、秦艽、菖蒲、漏卢、菊花、马先蒿、白蒿、庵䕡、旋覆、豨莶、苍耳、薇衔、蒴藋、石龙芮、茵蓣、防己、茜根、忍冬、苏子、南星、萆薢、土茯苓、龙常、葱白、薏苡、胡麻、大豆、秦椒、蔓椒、蜀椒红、柏实、松叶、沉香、龙脑、蔓荆、皂荚、枸杞、五加皮、桂枝、伏牛花、厚朴：与苍术、橘皮同除湿病。

石部

磁石、白石英。

虫鳞

蝎：风淫湿痹。炒研入麝香，酒服。

鳝鱼：湿风恶气。作臛食。

【寒湿】

草部

苍术：除上、中、下三焦湿，发汗利小便，逐水功最大。湿气身重作痛，熬膏服。

草乌头：除风湿，燥脾胃。同苍术制煮作丸服。

附子、乌头、芫花、王孙、狗脊、牛膝、山柰、红豆蔻、草果、蠡实、艾叶、木香、杜若、山姜、廉姜。

谷菜

葡萄酒、烧酒、豆黄、生姜、干姜、芥子、蒜、葫、莳香。

果木

吴茱萸、胡椒、榄子、莲实、桂心、丁香、樟脑、乌药、山茱萸。

兽部

貘皮、木狗皮、诸兽毛、皮毡、火针。

【湿热】

草部

山茵陈、黄芩、黄连、防己、连翘、白术、柴胡、苦参、龙胆草、车前、木通、泽泻、通草、白鲜、莸草、半夏、海金沙、地黄、甘遂、大戟、萱草、牵牛：气分。

大黄：血分。

营实根、夏枯草。

谷菜

赤小豆、大豆黄卷、薏苡仁、旱芹：丸服。

干姜、生姜。

木部

椿白皮、茯苓、猪苓、酸枣、柳叶、木槿、榆皮。

介石

蚬子：下湿热气。

滑石、石膏、矾石、绿矾。

火热

有郁火、实火、虚火，气分热、血分热、五脏热、十二经热。

【升散】

草部

柴胡：平肝胆三焦包络相火，除肌热潮热，寒热往来，小儿骨热疳热，妇人产前产后热。虚劳发热，同人参煎服。

升麻：解肌肉热，散郁火。

葛根：解阳明烦热，止渴散郁火。

羌活：散火郁发热。

白芷：散风寒身热，浴小儿热。

薄荷汁：骨蒸劳热。

水萍：暴热身痒，能发汗。

香附：散心腹客热气郁。

【泻火】

草部

黄连：泻肝胆心脾火，退客热。

黄芩：泻肺及大肠火，肌肉骨蒸诸热。肺热如火燎，烦躁咳嗽引饮，一味煎服。

胡黄连：骨蒸劳热，小儿疳热，妇人胎蒸。

秦艽：阳明湿热，劳热潮热骨蒸。

沙参：清肺热。

桔梗：肺热。

龙胆：肝胆火，胃中伏热。

青黛：五脏郁火。

蛇莓、白鲜皮、大青：并主时行腹中大热。

连翘：少阳阳明三焦气分之火。

青蒿：热在骨间。

恶实：食前挼吞三枚，散诸结节筋骨烦热毒。

灯笼草：骨热肺热。

积雪草：暴热，小儿热。

虎杖：压一切热毒。

茵陈：去湿热。

景天：身热，小儿惊热。

钩藤：平心肝火，利小便。同甘草、滑石服，治小儿惊热。

酸浆、防己、木通、通草、灯心、泽泻、车前、地肤、石韦、瞿麦：并利小便，泄火热。

乌韭：热在肠胃。

屋游：热在皮肤。

土马鬃：骨热烦败。

大黄：泻诸实热不通，足太阴手足阳明厥阴五经血分药。

菜果

莙荙子、李叶、桃叶、枣叶。

木部

楮叶、楝实、羊桃、秦皮、梓白皮：并浴小儿身热。

栀子：心肺胃小肠火，解郁，利小便。

鼠李根皮：身皮热毒。

木兰皮：身热面疱。

桑白皮：虚劳肺火。

地骨皮：泻肺火、肾火、胞中

火，补正气，去骨间有汗之蒸。同防风、甘草煎服。

竹叶、竹茹、竹沥：并主烦热有痰。

荆沥：热痰。

水石

雪水、冰水、井水：并除大热。

石膏：除三焦肺胃大肠火，解肌发汗退热，潮热骨蒸发热，为丸散服。食积痰火，为丸服。小儿壮热，同青黛丸服。

长石：胃中热，四肢寒。

理石：营卫中大热烦毒。

方解石：胸中留热。

玄精石：风热。

凝水石：身热，皮中如火烧，烦满，水饮之，凉血降火。

食盐、卤硷：除大热。

消石：五脏积热。

朴硝：胃中结热。紫雪、碧雪、红雪、金石凌，皆解热结药也。

玄明粉：胃中实热，肠中宿垢。

虫介

白颈蚯蚓：解热毒狂烦。

雪蛆玳瑁：凉心解毒。

兽部

犀角：泻肝、凉心、清胃，解大热诸毒气。

牛黄：凉心肝。

羚羊角：风热寒热。

象牙：骨蒸热。

牛胆、猪胆、熊胆：并除肝火。

白马胫骨：煅过，降火可代芩、连。

【缓火】

草部

甘草：生用，泻三焦五脏六腑火。

黄芪：泻阴火，补元气，去虚热。无汗则发，有汗则止。

人参：与黄芪、甘草三味，为益气泻火、除肌热躁热之圣药，甘温除大热也。

麦门冬：降心火，清肺热、虚劳客热，止渴。

五味子：与人参、麦门冬三味，为清金滋水，泻火止渴、止汗生脉之剂。

天门冬：肺劳风热，丸服。阴虚火动有痰热，同五味子丸服。妇人骨蒸，同生地黄丸服。

葳蕤：五劳七伤虚热。煎服，治发热、口干、小便少。

白术：除胃中热、肌热，止汗。妇人血虚发热，小儿脾虚骨蒸，同茯苓、甘草、芍药煎服。

茅根、地筋：客热在肠胃。

甘焦根、菰根、芦根、天花粉：并主大热烦渴。

瓜蒌根：润肺、降火、化痰。饮酒发热，同青黛、姜汁丸服。妇人月经不调，夜热痰嗽，同青黛、香附末服。

菜谷

山药：除烦热，凉而补。

小麦：客热烦渴，凉心。

粱米：脾胃客热。

麻仁：虚劳客热，水煎服。

果部

梨：消痰降火，凉心肺。

柿：凉肺，压胃热。

李：曝食，去骨间劳热。

乌梅：下气除热。

马槟榔：热病。嚼食。

蕉子：凉心。

甘蔗：解热。

介禽

鳖肉：同柴胡诸药丸服，治骨蒸。

鸭肉、鸽肉：并解热。

兽人

兔肉：凉补。

豪猪肉、猪肉：肥热人宜食之。

猪乳、酥酪、醍醐、人乳。

【滋阴】

草部

生地黄：诸经血热，滋阴退阳。蜜丸服，治女人发热成劳。蜜煎服，治小儿壮热，烦渴昏沉。

熟地黄：血虚劳热，产后虚热，老人虚燥。同生地黄为末，姜汁糊丸，治妇人劳热。

玄参：烦躁骨蒸，滋阴降火，与地黄同功。治胸中氤氲之气，无根之火，为圣剂。同大黄、黄连丸服，治三焦积热。

当归：血虚发热，困渴引饮，目赤面红，日夜不退，脉洪如白虎证者，同黄芪煎服。

丹参：冷热劳，风邪留热。同鼠屎末服，主小儿中风，身热拘急。

牡丹：治少阴、厥阴、血分、伏火，退无汗之骨蒸。

知母：心烦，骨热劳往来，产后蓐劳，热劳。泻肺命火，滋肾水。

木部

黄柏：下焦湿热，滋阴降火。

诸气

怒则气逆，喜则气散，悲则气消，恐则气下，惊则气乱，劳则气耗，思则气结，炅则气泄，寒则气收。

【郁气】

草部

香附：心腹膀胱连胁下气妨，常日忧愁。总解一切气郁，行十二经气分，有补有泻，有升有降。

苍术：消气块，解气郁。

抚芎：与香附、苍术，总解诸郁。

木香：心腹一切滞气。和胃气，泄肺气，行肝气。凡气郁而不舒者，宜用之。冲脉为病，逆气里急。同补药则补，同泻药则泻。中气，竹沥、姜汁调灌。气胀，同诃子丸服。一切走注，酒磨服。

谷菜

赤小豆：缩气，散气。

莱菔子：练五脏恶气，化积滞。

葱白：除肝中邪气，通上下阳气。

胡荽：热气结滞，经年数发。煎饮。

莴苣、白苣：开胸膈拥气。

马齿苋：诸气不调。煮粥食。

果木

青橘皮：疏肝散滞。同茴香、甘草末服。

【痰气】

草部

半夏：消心腹胸胁痰热结气。

贝母：散心胸郁结之气，消痰。

桔梗、前胡、白前、苏子：并主消痰，一切逆气。

射干：散胸中痰结热气。

芫花：诸般气痛。醋炒，同玄胡索服。

威灵仙：宣通五脏，去心腹冷滞，推陈致新。男妇气痛，同韭根、乌药、鸡子煮酒服。

牵牛：利一切气壅滞。三焦壅滞，涕唾痰涎，昏眩不爽，皂角汁丸服。气筑奔冲，同槟榔末服。

谷菜

荞麦：消气宽肠。

黑大豆：调中下气。

生姜：心胸冷热气。暴逆气上，嚼数片即止。

莱菔子、白芥子：消痰下气。

果部

山楂：行结气。

橘皮：痰隔气胀，水煎服。下焦冷气，蜜丸服。

橙皮：消痰下气。同生姜、檀香、甘草作饼服。

柚皮：消痰下气，及愤懑之痰。酒煮蜜拌服。

枸橼皮：除痰，止心下气痛。

金橘：下气快肠。

枇杷叶：下气止呕。

杨梅：除愤愦恶气。

【血气】

草部

当归：气中之血。

芎劳：血中之气。

蓬莪茂：气中之血。

姜黄：血中之气。

郁金：血气。

木部

乳香、没药、骐驎竭、安息香：并活血散气。

【冷气】

草部

附子：升降诸气。煎汁入沉香服。

乌头：一切冷气。童尿浸，作丸服。

肉豆蔻、草豆蔻、红豆蔻、高良姜、益智子、荜茇、毕教没、缩砂、补骨脂、胡芦巴、蒟酱：并破冷气。

五味子：奔豚冷气，心腹气胀。

菜部

蒜、葫、芸薹、蔓菁、芥、干姜、马蕲：并破冷气。

茴香：肾邪冷气，同附子制为末服。

白芥子：腹中冷气，微炒为丸服。

果木

蜀椒：解郁结。其性下行通三焦。凡人食饱气上，生吞一二十枚即散。

秦椒、胡椒、荜澄茄、吴茱萸、食茱萸、桂、沉香、丁香、丁皮、檀香、乌药、樟脑、苏合香、阿魏、龙脑树子：并破冷气，下恶气。

厚朴：男女气胀，饮食不下，冷热相攻，姜汁炙研末饮服。

脾胃

有劳倦内伤，有饮食内伤，有湿热，有虚寒。

【劳倦】

草部

甘草：补脾胃，除邪热，益三焦元气，养阴血。

人参：劳倦内伤，补中气，泻邪火。煎膏合姜、蜜服。

黄芪：益脾胃，实皮毛，去肌热，止自汗。

白术：熬膏服，良。

苍术：安脾除湿。熬膏作丸散，有四制、八制、坎离、交感诸丸。

柴胡：平肝，引清气自左而上。

升麻：入胃，引清气自右而上。

芍药：泻肝，安脾肺，收胃气。

连翘：脾胃湿热。

菜谷

罗勒、莳萝、马芹：并理元气。

莳香：同生姜炒黄丸服，开胃进食。

果木

大枣：同姜末点服。

虫部

蜂蜜、蚕蛹、乳虫。

鳞介

鲤、鲈、鳜、比目鱼。

禽兽

鸡、雉、猪脾舌、狗肉、羊肉、牛肉、牛膍、兔肉。

【虚寒】

草部

附子、草豆蔻、高良姜、山姜、廉姜、益智子、荜茇、蒟酱、肉豆蔻。

菜谷

干姜、生姜、蒜、韭、薤、芥、芜菁、糯米、秫、烧酒。

果木

胡椒、荜澄茄、秦椒、蜀椒、吴茱萸、食茱萸、丁香、桂。

【食滞】

草部

大黄：荡涤宿食，推陈致新。

地黄：去胃中宿食。

香附、三棱、木香、柴胡：消谷。

荆芥、薄荷、苏荏、水苏：并消鱼鲙。

谷菜

大麦、荞麦、豆黄、蒸饼、女麹、黄蒸、麹、神曲：同苍术丸服。

红麹、糵米、麦糵、饴糖、酱、醋、酒、糟、蒜、葱、胡葱、胡荽、白菘、莱菔、芜菁、姜。

果木

杏仁：停食，用巴豆炒过，末服。

橘皮：为末，煎饮代茶。

青皮：盐、醋、酒、汤四制为末，煎服。

柑皮、橙皮、柚皮、木瓜、榅桲、山楂：消肉。

柰子、杨梅、银杏：生食。

皂荚、楸白皮、厚朴、乌药、樟材、檀香、桂：食果腹胀，饭丸吞七枚。

金石

食盐：酒肉过多胀闷，擦牙漱下，如汤沃雪。

介禽

鳖甲、淡菜、海月、白鲞：并消宿食。

鳝头：烧服，去痞症，食不消。

呕吐

有痰热，有虚寒，有积滞。

【痰热】

草部

葛根：大热呕吐，小儿呕吐。荡粉食。

泽泻：行水止吐。

香附：妊娠恶阻。同藿香、甘草煎服。

黄连、苦耽：劳乏呕逆。

麦门冬：止呕吐燥渴。

前胡：化痰止吐。

芦根：主呕逆不食，除膈间客热。水煮服。或人童尿。

赤小豆、豌豆：止呕逆。

果木

茯苓、猪苓、栀子、楸白皮、梓白皮：止呕逆，下气。

苏方木：人常呕吐，用水煎服。

杨梅：止呕吐，除烦愦。

枇杷：止吐下气。

木白皮：止呕逆。煮服大佳。

【虚寒】

草部

细辛：虚寒呕吐，同丁香末服。

苍术：暖胃消谷，止呕吐。

白术：胃虚呕逆，及产后呕吐。

人参：止呕吐，胃虚有痰，煎汁入姜汁、竹沥服。胃寒，同丁香、藿香、橘皮煎服。妊娠吐水，同干姜丸服。

艾叶：口吐清水。煎服。

半夏：呕逆厥冷，内有寒痰，同面作弹丸，煮吞之。妊娠呕吐，同人参、干姜丸服。小儿痰吐，同面包、丁香煨熟丸服。

南星：除痰下气止呕。

旋覆花：止呕逆不下食，消痰下气。

香薷：伤暑呕吐。

藿香：脾胃吐逆为要药。

木香、当归：温中，止呕逆。

茅香：温胃止吐。

白豆蔻：止吐逆，散冷气，胃冷忽恶心，嚼数枚酒下。小儿胃寒吐乳，同缩砂、甘草末饮服。

肉豆蔻：温中下气止吐，及小儿乳霍。

益智子：胃冷。

谷菜

糯米：虚寒吐逆。

烧酒、白扁豆、豇豆、干姜、生姜：煎醋食。又同半夏煎服，去痰下气，杀虫止呕吐。

芥子：胃寒吐食。

果木

橘皮：止吐消痰温中。嘈杂吐清水，去白研末，时舐之。

蜀椒：止吐杀虫。

胡椒：去胃中寒痰，食已即吐水，甚验。

荜澄茄、吴茱萸、食茱萸：并止冷吐。

厚朴：痰壅呕逆不食，姜汁炙研，米饮服。主胃冷，吐不止。

【积滞】

草谷

香附子：止呕吐，下气消食。

大黄：口中常呕淡泔，煎服。

木禽

巴豆、五灵脂：治呕吐汤药不能下者，狗胆丸服。

泄泻

有湿热、寒湿、风暑、积滞、惊痰、虚陷。

【湿热】

草部

白术：除湿热，健脾胃。湿泄，同车前子末服。虚泄，同肉豆蔻、白芍药丸服。久泄，同茯苓、糯米丸服。小儿久泄，同半夏、丁香丸服。老人脾泄，同苍术、茯苓丸服。老小滑泄，同山药丸服。

苍术：湿泄如注，同芍药、黄芩、桂心煎服。

车前子：暑月暴泄。炒研服。

苎叶：骤然水泄。阴干研服。

秦艽：暴泄引饮。同甘草煎。

黄连：湿热脾泄。同生姜末服。食积脾泄，同大蒜丸服。

胡黄连：疳泻。

谷菜

粟米：并除湿热，利小便，止烦渴，燥脾胃。

青粱米、丹黍米、山药：湿泄。同苍术丸服。

薏苡仁。

木石

栀子：食物直出。十个微炒，煎服。

黄柏：小儿热泻。焙研米汤服，去下焦湿热。

茯苓、猪苓、石膏：水泄腹鸣如雷。煅研，饭丸服二十丸，不二服，愈。

雄黄：暑毒泄痢。丸服。

【虚寒】

草部

甘草、人参、黄芪、白芍药：平肝补脾。同白术丸服。

防风、藁本：治风泄，风胜湿。

蘼芜：湿泄。作饮服。

升麻、葛根、柴胡：并主虚泄风泄，阳气下陷作泄。

半夏：湿痰泄。同枣煎服。

五味子：五更肾泄。同茱萸丸服。

补骨脂：水泄日久，同粟壳丸服。脾胃虚泄，同豆蔻丸服。

肉豆蔻：温中消食，固肠止泄。热泄，同滑石丸服。冷泄，同附子丸服。滑泄，同粟壳丸服。久泄，同木香丸服。老人虚泻，同乳香丸服。

木香：煨热，实大肠，和胃气。

缩砂：虚劳冷泄，宿食。

益智子：腹胀忽泄，日夜不止，诸药不效，元气脱也。浓煎二两服。

附子：少阴下利厥逆，同干姜、甘草煎服。脏寒脾泄，同肉豆蔻丸服。大枣煮丸服。

草乌头：水泄寒利。半生半炒丸服。

艾叶：泄泻。同吴茱萸煎服；同姜煎服。

莨菪子：久泄。同大枣烧服。

谷菜

糯米粉：同山药、砂糖食，止久痢泄。

神曲、白扁豆、薏苡仁、干姜：中寒水泄。炮研饮服。

【积滞】

麦蘖、荞麦粉：脾积泄。砂糖水服三钱。

芜荑：气泄久不止，小儿疳泄。同豆蔻、诃子丸服。

楮叶：止一切泄利。同巴豆皮炒研蜡丸服。

巴豆：积滞泄泻，可以通肠，可以止泄。夏月水泄，及小儿吐泻下痢，灯上烧，蜡丸水服。

痢

有积滞、湿热、暑毒、虚滑、冷积、蛊毒。

【积滞】

大黄：诸痢初起。浸酒服，或同当归煎服。

巴豆：治积痢，同杏仁丸服。小儿用百草霜同化蜡丸服。

巴豆皮：同楮叶烧丸服，治一切泻痢。

藜芦：主泄痢。

紫苋、马苋：和蜜食，主产后痢。

莱菔：汁和蜜服，干者嚼之，止噤口痢。

莱菔子：下痢后重。

青木香：下痢腹痛，气滞里急，实大肠。

山楂：煮服，止痢。

荞麦粉：消积垢。鸡子白丸服，主噤口痢。

【湿热】

草部

黄连：热毒赤痢，水煎，露一夜，热服。小儿入蜜，或炒焦，同当归末、麝香米汤服。下痢腹痛，酒煎服。伤寒痢，同艾水煎服。暴痢，同黄芩煎服。气痢后重，同干姜末服。赤白日久，同盐梅烧末服；鸡子白丸服。诸痢脾泄，入猪肠煮丸。湿痢，同吴茱萸炒丸服。香连丸加减，通治诸痢。四治黄连丸，治五痔八痢。

胡黄连：热痢，饭丸服。血痢，同乌梅、灶下土末、茶服。

柴胡：积热痢。同黄芩半水半酒煎服。

青蒿：冷热久痢。同艾叶、豆豉作饼，煎服。

白蒿：夏月暴水痢。为末服。

益母草：同米煮粥，止疳痢。同盐梅烧服，止杂痢。

荆芥：烧末。

黄芩：下痢腹痛日久。同芍药、甘草用。

地黄：止下痢腹痛。汁，主蛊痢。

鸡肠草：汁，和蜜服。

车前汁：和蜜服。

蒲根：同粟米煎服。

苦参：炒焦，水服。

谷菜

绿豆：火麻汁煮。皮蒸食，二三年赤痢。

豆豉：炒焦酒服，入口即定。

小豆花：热痢，入豉汁作羹食。痢后气满不能食，煮食一顿即愈。

豇豆、豌豆、荞根茎：烧灰水服。

白扁豆：并主赤白痢。

豆腐：休息痢。醋煎服。

葱白：下痢腹痛。煮粥食，又煮鲫鱼鲊食。

黄瓜：小儿热痢。同蜜食。

【虚寒】

草部

甘草：泻火止痛。久痢，煎服。又浆水炙，同生姜煎服。同肉豆蔻煎服。

芍药：补脾散血，止腹痛后重。

人参：冷痢厥逆，同诃子、生姜煎服。禁口痢，同莲肉煎呷。老人虚痢，同鹿角末服。

当归：止腹痛里急后重，生血养血。久痢，吴茱萸炒过蜜丸服。

白术：胃虚及冷痢多年。

苍术：久痢。同川椒丸服。

熟艾叶：止腹痛及痢后寒热。醋煎服，或入生姜。

久痢，同橘皮，酒糊丸服。

乌头：久痢。烧研蜡丸服。

附子：休息痢。鸡子白丸服。

玄胡索：下痢腹痛。酒服二钱。

谷菜

大蒜：禁口痢及小儿痢，同冷水服，或丸黄丹服。

韭白：醋炒食。

生姜：久痢。同干姜作馄饨食。

麦面：炒焦服。

果木

砂糖：禁口痢。同乌梅煎呷。

虫鳞介部

蜂蜜：赤白痢。和姜汁服。

鲤鱼：暴痢。烧灰，饮服。

鲫鱼：久痢，酿五倍子烧服。血痢，酿白矾烧服。

【止涩】

草部

木贼：煎水。

营实根：疳痢。煎服。

谷果

乌梅：止渴，除冷热痢，水煎服。血痢，同茶、醋服；同黄连丸服。休息痢，同建茶、干姜丸服。

大枣：疳痢。和光粉烧食。

【外治】

木鳖子：六个，研，以热面饼挖孔，安一半，热贴脐上，少顷再换即止。

黄丹：同蒜捣封脐，仍贴足心。

田螺：入麝捣，贴脐。

蓖麻：同硫黄捣，填脐。

脚气

有风湿，寒湿，湿热，食积。

【风寒湿气】

草部

忍冬：脚气筋骨引痛。热酒服末。

丹参：风痹足软。渍酒饮。

谷菜

薏苡仁：干湿脚气。煮粥食，大验。

秫香：干湿脚气。为末酒服。

禽兽

猪肚：烧研酒服。

羊乳、牛乳：调硫黄末服，取汗。

【湿热流注】

草部

木通、防己、泽泻、香薷、荆芥、车前子、海金沙、海藻、大黄、商陆：合小豆、绿豆煮饭食。

牵牛：风毒脚气肠秘。蜜丸日服，亦生吞之。

谷菜

胡麻：腰脚痛痹。炒末，日服至一年，永瘥。

大麻仁：脚气腹痹，浸酒服。肿渴，研汁煮小豆食。

赤小豆：同鲤鱼煮食，除湿热脚气。

马齿苋：脚气浮肿，尿涩。煮食。

果木

木瓜：湿痹，脚气冲心，煎服。枝、叶皆良。

橘皮：脚气冲心。同杏仁丸服。

桃仁：脚气腰痛。为末酒服，一夜即消。

枇杷叶：脚气恶心。

【敷贴】

天雄、草乌头：姜汁调，或加大黄、木鳖子末。

皂荚：同小豆末。

木瓜：袋盛踏之。

胀满

有湿热，寒湿，气积，食积，血积。

【湿热】

术：除湿热，益气和中。脾胃不和，冷气客之为胀满，同陈皮丸服。

黄连：去心火及中焦湿热。

黄芩：脾经诸湿，利胸中热。

柴胡：宣畅气血，引清气上行。

桔梗：腹满肠鸣，伤寒腹胀。同半夏、橘皮煎服。

射干：主胸胁满，腹胀气喘。

薄荷、防风、车前、泽泻、木通、白芍药：去脏腑壅气，利小便，于土中泻木而补脾。

大黄：主肠结热，心腹胀满。

半夏：消心腹痰热满结，除腹胀。小儿腹胀，以酒和丸，姜汤下，仍姜汁调，贴脐中。

忍冬：治腹胀满。

泽泻：渗湿热。

赤小豆：治热，利小便，下腹胀满，散气。

木瓜：治腹胀、善噫。

皂荚：主腹胀满。胸腹胀满，煨研丸服，取利甚妙。

枳实：消食破积，去胃中湿热。

茯苓：主心腹胀满，渗湿热。

【寒湿】

草豆蔻：除寒燥湿，开郁破气。

益智子：主客寒犯胃。腹胀忽泻，日夜不止，二两煎汤服，即止。

胡芦巴：治肾冷，腹胁胀满，面色青黑。

胡椒：虚胀腹大。同全蝎丸服。

附子：胃寒气满，不能传化，饥不能食。同人参、生姜末，煎服。

【气虚】

甘草：除腹胀满，下气。

人参：治心腹鼓痛，泻心肺脾中火邪。

萎蕤：主心腹结气。

青木香：主心腹一切气，散滞气，调诸气。

香附子：治诸气胀满。同缩砂、甘草为末服。

紫苏：治一切冷气，心腹胀满。

莱菔子：气胀气蛊。取汁浸缩砂炒七次，为末服。

生姜：下气，消痰喘胀满，亦纳下部导之。

姜皮：消胀痞，性凉。

马芹子：主心腹胀满，开胃下气。

山药：心腹虚胀，手足厥逆，或过服苦寒者。半生半炒为末，米饮服。

百合：除浮肿，胪胀痞满。

沉香：升降诸气。

【积滞】

刘寄奴穗：血气胀满。为末，酒服三钱，乃破血下胀仙药也。

蘖米：消食下气，去心腹胀满。产后腹胀，不得转气，坐卧不得，酒服一合，气转即愈。

葫蒜：下气，消谷化肉。

山楂：化积消食，行结气。

橘皮：下气破癖，除痰水滞气。

胡椒：腹中虚胀。同蝎尾、莱菔子丸服。

胡粉：化积消胀。小儿腹胀，盐炒摩腹。

齿出血

【除热】

防风、羌活、生苄、黄连。

【清补】

人参：齿缝出血成条，同茯苓、麦门冬煎服，奇效。上盛下虚，服凉药益甚者，六味地黄丸、黑锡丹。

【外治】

香附：姜汁炒研，或同青盐、百草霜。

丝瓜藤灰、寒水石：同朱砂、甘草、片脑。

咳嗽

有风寒，痰湿，火热，燥郁。

【风寒】

草菜

麻黄：发散风寒，解肺经火郁。

细辛：去风湿，泄肺破痰。

白前：风寒上气，能保定肺气，多以温药佐使。久咳唾血，同桔梗、桑白皮、甘草煎服。

百部：止暴嗽，浸酒服。三十年嗽，煎膏服。小儿寒嗽，同麻黄、杏仁丸服。

款冬花：为温肺治嗽要药。

牛蒡根：风寒伤肺壅咳。

生姜：寒湿嗽，烧含之。久嗽，以白饧或蜜煮食。小儿寒嗽，煎汤浴之。

虫鱼

蜂房：小儿咳嗽。烧灰服。

鲫鱼：烧服，止咳嗽。

禽兽

鸡子白皮：久咳。同麻黄末服。

【痰湿】

草部

莨菪子：久嗽不止，煮炒研末，同酥煮枣食。三十年呷嗽，同木香熏黄烧烟吸。

葶苈：肺壅痰嗽。同知母、贝母、枣肉丸服。

芫花：卒得痰嗽，煎水煮枣食。有痰，入白糖，少少服。

菜谷

白芥子、蔓菁子：并主痰气咳嗽。

莱菔子：痰气咳嗽，炒研和糖含。上气痰嗽，唾脓血，煎汤服。

莱菔：痨瘦咳嗽。煮食之。

丝瓜：化痰止嗽。烧研，枣肉丸服。

果木

橘皮：痰嗽，同甘草丸服。经年气嗽，同神曲、生姜、蒸饼丸服。

皂荚：咳嗽囊结。卒寒嗽，烧研，豉汤服。咳嗽上气，蜜炙丸服。

又同桂心、干姜丸服。

金石

雄黄：冷痰劳嗽。

【痰火】

草部

甘草：除火伤肺咳。小儿热嗽，猪胆汁浸炙，蜜丸服。

沙参：益肺气，清肺火，水煎服。

麦门冬：心肺虚热，火嗽。嚼食甚妙，寒多人禁服。

灯笼草：肺热咳嗽喉痛。为末汤服，仍敷喉外。

知母：消痰润肺，滋阴降火。久近痰嗽，同贝母末，姜片蘸食。

谷菜

百合：肺热咳嗽。蜜蒸含之。

果木

杏仁：除肺中风热咳嗽。童尿浸，研汁熬丸，酒服。

甘蔗汁：虚热咳嗽涕唾。入青粱米煮粥食。

大枣、石蜜、刺蜜、桑叶：并主热咳。

金石

石膏：热盛喘咳，同甘草末服。热嗽痰涌如泉，煅过，醋糊丸服。

五倍子：敛肺降火，止嗽。

【虚劳】

草部

黄芪：补肺泻火，止痰嗽、自汗及咳脓血。

人参：补肺气。肺虚久嗽，同鹿角胶末煎服。化痰止嗽，同明矾丸服。喘嗽有血，鸡子清五更调服。小儿喘嗽，发热自汗，有血，同天花粉服。

五味子：收肺气，止咳嗽，乃火热必用之药。久咳肺胀，同粟壳丸服。久嗽不止，同甘草、五倍子、风化消末噙。又同甘草、细茶末噙。

紫菀：止咳脓血，消痰益肺。肺伤咳嗽，水煎服。吐血咳嗽，同五味子丸服。久嗽，同款冬花、百部末服。小儿咳嗽，同杏仁丸服。

款冬花：肺热劳咳，连连不绝，涕唾稠黏，为温肺治嗽之最。痰嗽带血，同百合丸服。以三两烧烟，筒吸之。

地黄：咳嗽吐血。为末酒服。

柴胡：除劳热胸胁痛，消痰止嗽。

牛蒡子：咳嗽伤肺。

谷果

桃仁：急劳咳嗽。同猪肝、童尿煮，丸服。

胡桃：润燥化痰。久咳不止，同人参、杏仁丸服。

诸虫鳞介

鲫鱼头：烧研服。

鳖：骨蒸咳嗽。同柴胡诸药煮食。

虚损

有气虚，血虚，精虚，五脏虚，虚热，虚寒。

【气虚】

草部

甘草：五劳七伤，一切虚损，补益五脏。大人羸瘦，童尿煮服。小儿羸瘦，炙焦蜜丸服。

人参：五劳七伤，虚而多梦者加之，补中养营。虚劳发热，同柴胡煎服。房劳吐血，独参汤煎服。

黄芪：五劳羸瘦，寒热自汗，补气实表。

五味子：壮水锁阳，收耗散之气。

淫羊藿、狗脊：并主冷风虚劳。

柴胡、秦艽、薄荷：并解五劳七伤虚热。

菜谷

五芝、石耳、韭白、薤白、山药、甘薯：并补中益气。

大麻子：虚劳内热，大小便不利。水煎服。

果木

莲实：补虚损，交心肾，固精气，利耳目，厚肠胃。酒浸入猪肚煮丸服，或蒸熟蜜丸服，仙方也。

枸杞叶：五劳七伤。煮粥食。

地骨皮：去下焦肝肾虚热。虚劳客热，末服。热劳如燎，同柴胡煎服。虚劳寒热苦渴，同麦门冬煎服。

五加皮：五劳七伤。采茎叶末服。

沉香：补脾胃命门。

石虫

云母粉：并主五劳七伤虚损。

五色石脂：补五脏。

枸杞虫：起阳益精。同地黄丸服。

海蚕：虚劳冷气，久服延年。

【血虚】

草木

地黄：男子五劳七伤，女子伤中失血。同人参、茯苓熬，琼玉膏。酿酒、煮粥皆良。面炒研末酒服，治男女诸虚积冷，同菟丝子丸服。

麦门冬：五劳七伤客热。男女血虚，同地黄熬膏服。

泽兰：妇人频产劳瘦，丈夫面黄。丸服。

黄柏：下焦阴虚。同知母丸服，或同糯米丸服。

【精虚】

草木

肉苁蓉：五劳七伤，茎中寒热痛，强阴益精髓。同羊肉煮食。

覆盆子：益精强阴，补肝明目。每旦水服三钱，益男子精，女人有子。

何首乌：益精血气，久服有子，服食有方。

石虫

羊肾：虚劳精竭，作羹食。五劳七伤，同肉苁蓉煮羹食。虚损劳伤，同白术煮粥饮。

鹿茸：虚劳洒洒如疟，四肢酸痛，腰脊痛，小便数。同当归丸服；同牛膝丸服。

健忘

心虚，兼痰，兼火。

【补虚】

草木

甘草：安魂魄，泻火养血，主健忘。

人参：开心益智，令人不忘。同猪肪炼过，酒服。

远志：定心肾气，益智慧不忘。为末，酒服。

石菖蒲：开心孔，通九窍，久服不忘不惑。为末，酒下。

丹参、当归、地黄：并养血安神定志。

预知子：心气不足，恍惚错忘，忪悸烦郁。同人参、菖蒲、山药、黄精等，为丸服。

谷菜果木

山药：镇心神，安魂魄，主健忘，开达心孔，多记事。

龙眼：安志强魂，主思虑伤脾，健忘怔忡，自汗惊悸。归脾汤用之。

【痰热】

草果

黄连：降心火，令人不忘。

麦门冬、牡丹皮、紫胡、木通：通利诸经脉壅寒热之气，令人不忘。

商陆花：人心昏塞，多忘喜误，为末，夜服。梦中亦醒悟也。

诸汗

有气虚，血虚，风热，湿热。

【气虚】

黄芪：泄邪火，益元气，实皮毛。

人参：一切虚汗。同当归、猪肾煮食，止怔忡自汗。

白术：末服，或同小麦煎服，止自汗。同黄芪、石斛、牡蛎末服，主脾虚自汗。

麻黄根：止诸汗必用，或末，或煎，或外扑。

附子：亡阳自汗。

何首乌：贴脐。

果木

杜仲：产后虚汗。同牡蛎服。

吴茱萸：产后盗汗恶寒。

虫兽

五倍子：同荞麦粉作饼，煨食，仍以唾和填脐中。

黄雌鸡：伤寒后虚汗。同麻黄根煮汁，入肉苁蓉、牡蛎粉煎服。

猪肝：脾虚。食即汗出，为丸服。

羊胃：作羹食。

【血虚】

草兽

当归、地黄、白芍药、猪膏：产后虚汗。同姜汁、蜜、酒煎服。

猪心：心虚自汗。同参、归煮食。

【风热】

草部

白芷：盗汗。同朱砂服。

荆芥：冷风出汗。煮汁服。

黄连：降心火，止汗。

胡黄连：小儿自汗。

麦门冬。

果木

竹沥：产后虚汗。热服。

惊悸

有火，有痰，兼虚。

【清镇】

草谷

黄连：泻心肝火，去心窍恶血，止惊悸。

麦门冬、远志、丹参、牡丹皮、玄参、知母：并定心，安魂魄，止惊悸。

甘草：惊悸烦闷，安魂魄。伤寒心悸脉代，煎服。

天南星：心胆被惊，神不守舍，恍惚健忘，妄言妄见。同朱砂、琥珀丸服。

芍药：泻肝，除烦热惊狂。

人参、黄芪、白及、胡麻、山药、黄柏、柏实、茯神、茯苓、乳香、没药、血竭、酸枣仁、厚朴、震烧木：火惊失志，煮汁服。

不眠

有心虚，胆虚，兼火。

【清热】

草部

灯心草：夜不合眼。煎汤代茶。

半夏：阳盛阴虚，目不得瞑。同秫米，煎以千里流水，炊以苇火，饮之即得卧。

麦门冬：除心肺热，安魂魄。

谷菜

秫米、大豆：日夜不眠。以新布火炙熨目，并蒸豆枕之。

干姜：虚劳不眠。研末二钱，汤服取汗。

果木

乌梅、榔榆：并令人得睡。

榆荚仁：作糜羹食，令人多睡。

酸枣：胆虚烦心不得眠。炒熟为末，竹叶汤下。或加人参、茯苓、白术、甘草，煎服。或加人参、辰砂、乳香，丸服。

大枣：烦闷不眠。同葱白煎服。

乳香：治不眠，入心活血。

虫兽

蜂蜜、白鸭：煮汁。

消渴

上消少食，中消多食，下消小便如膏油。

【生津润燥】

草部

芭蕉根汁：日饮。

牛蒡子、葵根：消渴，小便不利，煎服；消中尿多，亦煎服。

谷菜

青粱米、粟米、麻子仁：煮汁。

蔓菁根、竹笋、生姜：鲫鱼胆和

丸服。

果木

乌梅：止渴生津。微研水煎，入豉，再煎服。

禽兽

㷄鸡汤：澄清饮，不过三只。

㷄猪汤：澄清日饮。

【降火清金】

草部

麦门冬：心肺有热。同黄连丸服。

浮萍：捣汁服。同瓜蒌根丸服。

紫葛：产后烦渴。煎水服。

款冬花：消渴喘息。

谷菜

小麦：作粥饭食。

薏苡仁：煮汁。

赤小豆：煮汁。

豌豆：淡煮。

冬瓜：利小便，止消渴，杵汁饮。干瓤煎汁。苗、叶、子俱良。

果木

桑白皮：煮汁。

虫兽

蚕茧：煮汁饮。

【补虚滋阴】

草部

地黄、知母、葳蕤：止烦渴。煎汁饮。

人参：生津液，止消渴，为末，鸡子清调服。同瓜蒌根，丸服。同粉草、猪胆汁，丸服。同葛粉、蜜，熬膏服。

黄芪：诸虚发渴，生痈或痈后作渴。同粉草半生半炙末服。

香附：消渴累年。同茯苓末，日服。

牛膝：下虚消渴。地黄汁浸曝，为丸服。

五味子：生津补肾。

菟丝子：煎饮。

蔷薇根：水煎。

谷菜果木

糯米粉：作糜一斗食，或绞汁和蜜服。

藕汁、椰子浆、栗壳：煮汁服。

枸杞、桑椹：单食。

石鳞禽兽

鹅：煮汁。

白雄鸡、黄雌鸡：煮汁。

白鸽：切片，同土苏煎汁，咽之。

猪脊骨：同甘草、木香、石莲、大枣煎服。

羊肺、羊肉：同瓠子、姜汁、白面煮食。

牛胃、牛髓、牛脂：同瓜蒌汁，熬膏服。

牛脑、水牛肉、牛鼻：同石燕，煮汁服。

瘀血

有郁怒，有劳力，有损伤。

【破血散血】

草部

生甘草：行厥阴、阳明二经污浊之血。

黄芪：逐五脏间恶血。

白术：利腰脐间血。

黄芩：热入血室。

黄连：赤目瘀血，上部见血。

败酱：破多年凝血。

射干：消瘀血、老血在心脾间。

桔梗：打击瘀血久在肠内时发动者。为末，米饮服。

常春藤：腹内诸冷血风血。煮酒服。

当归、丹参、芎䓖、白芷、泽兰、马兰、大小蓟、芒箔、芒茎：并破宿血，养新血。

谷菜

赤小豆、米醋、黄麻根、麻子仁：并消散瘀血。

韭汁：清胃脘恶血。

心腹痛

有寒气，热气，火郁，食积，死血，痰澼，虫物，虚劳，中恶，阴毒。

【温中散郁】

草部

木香：心腹一切冷痛、气痛，九种心痛，妇人血气刺痛，并磨酒服。心气刺痛，同皂角末丸服。内钓腹痛，同乳、没丸服。

香附子：一切气，心腹痛，利三焦，解六郁，同缩砂仁、甘草末点服。心脾气痛，同高良姜末服。血气痛，同荔枝烧研酒服。

艾叶：心腹一切冷气鬼气，捣汁饮，或末服。同香附，醋煮丸服，治心腹小腹诸痛。

芎䓖：开郁行气。诸冷痛中恶，为末，烧酒服。

藁本：大实心痛，已用利药。同苍术煎服，彻其毒。

苍术：心腹胀痛，解郁宽中。

甘草：去腹中冷痛。

高良姜：腹内暴冷久冷痛，煮饮。心脾痛，同干姜丸服。又四制丸服。

苏子：一切冷气痛。同高良姜、橘皮等分，丸服。

姜黄：冷气痛，同桂末，醋服。小儿胎寒，腹痛，吐乳，同乳香、没药、木香丸服。

附子：心腹冷痛，胃寒蛔动，同炒卮子酒糊丸服。寒厥心痛，同郁金、橘红，醋糊丸服。

香薷：暑月腹痛。

谷部

烧酒：冷痛，入盐服。阴毒腹痛，尤宜。

黑大豆：肠痛如打。炒焦，投酒饮。

神曲：食积心腹痛。烧红淬酒服。

菜部

葱白：主心腹冷气痛，虫痛，疝痛，大人阴毒，小儿盘肠内钓痛。卒心痛，牙关紧急欲死，捣膏，麻油送下，虫物皆化黄水出。阴毒痛，炒熨脐下，并擂酒灌之。盘肠痛，炒贴脐上，并浴腹，良久尿出愈。

小蒜：十年五年心痛，醋煮饱食

即愈。

韭：腹中冷痛，煮食。胸痹痛如锥刺，服汁，吐去恶血。

薤白：胸痹刺痛彻心背，喘息咳唾。同瓜蒌实，白酒煮服。

生姜：心下急痛。同半夏煎服，或同杏仁煎。

干姜：卒心痛，研末服。心脾冷痛，同高良姜丸服。

芥子：酒服，止心腹冷痛。阴毒，贴脐。

马芹子：卒心痛。炒末酒服。

果部

乌梅：胀痛欲死，煮服。

大枣：急心痛，同杏仁、乌梅丸服。陈枣核仁，止腹痛。

胡桃：急心痛。同枣煨嚼，姜汤下。

橘皮：途路心痛。煎服，甚良。

胡椒：心腹冷痛。酒吞三七粒。

茱萸：心腹冷痛，及中恶心腹痛。擂酒服。叶亦可。

榄子：同上。

木部

乌药：冷痛，磨水入橘皮、苏叶煎服。

【活血流气】

草部

当归：和血，行气，止疼。心下刺疼，酒服方寸匕。女人血气，同干漆丸服。产后痛，同白蜜煎服。

郁金：血气冷气，痛欲死。烧研醋服，即苏。

姜黄：产后血痛。同桂末酒服，血下即愈。

刘寄奴：血气。为末酒服。

红蓝花：血气。擂酒服。

大黄：干血气，醋熬膏服。冷热不调，高良姜丸服。

蒲黄：血气，心腹诸疼。同五灵脂煎醋或酒服。

【痰饮】

半夏：湿痰心痛。油炒丸服。

狼毒：九种心痛，同吴茱萸、巴豆、人参、附子、干姜丸服。心腹冷痰胀痛，同附子、旋覆花丸服。

草乌头：冷痰成包，心腹疠痛。

百合椒目：留饮腹痛。同巴豆丸服。

牡荆子：炒研服。

枳实：胸痹痰水痛。末服。

枳壳：心腹结气痰水。

矾石：诸心痛。以醋煎一皂子服；同半夏丸服。

五倍子：心腹痛。炒焦，酒服立止。

牡蛎粉：烦满心脾痛。煅研酒服。

蛤粉：心气痛。炒研，同香附末服。

【火郁】

草部

黄连：卒热，心腹烦痛。水煎服。

苦参：大热，腹中痛，及小腹热痛，面色青赤，煎醋服。

黄芩：小腹绞痛，小儿腹痛。得厚朴、黄连，止腹痛。

山豆根：卒腹痛。水研服，入口即定。

马兰汁：绞肠沙痛。

腰痛

有肾虚，湿热，痰气，瘀血，闪肭，风寒。

【虚损】

草部

补骨脂：骨髓伤败，腰膝冷。肾虚腰痛，为末，酒服，或同杜仲、胡桃，丸服。妊娠腰痛，为末，胡桃、酒下。

菊花：腰痛去来陶陶。

艾叶：带脉为病，腰溶溶如坐水中。

附子：补下焦之阳虚。

蒺藜：补肾，治腰痛及奔豚肾气。蜜丸服。

谷菜

山药：并主男子腰膝强痛，补肾益精。

韭子：同安息香丸服。

茴香：肾虚腰痛，猪肾煨食。腰痛如刺，角茴末，盐汤或酒服，或加杜仲、木香，外以糯米炒熨。

果木

山楂：老人腰痛。同鹿茸丸服。

阿月浑子、莲实、芡实、沉香、乳香: 并补腰膝命门。

枸杞根：同杜仲、萆薢，浸酒服。

介兽

鳖甲：卒腰痛，不可俯仰。炙研酒服。

猪肾：腰虚痛。包杜仲末煨食。

【湿热】

草部

知母：腰痛，泻肾火。

葳蕤：湿毒腰痛。

威灵仙：宿脓恶水，腰膝冷疼。酒服一钱取利。或丸服。

青木香：气滞腰痛。同乳香酒服。

牵牛子：除湿热气滞，腰痛下冷脓。半生半炒，同硫黄末，白面作丸，煮食。

木鳖子、蕙草。

果木

槟榔：腰重作痛。为末酒服。

甜瓜子：腰腿痛。酒浸末服。

皂荚子：腰脚风痛。酥炒丸服。

郁李仁：宣腰胯冷脓。

茯苓：利腰脐间血。

【风寒】

羌活、麻黄：太阳病腰脊痛。

藁本：十种恶风鬼注，流入腰痛。

眩晕

眩是目黑，晕是头旋，皆是气虚挟痰，挟火，挟风，或挟血虚，或兼外感四气。

【风虚】

草菜

天麻：目黑头旋，风虚内作，非此不能除，为治风神药，名定风草。首风旋运，消痰定风，同川芎，蜜丸服。

白芷：头风、血风、眩晕。蜜丸服。

苍耳子：诸风头晕，蜜丸服。女人血风头旋，闷绝不省，为末酒服，能通顶门。

菊苗：男女头风眩晕，发落有痰，发则昏倒。四月收，阴干为末，每酒服二钱。秋月收花浸酒，或酿酒服。

蒴藋根：头风旋运，同独活、石膏煎酒服。产后血运，煎服。

排风子：目赤头旋。同甘草、菊花末。

当归：失血眩晕，芎䓖煎服。

芎䓖：首风旋运。

红药子：产后血运。

附子、乌头、薄荷、细辛、木香、紫苏、水苏、白蒿、飞廉、卷柏、蘼芜、羌活、藁本、地黄、人参、黄芪、升麻、柴胡、山药：并治风虚眩晕。

木虫鳞兽

松花：头旋脑肿。浸酒饮。

槐实：风眩欲倒，吐涎如醉，漾漾如舟车上。

辛夷：眩冒，身兀兀如在车船上。

蔓荆实：脑鸣昏闷。

伏牛花、丁香、茯神、茯苓、山茱萸、地骨皮、全蝎、白花蛇、乌蛇：并头风眩晕。

鹿茸：眩晕，或见一为二。半两煎酒，入麝服。

【痰热】

草菜

天南星：风痰眩晕吐逆。同半夏、天麻、白面煮丸。

半夏：痰厥昏晕。同甘草、防风煎服。风痰眩晕，研末水沉粉，入朱砂丸服。

金花丸：同南星、寒水石、天麻、雄黄、白面，煮丸服。

白附子：风痰。同石膏、朱砂、龙脑丸服。

大黄：湿热眩晕。炒末茶服。

旋覆花、天花粉、前胡、桔梗、黄芩、黄连、泽泻、白芥子：热痰烦运。同黑芥子、大戟、甘遂、芒硝、朱砂丸服。

果木

橘皮、荆沥、竹沥：头风旋运目眩，心头漾漾欲吐。

头痛

有外感，气虚，血虚，风热，湿热，寒湿，痰厥，肾厥，真痛，偏痛。右属风虚，左属痰热。

【引经】

太阳：麻黄、藁本、羌活、蔓荆。

阳明：白芷、葛根、升麻、石膏。

少阳：柴胡、芎䓖。

太阴：苍术、半夏。

少阴：细辛。

厥阴：吴茱萸、芎䓖。

【湿热痰湿】

草部

黄芩：一味，酒浸晒研，茶服，治风湿、湿热、相火、偏正诸般头痛。

薄荷：除风热，清头目。蜜丸服。

菊花：头目风热肿痛。同石膏、芎䓖末服。

蔓荆实：头痛，脑鸣，目泪；太阳头痛。为末浸酒服。

水苏：风热痛。同皂荚、芫花丸服。

半夏：痰厥头痛，非此不除。同苍术用。

瓜蒌：热病头痛。洗瓤温服。

香附子：气郁头痛，同川芎末常服。偏头风，同乌头、甘草丸服。

大黄：热厥头痛。酒炒三次，为末，茶服。

钓藤：平肝风心热。

茺蔚子：血逆，大热头痛。

木通、青黛、大青、白鲜皮、茵陈、白蒿、泽兰、沙参、丹参、知母、吴蓝、景天：并主天行头痛。

菜果

竹笋：并主痰热头痛。

杨梅：头痛。为末茶服。

木石

竹茹：饮酒人头痛。煎服。

【风寒湿厥】

草谷菜果

芎䓖：风入脑户头痛，行气开郁，必用之药。风热及气虚，为末茶服。偏风，浸酒服。卒厥，同乌药末服。

防风：头面风去来。偏正头风，同白芷，蜜丸服。

天南星：风痰头痛，同荆芥丸服。痰气，同茴香丸服。妇人头风，为末酒服。

乌头、附子：浸酒服，煮豆食，治头风。同白芷末服，治风毒痛。同川芎或同高良姜服，治风寒痛。同葱汁丸，或同钟乳、全蝎丸，治气虚痛。同全蝎、韭根丸，肾厥痛。同釜墨，止痰厥痛。

天雄：头面风去来痛。

草乌头：偏正头风。同苍术、葱汁丸服。

白附子：偏正头风，同牙皂末服。痰厥痛，同半夏、南星丸服。

地肤子：雷头风肿。同生姜擂酒服，取汗。

杜衡：风寒头痛初起。末服，发汗。

蒴藋：煎酒取汁。

蓖麻子：同川芎烧服，取汗。

萆薢：同虎骨、旋覆花末服，取汗。

南藤：酿酒服，并治头风。

通草：烧研酒服，治洗头风。

菖蒲：头风泪下。

杜若：风入脑户，痛肿涕泪。

胡芦巴：气攻痛。同三棱、干姜末，酒服。

牛膝：脑中痛。

当归：煮酒。

地黄、芍药：并血虚痛。

葳蕤、天麻、人参、黄芪：并气虚痛。

苍耳、大豆黄卷：并头风痹。

胡麻：头面游风。

百合：头风目眩。

胡荽、葱白、生姜：并风寒头痛。

杏仁：时行头痛，解肌。风虚痛欲破，研汁入粥食，得大汗即解。

木石虫兽

柏实：并主头风。

桂枝：伤风、头痛、自汗。

乌药：气厥头痛，及产后头痛，同川芎末，茶服。

皂荚：时气头痛，烧研，同姜、蜜，水服，取汗。

山茱萸：脑骨痛。

辛夷、伏牛花、空青、曾青：并风眩头痛。

石硫黄：肾厥头痛、头风，同消石丸服。同胡粉丸服。同食盐丸服。同乌药丸服。

蜂子、全蝎、白僵蚕：葱汤服。或入高良姜，或以蒜制为末服，治痰厥、肾厥痛。

白花蛇：脑风头痛，及偏头风。同南星、荆芥诸药末服。

羊肉：头脑大风，汗出虚劳。

羊屎：雷头风。焙研酒服。

【外治】

谷精草：为末嗃鼻，调糊贴脑，烧烟熏鼻。

玄胡索：同牙皂、青黛为丸。

瓜蒂、藜芦、细辛、苍耳子、大黄、远志、荜茇、高良姜、牵牛：同砂仁、杨梅末。

雄黄：同细辛。

玄精石、消石、人中白：同地龙末、羊胆为丸。

旱莲汁、萝卜汁、大蒜汁、苦瓠汁：并嗃鼻。

艾叶：揉丸嗅之，取出黄水。

半夏烟、木槿子烟、龙脑烟：并熏鼻。

荞麦面：作大饼，更互合头，出汗。或作小饼，贴四眼角，灸之。

黄蜡：和盐作兜鍪，合之即止。

茱萸叶：蒸热枕之，治大寒犯脑痛，亦浴头。

桐木皮、冬青叶、石南叶、牡荆根、槵子皮、莽草、葶苈、豉汁、驴头汁：并治头风。

柚叶：同葱白。

山豆根、南星：同川乌。

乌头、草乌头：同栀子、葱汁。

乳香：同蓖麻仁。

决明子：并贴太阳穴。

露水：八月朔旦取，磨墨点太阳，止头疼。

桂木：阴雨即发痛，酒调，涂顶额。

井底泥：同硝、黄敷。

朴硝：热痛，涂顶上。

诃子：同芒硝、醋摩之。

牛蒡根：同酒煎膏摩之。

绿豆：作枕去头风。决明、菊花皆良。

麦面：头皮虚肿，薄如裹水。口嚼敷之良。

栀子：蜜和敷舌上，追涎去风，甚妙。

跌仆折伤

肠出，杖疮。

【内治活血】

大黄：同当归煎服。或同桃仁。

刘寄奴：同玄胡索、骨碎补，水煎服。

土当归：煎酒服。或同葱白、荆芥，水煎服。

三七：磨酒。

虎杖：煎酒。

何首乌：同黑豆、皂角等丸服，治损宽筋。

黑大豆：煮汁频饮。

生姜：汁，同香油，入酒。

补骨脂：同茴香、辣桂末，酒服。

干藕：同茴香末，日服。

荷叶：烧研，童尿服，利血甚效。

白莴苣子：同乳香、乌梅、白术服，止痛。

胡桃：擂酒。

杏枝、松节、白杨皮：并煎酒服。

鲍鱼：煎服，主损伤，瘀血在四肢不散者。

猪肉：伤损，血在胸膈不食者。生剁，温水送下一钱，即思食。

【外治散瘀接骨】

大黄：姜汁调涂，一夜变色。

糯米：寒食浸至小满，酒研，如用，水调涂之。

白杨皮：血沥在骨肉间，痛不可忍。杂五木煎汤浸之。

乌鸡：一切折伤，兽触胸腹者。连毛捣烂醋和，隔布搨之，待振寒欲吐，徐取下，再上。

牛马血：折伤垂死。破牛或马腹纳入，浸热血中，愈。

地黄：炒热杵泥。

麦麸：醋炒。

麦面：水和，并服。

稗草、绿豆粉：炒紫。

豆黄、豆腐：贴，频易。

酒糟、葱白：煨。

萝卜、生姜：同葱白、面炒。汁，同酒调面。

桃仁、李核仁、肥皂：醋调。

桑白皮：煎膏。

鳖肉：生捣。

龟肉、摄龟：并生捣。

羊脂、野驼脂、犛牛酥、牛髓、猪髓：并摩。

猪肉：炙贴。

牛肉：炙贴。

母猪蹄：煮，洗伤挞诸败疮。

栗子：筋骨断碎，瘀血肿痛。生嚼涂之，有效。

蟹肉：筋骨折伤断绝，连黄捣泥，微纳罯，筋即连也。

五灵脂：骨折肿痛，同白及、乳、没，油调涂。接骨，同茴香，先敷乳香，次涂小米粥，乃上药，帛裹木夹，三五日效。

牛蹄甲：接骨。同乳、没烧研，黄米糊和敷。

胎前

子烦，胎啼。

【安胎】

黄芩：同白术。为安胎清热圣药。

白术：同枳壳丸服，束胎易生。

续断：三月孕，防胎堕。同杜仲丸服。

益母草：子同。胎前宜熬膏服。

丹参：安生胎，落死胎。

青竹茹：八九月伤动作痛，煎酒服。

竹沥：因交接动胎。饮一升。

白药子：胎热不安。同白芷末服。

黄连：因惊胎动出血。酒饮。

知母：月未足，腹痛如欲产状。丸服。

枳壳：腹痛，同黄芩煎服。同甘草、白术丸服，令胎瘦易生也。

大枣：腹痛。烧研，小便服。

缩砂仁：行气止痛。胎气伤动，痛不可忍，炒研，酒服。子痫昏瞀，炒黑，酒下。

香附子：安胎顺气，为末，紫苏汤服，名铁罩散。恶阻，同藿香、甘草末，入盐汤服。

益智子：漏胎下血。同缩砂末，汤服。

大腹皮、榉皮、陈橘皮、藿香、木香、紫苏：并行气安胎。

芎䓖：损动胎气，酒服二钱。亦可验胎有无。

当归：妊娠伤动，或子死腹中，服此，未损即安，已损即下，同芎䓖末，水煎服。堕胎下血，同葱白煎服。

朱砂：上症，用末一钱，鸡子白三枚，和服，未死安，已死出。

葱白：下血抢心困笃。浓煎服，未死安，已死出。

阿胶：胎动下血。葱豉汤化服。葱、艾同煎服。

秦艽：同甘草、白胶、糯米，煎服。同阿胶、艾叶，煎服。

生地黄：捣汁，或末，或渍酒，或煮鸡子。

产后

【补虚活血】

人参：血运，同紫苏、童尿，煎

酒服。不语，同石菖蒲，煎服。发喘，苏木汤服末二钱。秘塞，同麻仁、枳壳，丸服。诸虚，同当归、猪肾煮食。

当归：血痛，同干姜末服。自汗，同黄芪、白芍药，煎服。

蒲黄：血运、血症、血烦、血痛、胞衣不下，并水服二钱。或煎服。

苏木：血运、血胀、血噤，及气喘欲死，并煎服。

黄芪：产后一切病。

杜仲：诸病。枣肉丸服。

泽兰：产后百病。根，作菜食。

益母草：熬膏，主胎前产后诸病。

地黄：酿酒，治产后百病。酒服，下恶血。

桃仁：煮酒。

薤白、何首乌：并主产后诸疾。

玄参、蜀椒、蚺蛇膏、蛏、淡菜、阿胶：并主产乳余疾。

繁缕：破血，产妇宜食之。或酒炒，或绞汁，或醋糊丸服。

马齿苋：破血，止产后虚汗及血痢。

【血气痛】

丹参：破宿血，生新血。

三七：酒服。

芎䓖、三棱、莪茂、甘蔗根、玄胡索：酒服。

鸡冠花：煎酒。

大黄：醋丸。

虎杖：水煎。

赤小豆、羊蹄实、败酱、牛膝、红麹：擂酒。

生姜：水煎。

三岁陈枣核：烧。

山楂：水煎。

刘寄奴：煎或末。

【下血过多】

贯众：心腹痛。醋炙，研末服。

艾叶：血不止，同老姜煎服，立止。感寒腹痛，焙熨脐上。

紫菀：水服。

石菖蒲：煎酒。

槠木皮：煎水。

椿白皮、桑白皮：炙，煎水。

百草霜：同白芷末服。

乌毡皮：酒服。并止血。

鳝鱼：宜食。

凌霄花：并主产后恶漏淋沥。

旋覆花：同葱煎服。

紫背金盘：酒服。

水部

李时珍曰：水者，坎之象也。其文横则为☵，纵则为¦|¦。其体纯阴，其用纯阳。上则为雨露霜雪，下则为海河泉井。流、止、寒、温，气之所钟既异；甘、淡、咸、苦，味之所入不同。是以昔人分别九州水土，以辨人之美恶寿夭。盖水为万化之源，土为万物之母。饮资于水，食资于土。饮食者，人之命脉也，而营卫赖之。故曰：水去则营竭，谷去则卫亡。然则水之性味，尤慎疾卫生者之所当潜心也。

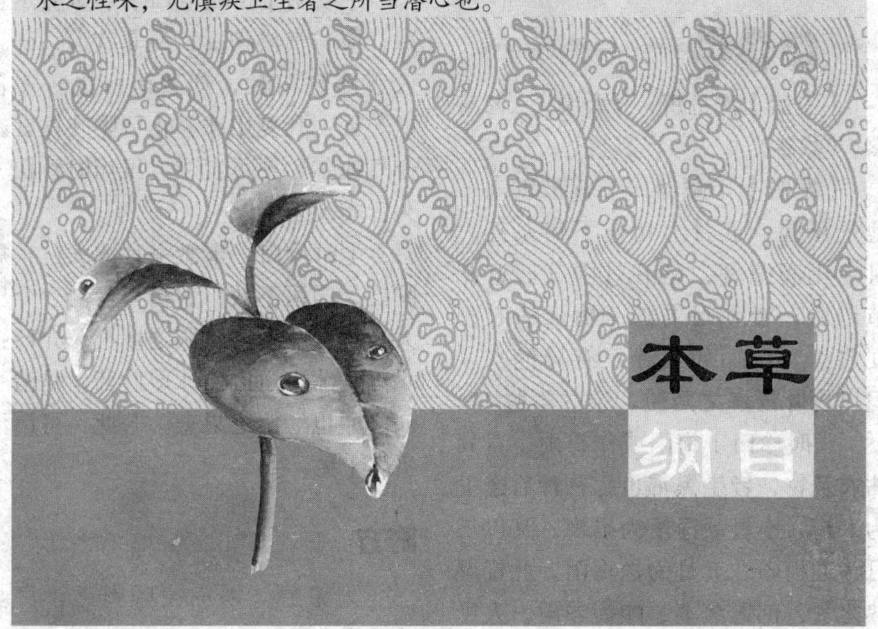

雨水

《拾遗》

释名 〔时珍曰〕地气升为云，天气降为雨，故人之汗，以天地之雨名之。

【气味】咸，平，无毒。

立春雨水

【主治】宜煎发散及补中益气药。（时珍）

【发明】〔时珍曰〕虞抟《医学正传》云：立春节雨水，其性始是春升生发之气，故可以煮中气不足、清气不升之药。古方，妇人无子，是日夫妇各饮一杯，还房有孕，亦取其资始发育万物之义也。

梅雨水

【主治】洗疮疥，灭瘢痕，入酱易熟。（藏器）

【发明】〔藏器曰〕江淮以南，地气卑湿，五月上旬连下旬尤甚。月令土润溽暑，是五月中气。过此节以后，皆须曝书画。梅雨沾衣，便腐黑。浣垢如灰汁，有异他水。但以梅叶汤洗之乃脱，余并不脱。

〔时珍曰〕梅雨或作霉雨，言其沾衣及物，皆生黑霉也。芒种后逢壬为入梅，小暑后逢壬为出梅。又以三月为迎梅雨，五月为送梅雨。此皆湿热之气，郁遏熏蒸，酿为霏雨。人受其气则生病，物受其气则生霉，故此水不可造酒醋。其土润溽暑，乃六月中气，陈氏之说误矣。

夏冰

《拾遗》

释名 凌（去声）。〔时珍曰〕冰者，太阴之精，水极似土，变柔为刚，所谓物极反兼化也。故字从水，从仌。

【气味】甘，冷，无毒。

【主治】去热烦，熨人乳石发热肿。（藏器）

解烦渴，消暑毒。（吴瑞）

伤寒阳毒，热盛昏迷者，以冰一块置于膻中，良。亦解烧酒毒。（时珍）

【发明】〔藏器曰〕夏暑盛热食冰，应与气候相反，便非宜人，诚恐入腹冷热相激，却致诸疾也。《食谱》云：凡夏用冰，止可隐映饮食，令气凉尔，不可食之。虽当时暂快，久皆成疾也。

〔时珍曰〕宋徽宗食冰太过，病脾疾，国医不效，召杨介诊之。介用大理中丸。上曰：服之屡矣。介曰：疾因食冰，臣因以冰煎此药，是治受病之原也。服之果愈。若此，可谓活机之士矣。

附方

灭瘢痕。以冻凌频熨之，良。（《千金方》）

甘露

《拾遗》

释名 膏露、瑞露、天酒、神浆。〔时珍曰〕按《瑞应图》云：甘露，美露也。神灵之精，仁瑞之泽，其凝如脂，其甘如饴，故有甘、膏、酒、浆之名。《晋中兴书》云：王者敬养耆老，则降于松柏；尊贤容众，则降于竹苇。《列星图》云：天乳一星明润，则甘露降。已上诸说，皆瑞气所感者也。《吕氏春秋》云：水之美者，三危之露。和之美者，揭雩之露，其色紫。《拾遗记》云：昆仑之山有甘露，望之如丹，着草木则皎莹如雪。《山海经》云：诸沃之野，摇山之民，甘露是饮，不寿者八百岁。《一统志》云：雅州蒙山常有甘露。以上诸说，皆方域常产者也。杜镐言，甘露非瑞也，乃草木将枯，精华顿发于外，谓之雀饧，于理甚通。

【气味】甘，大寒，无毒。

【主治】食之润五脏，长年，不饥，神仙。（藏器）

热汤

宋《嘉祐》

释名 百沸汤、麻沸汤、太和汤。

【气味】甘，平，无毒。

【主治】助阳气，行经络。（宗奭）

【发明】〔宗奭曰〕热汤能通经络，患风冷气痹人，以汤渫脚至膝上，厚覆取汗周身，然别有药，亦假汤气而行尔。四时暴泄痢，四肢冷，脐腹疼，深汤中坐，浸至腹上，频频作之，生阳佐药，无速于此。虚寒人始坐汤中必颤，仍常令人伺守之。

〔张从正曰〕凡伤寒、伤风、伤食、伤酒，初起无药，便饮太和汤碗许，或酸齑汁亦可，以手揉肚，觉恍惚，再饮再揉，至无所容，探吐，汗出则已。

〔时珍曰〕张仲景治心下痞，按之濡，关上脉浮，大黄黄连泻心汤，用麻沸汤煎之，取其气薄而泄虚热也。朱真人《灵验篇》云：有人患风疾数年，掘坑令坐坑内，解衣，以热汤淋之，良久以簟盖之，汗出而愈。此亦通经络之法也。时珍常推此意，治寒湿加艾煎汤，治风虚加五枝或五加煎汤淋洗，觉效更速也。

附方

初感风寒（头痛憎寒者）。用水七碗，烧锅令赤，投水于内，取起再烧再投，如此七次，名沸汤，乘热饮一碗，以衣被覆头取汗，神效。（《伤寒蕴要》）

忤恶卒死。铜器或瓦器盛热汤，隔衣熨其腹上，冷即易，立愈。（陈藏器《本草》）

盐胆水

《拾遗》

释名 卤水。〔藏器曰〕此乃盐初熟，槽中沥下黑汁也。〔时珍曰〕盐不沥水，则味苦不堪食。今人用此水，收豆腐。独孤滔云：盐胆煮四黄，焊物。

【气味】咸，苦，有大毒。

【主治】䘌蚀疥癣，瘘疾虫咬，及马牛为虫蚀，毒虫入肉生子。六畜饮一合，当时死，人亦然。凡疮有血者，不可涂之。（藏器）

痰厥不省，灌之取吐，良。（时珍）

腊雪

宋《嘉祐》

释名 〔时珍曰〕按刘熙《释名》云：雪，洗也。洗除瘴疠虫蝗也。凡花五出，雪花六出，阴之成数也。冬至后第三戊为腊，腊前三雪，大宜菜麦，又杀虫蝗。腊雪密封阴处，数十年亦不坏；用水浸五谷种，则耐旱不生虫；洒几席间，则蝇自去；淹藏一切果食，不蛀蠹，岂非除虫蝗之验乎。

【气味】甘，冷，无毒。

【主治】解一切毒，治天行时气温疫，小儿热痫狂啼，大人丹石发动，酒后暴热，黄疸，仍小温服之。（藏器）

洗目，退赤。（张从正）

煎茶煮粥，解热止渴。（吴瑞）

宜煎伤寒火暍之药，抹痱亦良。（时珍）

火部

李时珍曰：水火所以养民，而民赖以生者也。本草医方，皆知辨水而不知辨火，诚缺文哉。火者，南方之行，其文横则为☲卦，直则为火字，炎上之象也。其气行于天，藏于地，而用于人。太古燧人氏上观下察，钻木取火，教民熟食，使无腹疾。周官司烜氏以燧取明火于日，鉴取明水于月，以供祭祀。司爟氏掌火之政令，四时变国火以救时疾。《曲礼》云：圣王用水火金木，饮食必时。则古先圣王之于火政，天人之间，用心亦切矣，而后世慢之何哉？

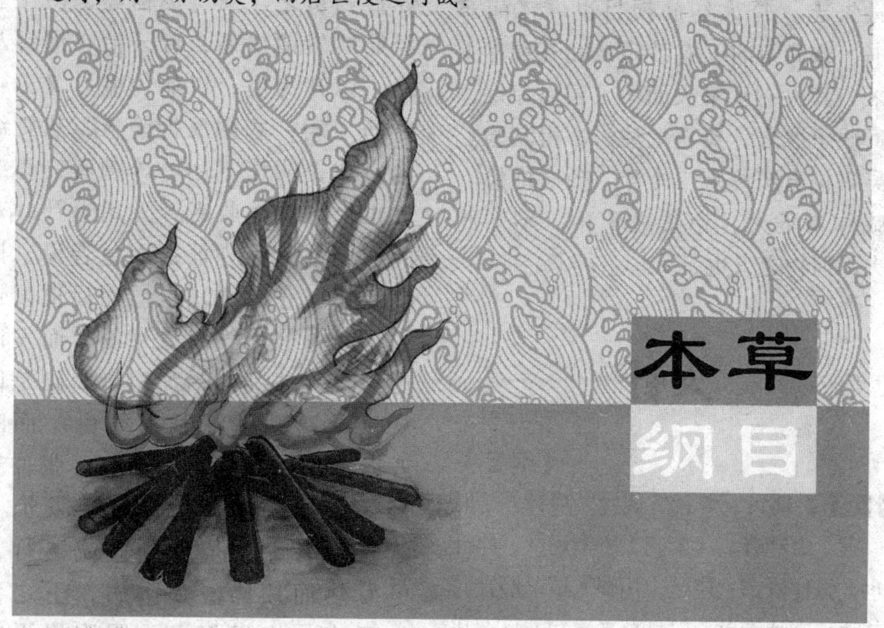

艾火

《纲目》

【主治】灸百病。若灸诸风冷疾，入硫黄末少许，尤良。（时珍）

【发明】〔时珍曰〕凡灸艾火者，宜用阳燧、火珠承日，取太阳真火。其次则钻槐取火，为良。若急卒难备，即用真麻油灯，或蜡烛火，以艾茎烧点于炷，滋润灸疮，至愈不痛也。其戛金、击石、钻燧八木之火，皆不可用。邵子云：火无体，因物以为体，金石之火，烈于草木之火，是矣。八木者，松火难瘥，柏火伤神多汗，桑火伤肌肉，柘火伤气脉，枣火伤内吐血，橘火伤营卫经络，榆火伤骨失志，竹火伤筋损目也。《南齐书》载武帝时，有沙门从北齐赍赤火来，其火赤于常火而小，云以疗疾，贵贱争取之，灸至七炷，多得其验。吴兴杨道庆虚疾二十年，灸之即瘥。咸称为圣火，诏禁之不止。不知此火，何物之火也。

火针

《纲目》

释名 燔针、焠针、烧针、煨针。〔时珍曰〕火针者，《素问》所谓燔针、焠针也，张仲景谓之烧针，川蜀人谓之煨针。其法：麻油满盏，以灯草二七茎点灯，将针频涂麻油，灯上烧令通赤用之。不赤或冷，则反损人，且不能去病也。其针须用火箸铁造之为佳。点穴墨记要明白，差则无功。

【主治】风寒筋急挛引痹痛，或瘫缓不仁者，针下疾出，急按孔穴则疼止，不按则疼甚。癥块结积冷病者，针下慢出，仍转动，以发出污浊。痈疽发背有脓无头者，针令脓溃，勿按孔穴。凡用火针，太深则伤经络，太浅则不能去病，要在消息得中。针后发热恶寒，此为中病。凡面上及夏月湿热在两脚时，皆不可用此。（时珍）

【发明】〔时珍曰〕《素问》云：病在筋，调之筋，燔针劫刺其下，及筋急者。病在骨，调之骨，焠针药熨之。又《灵枢经》叙十二经筋所发诸痹痛，皆云治在燔针劫刺，以知为度，以痛为输。又云：经筋之病，寒则反折筋急，热则纵弛不收，阴痿不用。焠刺者，焠寒急也。纵缓不收者，无用燔针。观此，则燔针乃为筋寒而急者设，以热治寒，正治之法也。而后世以针积块，亦假火气以散寒涸，而发出污浊也。或又以治痈疽者，则是以从治之法，溃泄其毒气也。而昧者以治伤寒热病，则非矣。张仲景云：太阳伤寒，加温针必发惊。营气微者，加烧针则血流不行，更发热而烦躁。太阳病，下之，心下痞。表里俱虚，阴阳俱竭，复加烧针，胸烦、面色青黄、肤润者，难治。此皆用针者不知往哲设针之理，而谬用以致害人也。又凡肝虚目昏多泪，或风赤，及生翳膜顽厚，或病后生白膜失明，或五脏虚劳风热，上冲于目生翳，并宜熨烙之法。盖气血得温则宣流，得寒则凝涩故也。其法用平头针如翳大小，烧赤，轻轻当翳中烙之，烙后翳破，即用除翳药敷点。

炭火

《纲目》

集解 〔时珍曰〕烧木为炭。木久则腐，而炭入土不腐者，木有生性，炭无生性也。葬家用炭，能使虫蚁不入，竹木之根自回，亦缘其无生性耳。古者冬至、夏至前二日，垂土炭于衡两端，轻重令匀，阴气至则土重，阳气至则炭重也。

【主治】栎炭火，宜煅炼一切金石药。烰炭火，宜烹煎焙炙百药丸散。（时珍）

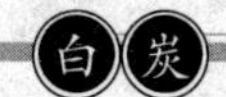

【主治】误吞金银铜铁在腹，烧红，急为末，煎汤呷之；甚者，刮末三钱，井水调服，未效再服。又解水银、轻粉毒。带火炭纳水底，能取水银出也。上立炭带之，辟邪恶鬼气。除夜立之户内，亦辟邪恶。（时珍）

附方

卒然咽噎。炭末蜜丸，含咽。（《千金方》）

白虎风痛（日夜走注，百节如啮）。炭灰五升，蚯蚓屎一升，红花七捻，和熬。以醋拌之，用故布包二包，更互熨痛处，取效。（《圣惠方》）

久近肠风（下血）。用羊胫紧炭三钱，枳壳（烧存性）五钱，为末。每服三钱，五更米饮下一服，天明再服，当日见效。忌油腻毒物。（《普济方》）

汤火灼疮。炭末，香油调涂。（《济急方》）

阴囊湿痒。麸炭、紫苏叶末，扑之。（《经验方》）

桑柴火

《纲目》

【主治】痈疽发背不起，瘀肉不腐，及阴疮瘰疬流注，臁疮顽疮，然火吹灭，日炙二次，未溃拔毒止痛，已溃补接阳气，去腐生肌。凡一切补药诸膏，宜此火煎之。但不可点艾，伤肌。（时珍）

【发明】〔震亨曰〕火以畅达拔引郁毒，此从治之法也。

〔时珍曰〕桑木能利关节，养津液。得火则拔引毒气，而祛逐风寒，所以能去腐生新。《抱朴子》云：一切仙药，不得桑煎不服。桑乃箕星之精，能助药力，除风寒痹诸痛，久服终身不患风疾故也。

〔藏器曰〕桑柴火灸蛇，则足见。

土部

李时珍曰：土者，五行之主，坤之体也。具五色而以黄为正色，具五味而以甘为正味。是以《禹贡》辨九州之土色，《周官》辨十有二壤之土性。盖其为德，至柔而刚，至静有常，兼五行生万物而不与其能，坤之德其至矣哉。在人则脾胃应之，故诸土入药，皆取其裨助戊己之功。

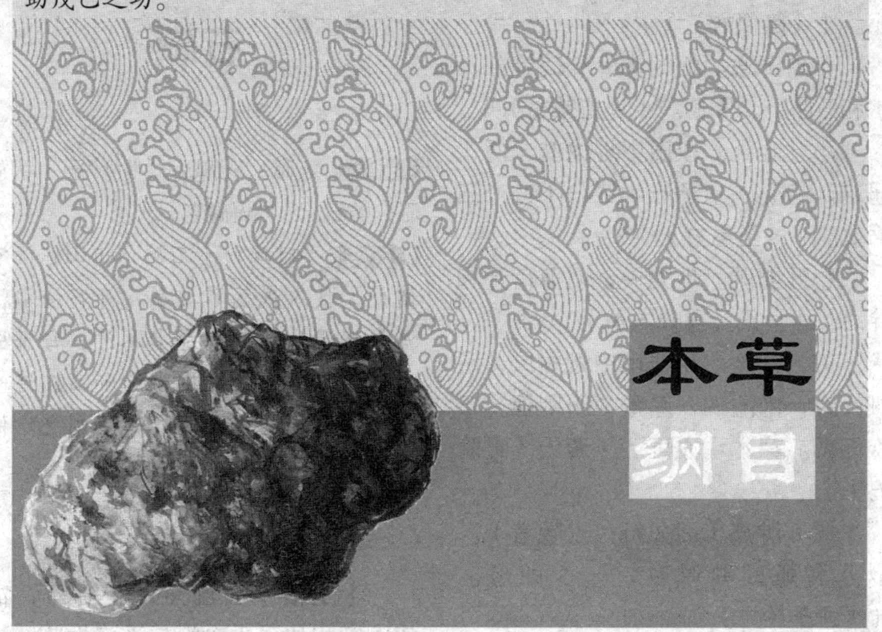

本草纲目

蚯蚓泥

《纲目》

释名 蚓蝼、六一泥。

【气味】甘、酸，寒，无毒。

【主治】赤白久热痢，取一升炒烟尽，沃汁半升，滤净饮之。（藏器）

小儿阴囊忽虚热肿痛，以生甘草汁入轻粉末调涂之。以盐研敷疮，去热毒，及蛇犬伤。（《日华》）

敷狂犬伤，出犬毛，神效。（苏恭）

附方

伤寒谵语。蚯蚓屎，凉水调有服。（《简便方》）

小便不通。蚯蚓粪、朴硝等分，水和敷脐下，即通。（《皆效方》）

小儿吐乳。取田中地龙粪一两，研末，空心以米汤服半钱，不过二三服效。（《圣惠方》）

小儿卵肿。地龙粪，以薄荷汁和涂之。（危氏《得效方》）

妇人吹乳。用韭地中蚯蚓屎，研细筛过，米醋调，厚敷，干则换，三次即愈。凉水调亦可。（蔺氏《经验方》）

脚心肿痛（因久行久立致者）。以水和蚯蚓粪厚敷，一夕即愈。（《永类钤方》）

耳后月蚀。烧蚯蚓粪，猪脂和敷。（《子母秘录》）

聤耳出水（成疮）。蚯蚓粪为末敷之，并吹入。（《千金方》）

咽喉骨哽。五月五日午时韭畦中，面东勿语，取蚯蚓泥收之。每用少许，搽喉外，其骨自消，名六一泥。

蜈蚣螫伤。蚯蚓泥敷之，效。（《集效方》）

反胃转食。地龙粪一两，木香三钱，大黄七钱。为末，每服五钱，无根水调服，忌煎煿酒醋椒姜热物，一二服，其效如神。（邵真人《经验方》）

小儿头热（鼻塞不通）。湿地龙粪捻饼，贴囟上，日数易之。（《圣惠方》）

石碱

《补遗》

释名 灰碱、花碱。〔时珍曰〕状如石，类碱，故亦得碱名。

集解 〔时珍曰〕石碱，出山东济宁诸处。彼人采蒿蓼之属，开窖浸水，漉起晒干烧灰，以原水淋汁，每百引入粉面二三斤，久则凝淀如石，连汁货之四方，浣衣发面，甚获利也。他处以灶灰淋浓汁。亦去垢发面。

【气味】辛、苦，温，微毒。

【主治】去湿热，止心痛，消痰，磨积块，去食滞，洗涤垢腻，量

虚实用，过服损人。（震亨）

杀齿虫，去目翳，治噎膈反胃，同石灰烂肌肉，溃痈疽瘰疬，去瘀血，点痣黡疣赘痔核，神效。（时珍）

附方

消积破气。石碱三钱，山查三两，阿魏五钱，半夏（皂荚水制过）一两，为末，以阿魏化醋煮糊丸服。（《摘玄方》）

一切目疾。白碱（拣去黑碎者），厚纸七层，包挂风处，四十九日取，研极细，日日点之。（《普济方》）

拳毛倒睫。用刀微划动，以药泥眼胞上，睫自起也。石碱一钱，石灰一钱，醋调涂之。（《摘玄方》）

墨

宋《开宝》

释名 乌金、陈玄、玄香、乌玉玦。〔时珍曰〕古者以黑土为墨，故字从黑土。许慎《说文》云：墨，烟煤所成，土之类也，故从黑土。刘熙《释名》云：墨者，晦也。

集解 〔时珍曰〕上墨，以松烟用梣皮汁解胶和造，或加香药等物。今人多以窑突中墨烟，再三以麻油入内，用火烧过造墨，谓之墨烟，墨光虽黑，而非松烟矣，用者详之。

【气味】辛，温，无毒。

【主治】止血，生肌肤，合金疮，治产后血运，崩中卒下血，醋磨服之，又止血痢，及小儿客忤，捣筛温服之。又眯目物芒入目，点摩瞳子上。（《开宝》）

利小便，通月经，治痈肿。（时珍）

附方

吐血不止。金墨磨汁，同莱菔汁饮。或生地黄汁亦可。（《集简方》）

衄血不止（眩冒欲死）。浓墨汁滴入鼻中。（《梅师方》）

热病衄血（出数升者）。取好墨为末，鸡子白丸梧子大。用生地黄汁下一二十丸，少顷再服。仍以葱汁磨墨，滴入鼻内，即止。（《外台秘要》）

大小便血。好墨细末二钱，阿胶化汤调服。热多者尤相宜。（寇氏《本草衍义》）

卒淋不通。好墨（烧）一两，为末。每服一字，温水服之。（《普济方》）

崩中漏下（青黄赤白，使人无子）。好墨一钱，水服，日二服。（《肘后方》）

堕胎血溢（不止）。墨三两（火烧醋淬三次，出火毒），没药一两。为末，每服二钱，醋汤下。（《普济方》）

胞衣不出（痛引腰脊）。好墨，温酒服二钱。（《肘后方》）

金石部

李时珍曰：石者，气之核，土之骨也。大则为岩岩，细则为砂尘。其精为金为玉，其毒为礜为砒。气之凝也，则结而为丹青；气之化也，则液而为矾汞。其变也：或自柔而刚，乳卤成石是也；或自动而静，草木成石是也；飞走含灵之为石，自有情而之无情也；雷震星陨之为石，自无形而成有形也。大块资生，鸿钧炉鞴，金石虽若顽物，而造化无穷焉。身家攸赖，财剂卫养，金石虽曰死瑶，而利用无穷焉。是以《禹贡》《周官》列其土产，农经、轩典详其性功，亦良相、良医之所当注意者也。

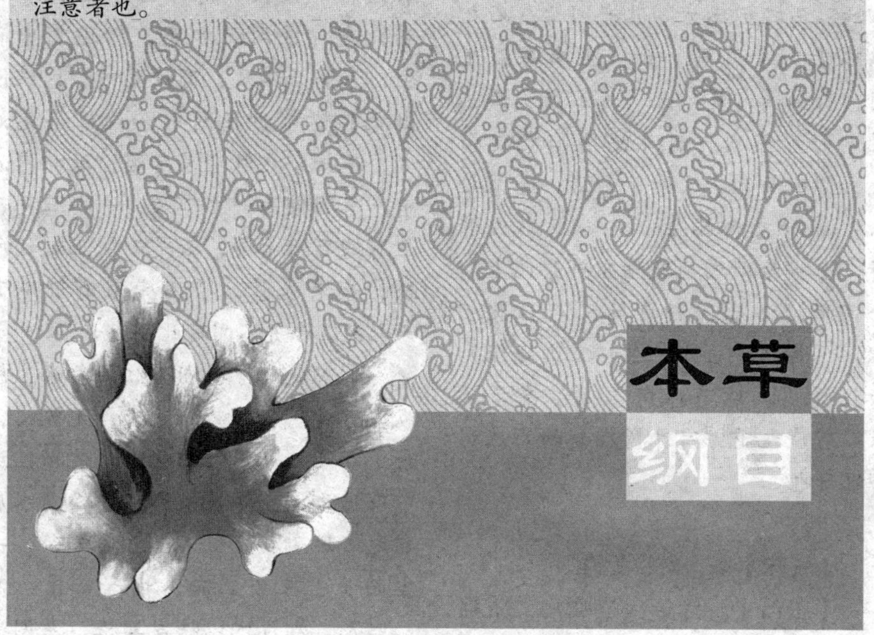

青琅玕

《本经》下品

释名 石阑干、石珠、青珠。〔时珍曰〕琅玕，象其声也。可碾为珠，故得珠名。

集解 〔别录曰〕青琅玕生蜀郡平泽，采无时。

〔弘景曰〕此《蜀都赋》所称青珠、黄环者也。琅玕亦是昆仑山上树名，又《九真经》中大丹名。

〔藏器曰〕石阑干生大海底，高尺余，如树，有根茎，茎上有孔，如物点之。渔人以网罾得之，初从水出微红，后渐青。

〔时珍曰〕按许慎《说文》云：琅玕，石之似玉者。孔安国云：石之似珠者。《总龟》云：生南海石崖间，状如笋，质似玉。《玉册》云：生南海崖石内，自然感阴阳之气而成，似珠而赤。《列子》云：蓬莱之山，珠玕之树丛生。……在山为琅玕，在水为珊瑚，珊瑚亦有碧色者。今回回地方出一种青珠，与碧靛相似，恐是琅玕所作者也。《山海经》云：开明山北有珠树。《淮南子》云：曾城九重，有珠树在其西。珠树即琅玕也。

【气味】辛，平，无毒。

【主治】身痒，火疮痈疡，疥瘙死肌。（《本经》）

白秃，浸淫在皮肤中，煮炼服之，起阴气，可化为丹。（《别录》）

疗手足逆胪。（弘景）

石阑干主石淋、破血、产后恶血，磨服，或煮服，亦火烧投酒中服。（藏器）

珊瑚

《唐本草》

释名 钵摆娑福罗。

集解 〔恭曰〕珊瑚生南海，又从波斯国及师子国来。

〔颂曰〕今广州亦有，云生海底，作枝柯状，明润如红玉，中多有孔，亦有无孔者，枝柯多者更难得，采无时。谨按《海中经》云：取珊瑚，先作铁网沉水底，珊瑚贯中而生，岁高三二尺，有枝无叶，因绞网出之，皆摧折在网中，故难得完好者。不知今之取者果尔否？汉积翠池中，有珊瑚高一丈二尺，一本三柯，上有四百六十条，云是南越王赵佗所献，夜有光景。晋石崇家有珊瑚高六七尺。今并不闻有此高大者。

〔宗奭曰〕珊瑚有红油色者，细纵文可爱。有如铅丹色者，无纵文，为下品。入药用红油色者。波斯国海中有珊瑚洲，海人乘大舶堕铁网水底取之。珊瑚初生磐石上，白如菌，一岁而黄，三岁变赤，枝干交错，高三四尺。人没水以铁发其根，系网舶上，绞而出之，失时不取则腐蠹。

〔时珍曰〕珊瑚生海底，五七株成林，谓之珊瑚林。居水中直而软，见风日则曲而硬，变红色者为上，汉赵佗谓之火树是也。亦有黑色者，不佳，碧色者亦良。昔人谓碧者为青琅玕，俱可作珠。许慎《说文》云：珊瑚色赤，或生于海，或生于山。据此说，则生于海者为珊瑚，生于山者为琅玕，尤可征矣。

【气味】甘，平，无毒。

【主治】去目中翳，消宿血。为末吹鼻，止鼻衄。（《唐本》）

明目镇心，止惊痫。（《大明》）

点眼，去飞丝。（时珍）

【发明】〔藏器曰〕珊瑚刺之，汁流如血，以金投之为丸，名金浆，以玉投之为玉髓，久服长生。

附方

小儿麸翳。未坚，不可乱药，宜以珊瑚研如粉，日少少点之，三日愈。（钱相公《箧中方》）

丹砂

《本经》上品

释名 朱砂。〔时珍曰〕丹乃石名，其字从井中一点，象丹在井中之形，义出许慎《说文》。后人以丹为朱色之名，故呼朱砂。

集解 〔时珍曰〕丹砂以辰、锦者为最。麻阳即古锦州地。佳者为箭镞砂，结不实者为肺砂，细者为末砂。色紫不染纸者为旧坑砂，为上品；色鲜染纸者为新坑砂，次之。

【气味】甘，微寒，无毒。

【主治】身体五脏百病，养精神，安魂魄，益气明目，杀精魅邪恶鬼。久服通神明不老。能化为汞。（《本经》）

通血脉，止烦满消渴，益精神，悦泽人面，除中恶腹痛，毒气疥瘘诸疮。轻身神仙。（《别录》）

【发明】〔时珍曰〕丹砂生于炎方，禀离火之气而成，体阳而性阴，故外显丹色而内含真汞。其气不热而寒，离中有阴也。其味不苦而甘，火中有土也。是以同远志、龙骨之类，则养心气；同当归、丹参之类，则养心血；同枸杞、地黄之类，则养肾；同厚朴、川椒之类，则养脾；同南星、川乌之类，则祛风。可以明目，可以安胎，可以解毒，可以发汗，随佐使而见功，无所往而不可。夏子益《奇疾方》云：凡人自觉本形作两人，并行并卧，不辨真假者，离魂病也。用辰砂、人参、茯苓，浓煎日饮，真者气爽，假者化也。《类编》云：钱丕少卿夜多噩梦，通宵不寐，自虑非吉。遇邓州推官胡用之曰：昔常如此。有道士教戴辰砂如箭镞者，涉旬即验，四五年不复有梦。因解髻中一绛囊遗之。即夕无梦，神魂安静。道书谓丹砂辟恶安魂，观此二事可征矣。

〔颂曰〕郑康成注《周礼》，以丹砂、石胆、雄黄、礜石、磁石为五毒。古人唯以攻疮疡，而《本经》以丹砂为无毒，故多炼治服食，鲜有不为药患者，岂五毒之说胜乎？当以为戒。

〔宗奭曰〕朱砂镇养心神，但宜生使。若炼服，少有不作疾者。一医疾，服伏火者数粒，一旦大热，数夕而毙。沈存中云：表兄李善胜炼朱砂为丹，岁余，沐浴再入鼎，误遗一块。其徒丸服之，遂发懵冒，一夕而毙。夫生朱砂，初生小儿便可服；因火力所变，遂能杀人，不可不谨。

〔时珍曰〕叶石林《避暑录》载：林彦振、谢任伯皆服伏火丹砂，俱病脑疽死。张杲《医说》载：张慤服食丹砂，病中消数年，发鬓疽而死。皆可为服丹之戒。而周密《野语》载：临川周推官平生孱弱，多服丹砂、乌、附药，晚年发背疽。医悉归罪丹石，服解毒药不效。疡医老祝诊脉曰：此乃极阴证，正当多服伏火丹砂及三建汤。乃用小剂试之，复作大剂，三日后用膏敷贴，半月而疮平，凡服三建汤一百五十服。此又与前诸说异。盖人之脏腑禀受万殊，在智者辨其阴阳脉证，不以先入为主。非妙入精微者，不能企此。

附方

明目轻身。去三尸，除疮癞。美酒五升，浸朱砂五两，五宿，日干研末，蜜丸小豆大。每服二十丸，白汤下，久服见效。（《卫生易简方》）

神注丹方。白茯苓四两（糯米酒煮，软竹刀切片，阴干为末），入朱砂末二钱，以乳香水打糊丸梧子大，朱砂末二钱为衣。阳日二丸，阴日一丸。要秘精，新汲水下；要逆气过精，温酒下。并空心。（王好古《医垒元戎》）

乌髭变白。小雌鸡二只，只与乌油麻一件同水饲之。放卵时，收取先放者打窍，以朱砂末填入糊定，同众卵抱出鸡取出，其药自然结实，研粉，蒸饼和丸绿豆大。每酒下五七丸。不唯变白，亦且愈疾。（张潞方）

小儿初生（六日，解胎毒，温肠胃，壮气血）。朱砂豆大，细研，蜜一枣大，调与吮之，一日令尽。（姚和众《至宝方》）

小儿惊热（夜卧多啼）。朱砂半两，牛黄一分，为末。每服一字，犀角磨水调下。（《普济方》）

惊忤不语（打扑惊忤，血入心窍，不能言语）。朱砂为末，以雄猪心血和，丸麻子大。每枣汤下七丸。（《直指方》）

产后癫狂（败血及邪气入心，如见祟物，颠狂）。用大辰砂一二钱，研细飞过，用饮儿乳汁三四茶匙调湿，以紫项地龙一条入药，滚三滚，刮净，去地龙不用，入无灰酒一盏，分作三四次服。（何氏方）

心虚遗精。猪心一个，批片相连，以飞过朱砂末掺入，线缚，白水

煮熟食之。（唐瑶《经验方》）

男妇心痛。朱砂、明矾（枯）等分，为末。沸汤调服。（《摘玄方》）

诸般吐血。朱砂、蛤粉等分，为末。酒服二钱。又方：丹砂半两，金箔四片，蚯蚓三条。同研，丸小豆大。每冷酒下二丸。（《圣济录》）

妊妇胎动。朱砂末一钱，和鸡子白三枚，搅匀顿服。胎死即出，未死即安。（《普济方》）

目生障翳。生辰砂一块，日日擦之，自退。王居云病此，用之如故。（《普济方》）

目生弩肉（及珠管）。真丹、贝母等分，为末。点注，日三四度。（《肘后方》）

木蛭疮毒。南方多雨，有物曰木蛭，大类鼻涕，生于古木之上，闻人气则闪闪而动。人过其下，堕人体间，即立成疮，久则遍体。唯以朱砂、麝香涂之，即愈。（张杲《医说》）

雄黄

《本经》中品

释名 黄金石、石黄、熏黄。〔普曰〕雄黄生山之阳，是丹之雄，所以名雄黄也。

集解 〔《别录》曰〕雄黄生武都山谷、敦煌山之阳，采无时。

〔时珍曰〕武都水窟雄黄，北人以充丹砂，但研细色带黄耳。《丹房镜源》云：雄黄千年化为黄金。武都者上，西番次之。铁色者上，鸡冠次之。

【气味】苦，平、寒，有毒。

【主治】寒热，鼠瘘恶疮，疽痔死肌，杀精物恶鬼邪气百虫毒，胜五兵。炼食之，轻身神仙。（《本经》）

疗疥虫䘌疮，目痛，鼻中瘜肉，及绝筋破骨，百节中大风，积聚癖气，中恶腹痛鬼疰，杀诸蛇虺毒，解藜芦毒，悦泽人面。饵服之者，皆飞入脑中，胜鬼神，延年益寿，保中不饥。得铜可作金。（《别录》）

主疥癣风邪，癫痫岚瘴，一切虫兽伤。（《大明》）

搜肝气，泻肝风，消涎积。（好古）

治疟疾寒热，伏暑泄痢，酒饮成癖，惊痫，头风眩晕，化腹中瘀血，杀劳虫疳虫。（时珍）

【发明】〔权曰〕雄黄能杀百毒，辟百邪，杀蛊毒。人佩之，鬼神不敢近；入山林，虎狼伏；涉川水，毒物不敢伤。

〔《抱朴子》曰〕带雄黄入山林，即不畏蛇。若蛇中人，以少许敷之，登时愈。吴楚之地，暑湿郁蒸，多毒虫及射工、沙虱之类，但以雄黄、大蒜等分，合捣一丸佩之。或已中者，涂之亦良。

〔宗奭曰〕焚之，蛇皆远去。治蛇咬方，见五灵脂下。《唐书》云：甄立言究习方书，为太常丞。有尼年六十余，患心腹鼓胀，身体羸瘦，已二年。立言诊之，曰：腹内有虫，当是误食发而然。令饵雄黄一剂，须臾吐出一蛇，如拇指，无目，烧之犹有发气，乃愈。又《明皇杂录》云：有黄门奉使交广回。太医周顾曰：此人腹中有蛟龙。上惊问黄门有疾否？曰：臣驰马大庾岭，热困且渴，遂饮涧水，竟腹中坚痞如石。周遂以消石、雄黄煮服之。立吐一物，长数寸，大如指，视之鳞甲皆具。此皆杀蛊毒之验也。

〔颂曰〕雄黄治疮疡尚矣。《周礼》：疡医，疗疡以五毒攻之。郑康成注云：今医方有五毒之药，作之，合黄堥，置石胆、丹砂、雄黄、礜石、磁石其中，烧之三日三夜，其烟上着，鸡羽扫取以注疮，恶肉破骨则尽出也。

〔时珍曰〕五毒药。范汪《东阳方》变为飞黄散，治缓疽恶疮，蚀恶肉。其法取瓦盆一个，安雌黄于中，丹砂居南。磁石居北，曾青居东，白石英居西，礜石居上，石膏次之，钟乳居下，雄黄覆之，云母布于下，各二两末。以一盆盖之，羊毛泥固济，作三隅灶，以陈苇烧一日，取其飞黄用之。夫雄黄乃治疮杀毒要药也，而入肝经气分，故肝风肝气、惊痫痰涎、头痛眩晕、暑疟泄痢、积聚诸病，用之有殊功。又能化血为水。而方士乃炼治服饵，神异其说，被其毒者多矣。按洪迈《夷坚志》云：虞雍公允文感暑痢，连月不瘥。忽梦至一处，见一人如仙官，延之坐。壁间有药方，其辞云：暑毒在脾，湿气连脚；不泄则痢，不痢则疟。独炼雄黄，蒸饼和药；别作治疗，医家大错。公依方。用雄黄水飞九度，竹筒盛，蒸七次，研末，蒸饼和丸梧子大。每甘草汤下七丸，日三服。果愈。

附方

小儿诸痫。雄黄、朱砂等分，为末。每服一钱，猪心血入齑水调下。（《直指方》）

骨蒸发热。雄黄末一两，入小便一升，研如粉。乃取黄理石一枚（方圆一尺者），炭火烧之三食顷，浓淋汁于石上。置薄毡于上，患人脱衣坐之，衣被围住，勿令泄气，三五度瘥。（《外台秘要》）

偏头风病。至灵散：用雄黄、细辛等分，为末。每以一字吹鼻，左痛吹右，右痛吹左。（《博济方》）

腹胁痞块。雄黄一两，白矾一两，为末。面糊调膏摊贴，即见功效。未效再贴，待大便数百斤之状乃愈，秘方也。（《集玄方》）

饮酒成癖。酒症丸：治饮酒过度，头旋恶心呕吐，及酒积停于胃间，遇饮即吐，久而成癖。雄黄（皂角子大）六个，巴豆（连皮油）十五个，蝎梢十五个。同研，入白面五两半，滴水丸豌豆大，将干，入麸内炒

香。将一粒放水试之，浮则取起收之。每服二丸，温酒下。（《和剂局方》）

小腹痛满（不得小便）。雄黄末，蜜丸，塞阴孔中。（《伤寒类要》）

阴肿如斗（痛不可忍）。雄黄、矾石各二两，甘草一尺，水五升，煮二升，浸之。(《肘后方》)

中饮食毒。雄黄、青黛等分，为末。每服二钱。新汲水下。（邓笔峰方）

中风舌强。正舌散：用雄黄、荆芥穗等分，为末。豆淋酒服二钱。（《卫生宝鉴》）

破伤中风。雄黄、白芷等分。为末。酒煎灌之，即苏。（邵真人《经验方》）

雌黄

《本经》中品

释名　〔时珍曰〕生山之阴，故曰雌黄。《土宿本草》云：阳气未足者为雌，已足者为雄，相距五百年而结为石。造化有夫妇之道，故曰雌雄。

集解　〔《别录》曰〕雌黄生武都山谷，与雄黄同山生。其阴山有金，金精熏则生雌黄。采无时。

〔弘景曰〕今雌黄出武都仇池者，谓之武都仇池黄，色小赤。出扶南林邑者，谓之昆仑黄，色如金，而似云母甲错，画家所重。既有雌雄之名，又同山之阴阳，合药便当以武都为胜。《仙经》无单服法，唯以合丹砂、雄黄飞炼为丹尔。金精是雌黄，铜精是空青，而服空青反胜于雌黄，其义难了。

〔时珍曰〕按独孤滔《丹房镜源》云：背阴者，雌黄也。淄成者，即黑色轻干，如焦锡块。臭黄作者，硬而无衣。试法：但于甲上磨之，上色者好。又烧熨斗底，以雌划之，如赤黄线一道者好。舶上来如噀血者上，湘南者次之，青者尤佳。叶子者为上，造化黄金非此不成。亦能柔五金，干汞，转硫黄，伏粉霜。又云：雄黄变铁，雌黄变锡。

【气味】辛，平，有毒。

【主治】恶疮头秃痂疥，杀毒虫虱身痒邪气诸毒。炼之久服，轻身增年不老。（《本经》）

蚀鼻内瘜肉，下部䘌疮，身面白驳，散皮肤死肌，及恍惚邪气，杀蜂蛇毒。久服令人脑满。（《别录》）

治冷痰劳嗽，血气虫积，心腹痛，癫痫，解毒。（时珍）

【发明】〔保昇曰〕雌黄法土，故色黄而主脾。

〔时珍曰〕雌黄、雄黄同产，但以山阳山阴受气不同分别。故服食家重雄黄，取其得纯阳之精也；雌黄则兼有阴气故尔。若夫治病，则二黄之功亦仿佛，大要皆取其温中、搜肝杀虫、解毒祛邪焉尔。

附方

反胃吐食。雌黄一分，甘草生半分，为末，饭丸梧子大。以五叶草、糯米煎汤，每服四丸。（《圣济录》）

心痛吐水（不下饮食，发止不定）。雌黄二两，醋二斤，慢火煎成膏，用干蒸饼和丸梧子大，每服七丸，姜汤下。（《圣惠方》）

妇人久冷(血气攻心，痛不止)。以叶子雌黄二两，细研，醋一升，煎浓，和丸小豆大，每服十五丸，醋汤下。（《圣惠方》）

肾消尿数。干姜半两，以盐四钱（炒黄成颗），雌黄一两半。为末，蒸饼和丸绿豆大。每服十丸至三十丸，空心盐汤下。（《圣济录》）

石胆

《本经》上品

释名 胆矾、黑石、毕石、君石、铜勒、立制石。〔时珍曰〕胆以色味命名，俗因其似矾，呼为胆矾。

集解 〔《别录》曰〕石胆生秦州羌道山谷大石间，或羌里句青山。二月庚子、辛丑日采。其为石也，青色多白文，易破，状似空青。能化铁为铜，合成金银。

〔弘景曰〕《仙经》时用，俗方甚少，此药殆绝。今人时有采者，其色青绿，状如琉璃而有白文，易破折。梁州、信都无复有，俗乃以青色矾当之，殊无仿佛。

〔时珍曰〕石胆出蒲州山穴中，鸭觜色者为上，俗呼胆矾；出羌里者，色少黑次之；信州者又次之。此物乃生于石，其经煎炼者，即多伪也。但以火烧之成汁者，必伪也。涂于铁及铜上烧之红者，真也。又以铜器盛水，投少许入中，及不青碧，数日不异者，真也。《玉洞要诀》云：石胆，阳石也。出嵩岳及蒲州中条山。禀灵石异气，形如瑟瑟，其性流通，精感入石，能化五金，变化无穷。沈括《笔谈》载：铅山有苦泉，流为涧，挹水熬之，则成胆矾。所熬之釜，久亦化为铜也。此乃煎熬作伪，非真石胆也，不可入药。

【气味】酸、辛，寒，有毒。

【主治】明目目痛，金疮诸痫痉，女子阴蚀痛，石淋寒热，崩中下血，诸邪毒气，令人有子。炼饵服之，不老。久服，增寿神仙。（《本经》）

散癥积，咳逆上气，及鼠瘘恶疮。（《别录》）

治虫牙，鼻内息肉。（《大明》）

带下赤白，面黄，女子脏急。（苏恭）

入吐风痰药最快。（苏颂）

【发明】〔时珍曰〕石胆气寒，味酸而辛，入少阳胆经。其性收敛上行，能涌风热痰涎，发散风木相火，又能杀虫，故治咽喉口齿疮毒，有奇功也。周密《齐东野语》云：密过南浦，有老医授治喉痹极速垂死方，用真鸭觜胆矾末，醋调灌之，大吐胶痰数升，即瘥。临汀一老兵妻苦此，绝水粒三日矣，如法用之即瘥。屡用无不立验，神方也。

附方

老小风痰。胆矾末一钱（小儿一字），温醋汤调下，立吐出涎，便醒。（谭氏《小儿方》）

女人头晕（天地转动，名曰心眩，非血风也）。胆子矾一两，细研，用胡饼剂子一个，按平一指厚，以篦子勒成骰子，大块勿界断，于瓦上焙干。每服一骰子，为末，灯心竹茹汤调下。（许学士《本事方》）

喉痹喉风。二圣散：用鸭觜胆矾二钱半，白僵蚕（炒）五钱，研。每以少许吹之，吐涎。（《济生方》）

齿痛及落。研细石胆，以人乳和膏擦之，日三四次。止痛，复生齿，百日后复故乃止。每日以新汲水漱净。（王焘《外台秘要》）

口舌生疮（众疗不瘥）。胆矾半两，入银锅内火煅赤，出毒一夜，细研。每以少许敷之，吐出酸涎水，二三次瘥。（《胜金方》）

小儿鼻疳（蚀烂）。胆矾烧烟尽，研末。掺之，一二日愈。（《集简方》）

风眼赤烂。胆矾三钱，烧研，泡汤日洗。（《明目经验方》）

风犬咬毒。胆矾末敷之，立愈。（《济急方》）

一切诸毒。胆子矾末，糯米糊丸鸡头子大，以朱砂为衣，仍以朱砂养之。冷水化一丸服，立愈。（《胜金方》）

腋下胡臭。胆矾半生半熟，入腻粉少许，为末。每用半钱，以自然姜汁调涂，十分热痛乃止。数日一用，以愈为度。（黎居士《简易方》）

赤白癜风。胆矾、牡蛎粉各半两，生研，醋调，摩之。（《圣济录》）

痔疮热肿。鸭觜青胆矾煅研，蜜水调敷，可以消脱。（《直指方》）

杨梅毒疮。醋调胆矾末搽之。痛甚者，加乳香、没药。出恶水，一二上即干。又方：胆矾、白矾、水银各三钱半，研不见星，入香油、津唾各少许，和匀。坐帐内，取药涂两足心，以两手心对足心摩擦，良久再涂再擦，尽即卧。汗出，或大便去垢，口出秽涎为验。每一次，强者用四钱，弱者二钱，连用三日。外服疏风散，并澡洗。（刘氏《经验方》）

石膏

《本经》中品

释名 细理石、寒水石。〔时珍曰〕其文理细密，故名细理石。其性大寒如水，故名寒水石，与凝水石同名异物。

集解 〔《别录》曰〕石膏生齐山山谷及齐卢山、鲁蒙山，采无时。细理白泽者良，黄者令人淋。

〔弘景曰〕二郡之山，即青州、徐州也。今出钱塘县，皆在地中，雨后时时自出，取之如棋子，白澈最佳。彭城者亦好。近道多有而大块，用之不及彼也。《仙经》不须此。

〔恭曰〕石膏、方解石大体相似，而以未破为异。今市人皆以方解代石膏，未见有真石膏也。石膏生于石旁。其方解不因石而生，端然独处，大者如升，小者如拳，或在土中，或生溪水，其上皮随土及水苔色，破之方解，大者方尺。今人以此为石膏，疗风去热虽同，而解肌发汗不如真者。

〔《大明》曰〕石膏通亮，理如云母者上。又名方解石。

〔时珍曰〕石膏有软、硬二种。软石膏，大块生于石中，作层如压扁米糕形，每层厚数寸。硬石膏，作块而生，直理起棱，如马齿坚白，击之则段段横解，光亮如云母、白石英，有墙壁，烧之亦易散，仍硬不作粉。古法唯打碎如豆大，绢包入汤煮之。近人因其性寒，火煅过用，或糖拌炒过，则不妨脾胃。

【气味】辛，微寒，无毒。

【主治】中风寒热，心下逆气惊喘，口干舌焦，不能息，腹中坚痛，除邪鬼，产乳金疮。（《本经》）

除时气头痛身热，三焦大热，皮肤热，肠胃中结气，解肌发汗，止消渴烦逆，腹胀暴气，喘息咽热，亦可作浴汤。（《别录》）

治伤寒头痛如裂，壮热皮如火燥。和葱煎茶，去头痛。（甄权）

治天行热狂，头风旋，下乳，揩齿益齿。（《大明》）

除胃热肺热，散阴邪，缓脾益气。（李杲）

止阳明经头痛，发热恶寒，日晡潮热，大渴引饮，中暑潮热，牙痛。（元素）

附方

热盛喘嗽。石膏二两，甘草（炙）半两，为末。每服三钱，生姜、蜜调下。（《普济方》）

雀目夜昏（百治不效）。石膏末，每服一钱，猪肝一片薄批，掺药在上缠定，沙瓶煮熟，切食之，一日一服。（《明目方》）

小便卒数（非淋，令人瘦）。石膏半斤（捣碎），水一斗，煮五升。每服五合。（《肘后方》）

乳汁不下。石膏三两，水二升，煮三沸。三日饮尽，妙。（《子母秘录》）

食盐

《别录》中品

释名 鹾。〔时珍曰〕盐字像器中煎卤之形。《礼记》：盐曰咸鹾。《尔雅》云：天生曰卤，人生曰盐。许慎《说文》云：盐，咸也。东方谓之斥，西方谓之卤，河东谓之咸。黄帝之臣宿沙氏，初煮海水为盐。《本经》大盐，即今解池颗盐也。《别录》重出食盐，今并为一。方士呼盐为海砂。

集解 〔《别录》曰〕大盐出邯郸及河东池泽。

〔恭曰〕大盐即河东印盐也，人之常食者，形粗于食盐。

〔藏器曰〕四海之内何处无之，唯西南诸夷稍少，人皆烧竹及木盐当之。

〔时珍曰〕盐品甚多：海盐取海卤煎炼而成，今辽冀、山东、两淮、闽浙、广南所出是也。井盐取井卤煎炼而成，今四川、云南所出是也。池盐出河东安邑、西夏灵州，今唯解州种之。疏卤地为畦陇，而堑围之。引清水注入，久则色赤。待夏秋南风大起，则一夜结成，谓之盐南风。如南风不起，则盐失利。亦忌浊水淤淀盐脉也。海丰、深州者，亦引海水入池晒成。并州、河北所出，皆鹻盐也，刮取咸土，煎炼而成。阶、成、凤州所出，皆崖盐也，生于土崖之间，状如白矾，亦名生盐。此五种皆食盐也，上供国课，下济民用。海盐、井盐、鹻盐三者出于人，池盐、崖盐二者出于天。

大盐

【气味】甘、咸，寒，无毒。

【主治】肠胃结热喘逆，胸中病，令人吐。(《本经》)

伤寒寒热，吐胸中痰澼，止心腹卒痛，杀鬼蛊邪疰毒气，下部䘌疮，坚肌骨。(《别录》)

除风邪，吐下恶物，杀虫，去皮肤风毒。调和脏腑，消宿物，令人壮健。(藏器)

助水脏，及霍乱心痛，金疮，明目，止风泪邪气，一切虫伤疮肿火灼疮，长肉补皮肤，通大小便，疗疝气，滋五味。(《大明》)

空心揩齿，吐水洗目，夜见小字。(甄权)

解毒，凉血润燥，定痛止痒，吐一切时气风热、痰饮关格诸病。(时珍)

【发明】〔弘景曰〕五味之中，唯此不可缺。西北方人食不耐咸，而多寿少病好颜色；东南方人食绝欲咸，而少寿多病，便是损人伤肺之效。然以浸鱼肉，则能经久不败，以沾布帛，则易致朽烂，所施各有所宜也。

〔宗奭曰〕《素问》云：咸走血。故东方食鱼盐之人多黑色，走血之验可知。病喘嗽人及水肿者，宜全禁之。北狄用以淹尸，取其不坏也。其烧剥金银熔汁作药，仍须解州大盐为佳。

〔时珍曰〕《洪范》：水曰润下作咸。《素问》曰：水生咸。此盐之根源也。夫水周流于天地之间，润下之性无所不在，其味作咸，凝结为盐，亦无所不在。在人则血脉应之。盐之气味咸腥，人之血亦咸腥。咸走血，血病无多食咸，多食则脉凝泣而变色，从其类也。煎盐者用皂角收之，故盐之味微辛。辛走肺，咸走肾。喘嗽水肿消渴者，盐为大忌。或引痰吐，或泣血脉，或助水邪故也。

然盐为百病之主，百病无不用之。故服补肾药用盐汤者，咸归肾，引药气入本脏也。补心药用炒盐者，心苦虚，以咸补之也。补脾药用炒盐者，虚则补其母，脾乃心之子也。治积聚结核用之者，咸能软坚也。诸痈疽眼目及血病用之者，咸走血也。诸风热病用之者，寒胜热也。大小便病用之者，咸能润下也。骨病齿病用之者，肾主骨，咸入骨也。吐药用之者，咸引水聚也。能收豆腐与此同义。诸蛊及虫伤用之者，取其解毒也。

附方

中恶心痛（或连腰脐）。盐和鸡子大，青布裹，烧赤，纳酒中，顿服。当吐恶物，愈。（甄权《药性论》）

中风腹痛。盐半斤，熬水干，着口中，饮热汤二斤，得吐，愈。（《肘后方》）

脱阳虚证。四肢厥冷，不省人事，或小腹紧痛，冷汗气喘。炒盐熨脐下气海，取暖。（《救急方》）

心腹胀坚（痛闷欲死）。盐五合，水一升，煎服。吐下即定，不吐更服。（《梅师方》）

腹胀气满。黑盐，酒服六铢。（《后魏书》）

酒肉过多（胀满不快）。用盐花搽牙，温水漱下二三次，即如汤沃雪也。（《简便方》）

脚气疼痛。每夜用盐擦腿膝至足甲，淹少时，以热汤泡洗。有一人病此，曾用，验。（《救急方》）

胸中痰饮。伤寒热病疟疾须吐者，并以盐汤吐之。（《外台秘要》）

小便不通。湿纸包白盐，烧过，吹少许入尿孔中，立通。（《普济方》）

漏精白浊。雪白盐一两（并筑紧固济，煅一日，出火毒），白茯苓、山药各一两。为末，枣肉和蜜丸梧子大。每枣汤下三十丸。盖甘以济咸，脾肾两得也。（《直指方》）

饮酒不醉。凡饮酒，先食盐一匕，则后饮必倍。（《肘后方》）

风热牙痛。槐枝煎浓汤二碗，入盐一斤，煮干炒研，日用揩牙，以水洗目。（唐瑶《经验方》）

齿疼出血。每夜盐末厚封龈上，有汁沥尽乃卧。其汁出时，叩齿勿住。不过十夜，疼血皆止。忌猪、鱼、油菜等。极验。（《肘后方》）

朴硝

《本经》上品

释名 硝石朴、盐硝、皮硝。〔志曰〕硝是本体之名，石乃坚白之号，朴者未化之义也。以其芒硝、英硝皆从此出，故曰硝石朴也。

集解 〔时珍曰〕硝有三品：生西蜀者，俗呼川消，最胜；生河东者，俗呼盐消，次之；生河北、青、齐者，俗呼土消。皆生于斥卤之地，彼人刮扫煎汁，经宿结成，状如末盐，犹有沙土猥杂，其色黄白，故《别录》云：朴硝黄者伤人，赤者杀人。须再以水煎化，澄去滓脚，入萝卜数枚同煮熟，去萝卜倾入盆中，经宿则结成白硝，如冰如蜡，故俗呼为盆消。

【气味】苦，寒，无毒。

【主治】百病，除寒热邪气，逐六腑积聚，结固留癖。能化七十二种石。炼饵服之，轻身神仙。（《本经》）

胃中食饮热结，破留血闭绝，停痰痞满，推陈致新。（《别录》）

疗热胀，养胃消谷。（皇甫谧）

治腹胀，大小便不通。女子月候不通。（甄权）

通泄五脏百病及癥结，治天行热疾，头痛，消肿毒，排脓，润毛发。（《大明》）

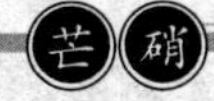

【气味】辛、苦，大寒，无毒。

【主治】五脏积聚，久热胃闭，除邪气，破留血，腹中痰实结搏，通经脉，利大小便及月水，破五淋，推陈致新。（《别录》）

下瘰疬黄疸病，时疾壅热，能散恶血，堕胎。敷漆疮。（甄权）

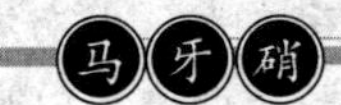

【气味】甘，大寒，无毒。

【主治】除五脏积热伏气。（甄权）

末筛点眼赤，去赤肿障翳涩泪痛，亦入点眼药中用。（《大明》）

功同芒硝。（时珍）

【发明】〔时珍曰〕朴硝澄下，消之粗者也，其质重浊。芒硝、牙硝结于上，消之精者也，其质清明。甜硝、风化硝，则又芒硝、牙硝之去气味而甘缓轻爽者也。故朴硝止可施于卤莽之人，及敷涂之药；若汤散服饵，必须芒硝、牙硝为佳。张仲景《伤寒论》只用芒硝，不用朴硝，正此义也。

附方

骨蒸热病。芒硝末，水服方寸匕，日二服，神良。（《千金方》）

食物过饱（不消，遂成痞膈）。马牙硝一两，吴茱萸半斤，煎汁投硝，乘热服之。良久未转，更进一服，立效。窦群在常州，此方得效也。（《经验方》）

关格不通（大小便闭，胀欲死，两三日则杀人）。芒硝三两，泡汤一升服，取吐即通。（《百一方》）

小便不通。白花散：用芒硝三钱，茴香酒下。（《简要济众方》）

赤眼肿痛。朴硝置豆腐上蒸化，取汁收点。（《简便方》）

风眼赤烂。明净皮硝一盏，水二碗煎化，露一夜，滤净澄清。朝夕洗目。三日其红即消，虽半世者亦愈也。（杨诚《经验方》）

诸眼障翳。牙硝十两，汤泡汁，厚纸滤过，瓦器熬干，置地上一夜，入飞炒黄丹一两，麝香半分，再罗过，入脑子。日点。（《济急仙方》）

牙齿疼痛。皂荚浓浆，同朴硝煎化，淋于石上，待成霜。擦之。（《普济方》）

蓬砂

《日华》

释名 鹏砂、盆砂。〔时珍曰〕名义未解。一作硼砂。或云：炼出盆中结成，为之盆砂，如盆消之义也。

集解 〔时珍曰〕硼砂生西南番，有黄白二种。西者白如明矾，南者黄如桃胶，皆是炼结成，如硇砂之类。西者柔物去垢，杀五金，与消石同功，与砒石相得也。

【气味】苦、辛，暖，无毒。

【主治】消痰止嗽，破癥结喉痹。（《大明》）

上焦痰热，生津液，去口气，消障翳，除噎膈反胃，积块结瘀肉，阴㿉骨哽，恶疮及口齿诸病。（时珍）

【发明】〔颂曰〕今医家用硼砂治咽喉，最为要切。

〔宗奭曰〕含化咽津，治喉中肿痛，膈上痰热，初觉便治，不能成喉痹，亦缓取效可也。

〔时珍曰〕硼砂，味甘微咸而气凉，色白而质轻，故能去胸膈上焦之热。《素问》云：热淫于内，治以咸寒，以甘缓之，是也。其性能柔五金而去垢腻，故治噎膈积聚、骨哽结核、恶肉阴㿉用之者，取其柔物也；治痰热、眼目障翳用之者，取其去垢也。洪迈《夷坚志》云：鄱阳汪友良，因食误吞一骨，哽于咽中，百计不下。恍惚梦一朱衣人曰：唯南蓬砂最妙。遂取一块含化咽汁，脱然而失。此软坚之征也。《日华》言其苦辛暖，误矣。

附方

鼻血不止。硼砂一钱，水服立止。（《集简方》）

咽喉谷贼（肿痛）。蓬砂、牙消等分，为末，蜜和半钱，含咽。（《直指方》）

石硫黄

《本经》中品

释名 硫黄、黄硇砂、黄牙、阳侯、将军。〔时珍曰〕硫黄，秉纯阳火石之精气而结成，性质通流，色赋中黄，故名硫黄。含其猛毒，为七十二石之将，故药品中号为将军。外家谓之阳候，亦曰黄牙，又曰黄硇砂。

集解 〔时珍曰〕凡产石硫黄之处，必有温泉，作硫黄气。《庚辛玉册》云：硫黄有二种：石硫黄，生南海琉球山中；土硫黄，生于广南。以嚼之无声者为佳，舶上倭硫黄亦佳。今人用配消石作烽燧烟火，为军中要物。

【气味】酸，温，有毒。

【主治】妇人阴蚀，疽痔恶血，坚筋骨，除头秃。能化金银铜铁奇物。（《本经》）

疗心腹积聚，邪气冷癖在胁，咳逆上气，脚冷疼弱无力，及鼻衄，恶疮，下部䘌疮，止血，杀疥虫。（《别录》）

治妇人血结。（吴普）

下气，治腰肾久冷，除冷风顽痹，寒热。生用治疥癣，炼服主虚损泄精。（甄权）

壮阳道，补筋骨劳损，风劳气，止嗽，杀脏虫邪魅。（《大明》）

长肌肤，益气力，老人风秘，并宜炼服。（李珣）

主虚寒久痢，滑泄霍乱，补命门不足，阳气暴绝，阴毒伤寒，小儿慢惊。（时珍）

【发明】〔弘景曰〕俗方用治脚弱及痼冷甚效。《仙经》颇用之，所化奇物，并是黄白术及合丹法。

〔颂曰〕古方未有服饵硫黄者。《本经》所用，止于治疮蚀、攻积聚、冷气脚弱等，而近世遂火炼治为常服丸散。观其治炼服食之法，殊无本源，非若乳石之有论议节度。故服之其效虽紧，而其患更速，可不戒之？土硫黄辛热腥臭，止可治疥杀虫，不可服。

〔宗奭曰〕今人治下元虚冷，元气将绝，久患寒泄，脾胃虚弱，垂命欲尽，服之无不效。中病当便已，不可尽剂。世人盖知用而为福，而不知其为祸，此物损益兼行故也。如病势危急，可加丸数服，少则不效，仍加附子、干姜、桂。

〔好古曰〕如太白丹、来复丹，皆用硫黄佐以消石，至阳佐以至阴，与仲景白通汤佐以人尿、猪胆汁大意相同。所以治内伤生冷、外冒暑热、霍乱诸病，能去格拒之寒，兼有伏阳，不得不尔。如无伏阳，只是阴证，更不必以阴药佐之。何也？硫黄亦号将军，功能破邪归正，返滞还清，挺出阳精，消阴化魄。

〔时珍曰〕硫黄秉纯阳之精，赋大热之性，能补命门真火不足，且其性虽热而疏利大肠，又与躁涩者不同，盖亦救危妙药也。但炼制久服，则有偏胜之害。况服食者，又皆假此纵欲，自速其咎，于药何责焉？按孙升《谈圃》云：硫黄，神仙药也。每岁三伏日饵百粒，去脏腑积滞有验。但硫黄伏生于石下，阳气溶液凝结而就，其性大热，火炼服之，多发背疽。方勺《泊宅编》云：金液丹，乃硫黄炼成，纯阳之物，有痼冷者所宜。今夏至人多服之，反为大患。韩退之作文戒服食，而晚年服硫黄而死，可不戒乎？夏英公有冷病，服硫黄、钟乳，莫之纪极，竟以寿终，此其禀受与人异也。洪迈《夷坚志》云：唐与正亦知医，能以意治疾。吴巡检病不得溲，卧则微通，立则不能涓滴，遍用通利药不效。唐问其平日自制黑锡丹常服，因悟曰：此必结砂时，硫飞去，铅不死。铅砂入膀胱，卧则偏重，犹可溲；立则正塞水道，故不通。取金液丹三百粒，分为十服，煎瞿麦汤下。铅得硫气则化，累累水道下，病遂愈。硫之化铅，载在经方，苟无通变，岂能臻妙？《类编》云：仁和县一吏，早衰齿落不已。一道人令以生硫黄入猪脏中煮熟捣丸，或入蒸饼丸梧子大，随意服之。饮啖倍常，步履轻捷，年逾九十，犹康健。后醉食牛血，遂洞泄如金水，尪悴而死。内医官管范云：猪肪能制硫黄，此用猪脏尤妙。王枢使亦常服之。

附方

硫黄杯。此杯配合造化，调理阴阳，夺天地冲和之气，乃水火既济之方。不冷不热，不缓不急，有延年却老之功，脱胎换骨之妙。大能清上实下，升降阴阳。通九窍，杀九虫，除梦泄，悦容颜，解头风，开胸膈，化痰涎，明耳目，润肌肤，添精髓。蠲疝坠。又治妇人血海枯寒、赤白带下。其法用瓷碗以胡桃擦过，用无砂石硫黄生熔成汁，入明矾少许，则尘垢悉浮，以杖掠去，绵滤过，再入碗熔化，倾入杯内，荡成杯，取出，埋土中一夜，木贼打光用之。欲红入朱砂，欲青则入葡萄，研匀同煮成。每用热酒二杯，清早空心温服，则百病皆除，无出此方也。（《惠民和剂局方》）

阴证伤寒（极冷，厥逆烦躁，腹痛无脉，危甚者）。舶上硫黄为末，艾汤服三钱，就得睡汗出而愈。（《本事方》）

元脏冷泄（腹痛虚极）。硫黄一两，黄蜡化丸梧子大。每服五丸，新汲水下。一加青盐二钱，蒸饼和丸，酒下。（《普济方》）

伤暑吐泻。硫黄、滑石等分，为末。每服一钱，米饮下，即止。（《救急良方》）

下痢虚寒。硫黄半两，蓖麻仁七个，为末。填脐中，以衣隔，热汤熨之，止乃已。（《仁存方》）

肾虚头痛。《圣惠方》：用硫黄一两，胡粉为末，饭丸梧子大。痛时冷水服五丸，即止。《本事方》：用硫黄末、食盐等分，水调生面糊丸梧子大。每薄荷茶下五丸。《普济方》：用生硫黄六钱，乌药四钱，为末，蒸饼丸梧子大。每服三五丸，食后茶清下。

小儿口疮（糜烂）。生硫黄水调，涂手心、足心。效即洗去。（危氏《得效方》）

耳卒聋闭。硫黄、雄黄等分，研末。绵裹塞耳，数日即闻人语也。（《千金方》）

诸疮弩肉（如蛇出数寸）。硫黄末一两，肉上薄之，即缩。（《圣惠方》）

痈疽不合。石硫黄粉，以箸蘸插入孔中，以瘥为度。（《外台秘要》）

一切恶疮。真君妙神散：用好硫

黄三两，荞麦粉二两，为末，井水和捏作小饼，日干收之。临用细研，新汲水调敷之。痛者即不痛，不痛则即痛而愈。（《坦仙皆效方》）

疠风有虫。硫黄末酒调少许，饮汁。或加大风子油更好。（《直指方》）

小儿夜啼。硫黄二钱半，铅丹二两，研匀，瓶固煅过，埋土中七日取出，饭丸黍米大。每服二丸，冷水下。（《普济方》）

矾石

《本经》上品

释名 涅石、羽涅、羽泽。煅枯者名巴石，轻白者名柳絮矾。〔时珍曰〕矾者，燔也，燔石而成也。《山海经》云：女床之山，其阴多涅石。郭璞注云：矾石也，楚人名涅石，秦人名为羽涅。

集解 〔《别录》曰〕矾石生河西山谷及陇西武都、石门，采无时。能使铁为铜。

〔时珍曰〕矾石析而辨之，不止于五种也。白矾，方士谓之白君，出晋地者上，青州、吴中者次之。洁白者为雪矾；光明者为明矾，亦名云母矾；文如束针，状如粉扑者，为波斯白矾，并入药为良。黑矾，铅矾也，出晋地，其状如黑泥者，为昆仑矾；其状如赤石脂有金星者，为铁矾；其状如紫石英，火引之成金线，画刀上即紫赤色者，为波斯紫矾，并不入服饵药，唯丹灶及疮家用之。

【气味】酸，寒，无毒。

【主治】寒热，泄痢白沃，阴蚀恶疮，目痛，坚骨齿。炼饵服之，轻身不老增年。（《本经》）

除风去热，消痰止渴，暖水脏，治中风失音。和桃仁、葱汤浴，可出汗。（《大明》）

生含咽津，治急喉痹。疗鼻衄齆鼻鼠漏，瘰疬疥癣。（甄权）

枯矾贴嵌甲，牙缝中血出如衄。（宗奭）

吐下痰涎饮澼，燥湿解毒，追涎，止血定痛，蚀恶肉，生好肉，治痈疽疔肿恶疮，癫痫疸疾，通大小便，口齿眼目诸病，虎犬蛇蝎百虫伤。（时珍）

波斯白矾

【气味】酸、涩，温，无毒。

【主治】赤白漏下阴蚀，泄痢疮疥，解一切虫蛇等毒，去目赤暴肿齿痛，火炼之良。（李珣）

柳絮矾

【气味】同矾石。

【主治】消痰止渴，润心肺。（《大明》）

附方

中风痰厥（四肢不收，气闭膈塞者）。白矾一两，牙皂角五钱，为

末。每服一钱，温水调下，吐痰为度。（陈师古方）

风痰痫病。化痰丸：生白矾一两，细茶五钱，为末，炼蜜丸如梧子大。一岁十丸，茶汤下；大人，五十丸。久服痰自大便中出，断病根。（邓笔峰《杂兴》）

小儿胎寒（躯啼发痫）。白矾煅半日，枣肉丸黍米大。每乳下一丸，愈乃止，去痰良。（《保幼大全》）

牙关紧急（不开者）。白矾、盐花等分搽之，涎出自开。（《集简方》）

走马喉痹。用生白矾末涂于绵针上，按于喉中，立破。绵针者，用榆条，上以绵缠作枣大也。（《儒门事亲》方）

牙齿肿痛。白矾一两，烧灰，大露蜂房一两（微炙）。每用二钱，水煎含漱去涎。（《简要济众方》）

齿龈血出（不止）。矾石一两烧，水三升，煮一升，含漱。（《千金方》）

小儿舌疮（饮乳不得）。白矾和鸡子置醋中，涂儿足底，二七日愈。（《千金方》）

鼻中瘜肉。《千金》：用矾烧末，猪脂和绵裹塞之。数日瘜肉随药出。

眉毛脱落。白矾十两烧研，蒸饼丸梧子大。每空心温水下七丸，日加一丸，至四十九日减一丸，周而复始，以愈为度。（《圣惠方》）

折伤止痛。白矾末一匙，泡汤一碗，帕蘸，乘热熨伤处。少时痛止，然后排整筋骨，点药。（《灵苑方》）

腋下胡臭。矾石绢袋盛之，常粉腋下，甚妙。（许尧臣方）

石钟乳

《本经》上品

释名 公乳、虚中、芦石、鹅管石、夏石、黄石砂。〔时珍曰〕石之津气，钟聚成乳，滴溜成石，故名石钟乳。芦与鹅管，像其空中之状也。

集解 〔《别录》曰〕石钟乳生少室山谷及太山，采无时。

〔普曰〕生太山山谷阴处岸下，溜汁所成，如乳汁，黄白色，空中相通，二月、三月采，阴干。

〔时珍曰〕按：范成大《桂海志》所说甚详明。云桂林接宜、融山洞穴中，钟乳甚多。仰视石脉涌起处，即有乳床，白如玉雪，石液融结成者。乳床下垂，如倒数峰小山，峰端渐锐且长如冰柱，柱端轻薄中空如鹅翎。乳水滴沥不已，且滴且凝，此乳之最精者，以竹管仰承取之。炼治家又以鹅管之端，尤轻明如云母爪甲者为胜。

【气味】甘，温，无毒。

【主治】咳逆上气，明目益精，安五脏，通百节，利九窍，下乳汁。（《本经》）

益气，补虚损，疗脚弱疼冷，下焦伤竭，强阴。久服延年益寿，好颜色，不老，令人有子。不炼服之，令人淋。（《别录》）

主泄精寒嗽，壮元气，益阳事，通声。（甄权）

补五劳七伤。（大明）

补髓，治消渴引饮。（青霞子）

【发明】〔时珍曰〕石钟乳乃阳明经气分药也，其气慓疾，令阳气暴充，饮食倍进，而形体壮盛。昧者得此自庆，益肆淫泆，精气暗损，石气独存，孤阳愈炽。久之营卫不从，发为淋渴，变为痈疽，是果乳石之过耶？抑人之自取耶？凡人阳明气衰，用此合诸药以救其衰，疾平则止，夫何不可？五谷五肉久嗜不已，犹有偏绝之弊，况石药乎？《种树书》云：凡果树，作穴纳钟乳末少许固密，则子多而味美。纳少许于老树根皮间，则树复茂。信然，则钟乳益气、令人有子之说，亦可类推。但恐嗜欲者未获其福，而先受其祸也。然有禀赋异常之人，又不可执一而论。

附方

钟乳酒。安五脏，通百节，利九窍，主风虚，补下膲，益精明目。钟乳（炼成粉）五两，以夹练袋盛之，清酒六升，瓶封，汤内煮减三之二，取出添满，封七日，日饮三合。忌房事、葱、豉、生食、硬食。（《外台秘要》）

钟乳丸。治丈夫衰老，阳绝肢冷，少气减食，腰疼脚痹，下气消食，和中长肌。钟乳粉二两，兔丝子（酒浸，焙）、石斛各一两，吴茱萸（汤泡七次，炒）半两，为末，炼蜜和丸梧子大。每服七丸，空心温酒或米汤下，日二服。服讫行数百步，觉胸口热，稍定即食干饭豆酱。忌食粗臭恶食，及闻尸秽等气。初服七日，勿为阳事，过七日乃可行，不宜伤多。服过半剂，觉有功，乃续服。此曹公卓方也。（《和剂局方》）

一切劳嗽（胸膈痞满）。焚香透膈散：用鹅管石、雄黄、佛耳草、款冬花等分，为末。每用一钱，安香炉上焚之，以筒吸烟入喉中，日二次。（《宣明方》）

肺虚喘急（连绵不息）。生钟乳粉（光明者）五钱，蜡三两化和，饭甑内蒸熟，研丸梧子大。每温水下一丸。（《圣济录》）

吐血损肺。炼成钟乳粉，每服二钱，糯米汤下，立止。（《十便良方》）

大肠冷滑（不止）。钟乳粉一两，肉豆蔻（煨）半两，为末，煮枣肉丸梧子大。每服七十丸，空心米饮下。（《济生方》）

乳汁不通。气少血衰，脉涩不行，故乳少也。炼成钟乳粉二钱，浓煎漏卢汤调下。或与通草等分为末，米饮服方寸匕，日三次。（《千金方》）

石灰

《本经》下品

释名 石垩、垩灰、希灰、锻石、白虎、矿灰。

集解 〔《别录》曰〕石灰生中山川谷。

〔弘景曰〕近山生石，青白色，作灶烧竟，以水沃之，即热蒸而解。俗名石垩。

〔颂曰〕所在近山处皆有之，烧青石为灰也。又名石锻。有风化、水化二种：风化者，取锻了石置风中自解，此为有力；水化者，以水沃之，热蒸而解，其力差劣。

〔时珍曰〕今人作窑烧之，一层柴或煤炭一层在下，上累青石，自下发火，层层自焚而散。入药唯用风化、不夹石者良。

【气味】辛，温，有毒。

【主治】疽汤疥瘙，热气，恶疮癞疾，死肌堕眉，杀痔虫，去黑子瘜肉。（《本经》）

疗髓骨疽。（《别录》）

治病疥，蚀恶肉。止金疮血，甚良。（甄权）

生肌长肉，止血，白癜疬疡，瘢疵痔瘘，瘿赘疣子。妇人粉刺，产后阴不能合。解酒酸，治酒毒，暖水脏，治气。（《大明》）

堕胎。（保昇）

【发明】〔弘景曰〕石灰性至烈，人以度酒饮之，则腹痛下利。古今多以构冢，用捍水而辟虫。故古冢中水洗诸疮，皆即瘥。

〔颂曰〕古方多用合百草团末，治金疮殊胜。今医家或以腊月黄牛胆汁搜和，纳入胆中风干研用，更胜草药者。古方以诸草杂石灰熬煎，点疣痣黑子，丹灶家亦用之。

〔时珍曰〕石灰，止血神品也。但不可着水，着水即烂肉。

附方

风牙肿痛。二年石灰、细辛等分，研。搽即止。（《普济方》）

虫牙作痛。矿灰，砂糖和，塞孔中。（《普济方》）

风虫牙痛。百年陈石灰（为末）四两，蜂蜜三两，拌匀，盐泥固济，火煅一日，研末。擦牙神效。名神仙失笑散。（张三丰方）

干霍乱病。千年石灰，砂糖水调服二钱，或淡醋汤亦可。名落盏汤。（《摘玄方》）

偏坠气痛。陈石灰（炒）、五倍子、山卮子等分，为末，面和醋调，敷之，一夜即消。（《医方摘要》）

产后血渴（不烦者）。新石灰一两，黄丹半钱，渴时浆水调服一钱。名桃花散。（张洁古《活法机要》）

白带白淫。风化石灰一两，白茯苓三两，为末，糊丸梧子大。每服二三十丸，空心米饮下，绝妙。（《集玄方》）

酒积下痢。石灰五两，水和作团，

黄泥包，煅一日夜，去泥为末，醋糊丸梧子大。每服三十丸，姜汤空心下。（《摘玄方》）

虚冷脱肛。石灰烧热，故帛裹坐，冷即易之。（《圣惠方》）

腹胁积块。风化石灰半斤，瓦器炒极热，入大黄末一两，炒红取起，入桂末半两，略烧，入米醋和成膏，摊绢上贴之。内服消块药，甚效。（《丹溪心法》）

疟疾寒热（一日一发或二、三发，或三日一发）。古城石灰二钱，头垢、五灵脂各一钱，研末，饭丸皂子大。每服一丸，五更无根水下，即止。（《集玄方》）

发落不止。乃肺有劳热，瘙痒。用石灰三升（水拌炒焦），酒三斗浸之。每服三合，常令酒气相接，则新发更生，神验。（《千金翼》）

染发乌须。矿灰一两，水化开，七日，用铅粉一两研匀，好醋调搽，油纸包一夜。先以皂角水洗净乃用。（《集玄方》）

面黡疣痣。水调矿灰一盏，好糯米全者，半插灰中，半在灰外，经宿米色变如水精。先以针微拨动，点少许于上，经半日汁出，剔去药，不得着水，二日而愈也。（《集玄方》）

疣痣留赘。石灰一两，用桑灰淋汁熬成膏。刺破点之。（《普济方》）

多年恶疮。多年石灰，研末，鸡子清和成块，煅过再研，姜汁调敷。（《救急方》）

脑上痈疖。石灰入饭内捣烂，合之。（李楼《奇方》）

痔疮有虫。古石灰、川乌头（炮）等分，为末，烧饭丸梧子大。每服二三十丸，白汤下。（《活法机要》）

疥疮有虫。石灰淋汁，洗之数次。（孙真人方）

汤火伤灼。年久石灰敷之。或加油调。（《肘后方》）

磁石

《本经》中品

释名 玄石、处石、熁铁石、吸针石。〔藏器曰〕磁石取铁，如慈母之招子，故名。〔时珍曰〕石之不慈者，不能引铁，谓之玄石，而《别录》复出玄石于后。

集解 〔《别录》曰〕磁石生太山川谷及慈山山阴，有铁处则生其阳。采无时。

〔宗奭曰〕磁石其毛轻紫，石上颇涩，可吸连针铁，俗谓之熁铁石。其玄石，即磁石之黑色者，磁磨铁锋，则能指南，然常偏东，不全南也。其法取新纩中独缕，以半芥子许蜡，缀于针腰，无风处垂之，则针常指南。以针横贯灯心，浮水上，亦指南。然常偏丙位，盖丙为大火，庚辛受其制，物理相感尔。

〔土宿真君曰〕铁受太阳之气，始生之初，石产焉。一百五十年而成磁石，又二百年孕而成铁。

【气味】辛，寒，无毒。

【主治】周痹风湿，肢节中痛，不可持物，洗洗酸痟，除大热烦满及耳聋。（《本经》）

养肾脏，强骨气，益精除烦，通关节，消痈肿鼠瘘，颈核喉痛，小儿惊痫，炼水饮之。亦令人有子。（《别录》）

补男子肾虚风虚。身强，腰中不利，加而用之。（甄权）

治筋骨羸弱，补五劳七伤，眼昏，除烦躁。小儿误吞针铁等，即研细末，以筋肉莫令断，与末同吞，下之。（《大明》）

明目聪耳，止金疮血。（时珍）

【发明】〔宗奭曰〕养肾气，填精髓，肾虚耳聋目昏者皆用之。

〔藏器曰〕重可去怯，磁石、铁粉之类是也。

〔时珍曰〕磁石法水，色黑而入肾，故治肾家诸病而通耳明目。一士子频病目，渐觉昏暗生翳。时珍用东垣羌活胜风汤加减法与服，而以慈朱丸佐之。两月遂如故。盖磁石入肾，镇养真精，使神水不外移；朱砂入心，镇养心血，使邪火不上侵；而佐以神曲，消化滞气，生熟并用，温养脾胃发生之气，乃道家黄婆媒合婴姹之理，制方者宜窥造化之奥乎。方见孙真人《千金方》神曲丸，但云明目，百岁可读细书，而未发出药微义也，孰谓古方不可治今病耶。

附方

耳卒聋闭。熁铁石半钱，入病耳内，铁砂末入不病耳内，自然通透。（《直指方》）

肾虚耳聋。真磁石一豆大，穿山甲（烧存性，研）一字，新绵塞耳内，口含生铁一块，觉耳中如风雨声即通。（《济生方》）

老人耳聋。磁石一斤捣末，水淘去赤汁，绵裹之。猪肾一具，细切。以水五斤煮石，取二斤，入肾，下盐豉作羹食之。米煮粥食亦可。（《养老方》）

老人虚损（风湿，腰肢痹痛）。磁石三十两，白石英二十两，捶碎瓮盛，水二斗浸于露地。每日取水作粥食，经年气力强盛，颜如童子。（《养老方》）

阳事不起。磁石五斤研，清酒渍二七日。每服三合，日三夜一。（《千金》）

金疮血出。磁石末敷之，止痛断血。（《千金方》）

误吞针铁。真磁石枣核大，钻孔线穿吞，拽之立出。（钱相公《箧中方》）

丁肿热毒。磁石末，酢和之，拔根立出。（《外台秘要》）

诸般肿毒。吸铁石三钱，金银藤四两，黄丹八两，香油一斤，如常熬膏，贴之。（《乾坤秘韫》）

石炭

《纲目》

释名 煤炭、石墨、铁炭、乌金石、焦石。〔时珍曰〕石炭即乌金石，上古以书字，谓之石墨，今俗呼为煤炭，煤、墨音相近也。《拾遗记》言焦石如炭，《岭表录》言康州有焦石穴，即此也。

集解 〔时珍曰〕石炭南北诸山产处亦多，昔人不用，故识之者少。今则人以代薪炊爨，煅炼铁石，大为民利。土人皆凿山为穴，横入十余丈取之。有大块如石而光者，有疏散如炭末者，俱作硫黄气，以酒喷之则解。入药用坚块如石者。昔人言夷陵黑土为劫灰者，即此疏散者也。《孝经·援神契》云：王者德至山陵，则出黑丹。《水经》言：石炭可书，燃之难尽，烟气中人。《酉阳杂俎》云：无劳县出石墨，爨之弥年不消。《夷坚志》云：彰德南郭村井中产石墨。宜阳县有石墨山， 阳县有石墨洞。燕之西山，楚之荆州、兴国州，江西之庐山、袁州、丰城、赣州，皆产石炭，可以炊爨。并此石也。又有一种石墨，舐之黏舌，可书字画眉，名画眉石者，即黑石脂也。

【气味】甘、辛，温，有毒。

【主治】妇人血气痛，及诸疮毒，金疮出血，小儿痰痫。（时珍）

附方

误吞金银（及钱，在腹中不下者）。光明石炭一杏核大，硫黄一皂子大，为末，酒下。（《普济方》）

产后儿枕（刺痛）。黑白散：用乌金石（烧酒淬七次）、寒水石（煅为末），等分，每用粥饮服一钱半，即止，未止再服。（洁古《保命集》）

砒石

宋《开宝》

释名 信石、人言。生者名砒黄，炼者名砒霜。〔时珍曰〕砒，性猛如貔，故名。唯出信州，故人呼为信石，而又隐信字为人言。

集解 〔时珍曰〕此乃锡之苗，故新锡器盛酒日久能杀人者，为有砒毒也。生砒黄以赤色者为良，熟砒霜以白色者为良。

【气味】苦，酸，暖，有毒。

【主治】砒黄：治疟疾肾气，带之辟蚤虱。（《大明》）

冷水磨服，解热毒，治痰壅。（陈承）

磨服，治癖积气。（宗奭）

除齁喘积痢，烂肉，蚀瘀腐瘰疬。（时珍）

砒霜：疗诸疟，风痰在胸膈，可作吐药。不可久服，伤人。（《开宝》）

附方

中风痰壅（四肢不收，昏愦若醉）。砒霜如绿豆大，研。新汲水调下少许，以热水投之，大吐即愈。未吐再服。（《圣惠方》）

走马牙疳（恶疮）。砒石、铜绿等分，为末。摊纸上贴之，其效如神。又方：砒霜半两，醋调如糊，碗内盛，待干刮下。用粟米大，绵裹安齿缝，来日取出，有虫自死。久患者，不过三日即愈。（《普济方》）

草部

李时珍曰：天造地化而草木生焉。刚交于柔而成根荄，柔交于刚而成枝干。叶萼属阳，华实属阴。由是草中有木，木中有草。得气之粹者为良，得气之戾者为毒。故有五形焉（金、木、水、火、土）、五气焉（香、臭、臊、腥、膻）、五色焉（青、赤、黄、白、黑）、五味焉（酸、苦、甘、辛、咸）、五性焉（寒、热、温、凉、平）、五用焉（升、降、浮、沉、中）。

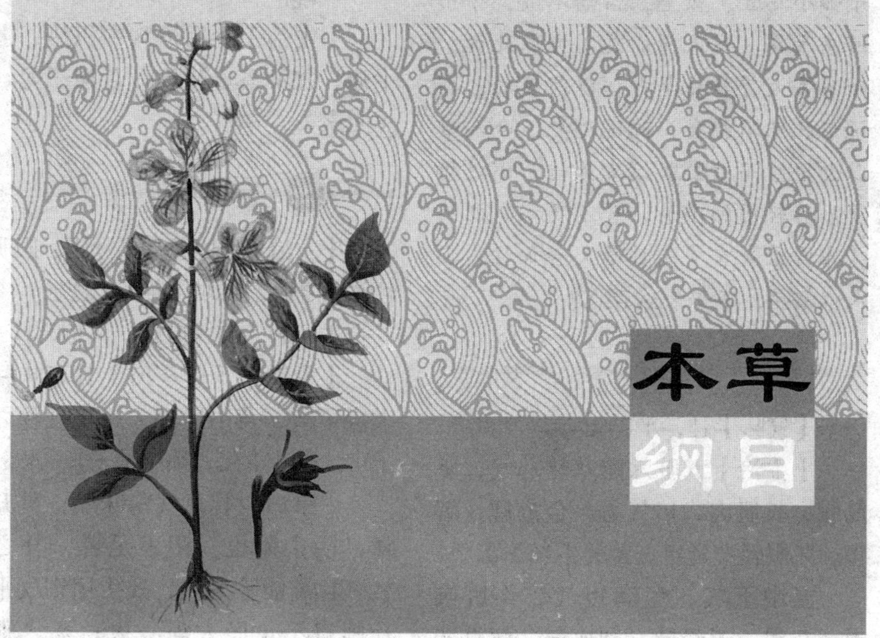

甘草

《本经》上品

释名 蜜甘、国老。〔弘景曰〕国老即帝师之称，虽非君而为君所宗，是以能安和草石而解诸毒也。〔甄权曰〕诸药中甘草为君，治七十二种乳石毒，解一千二百般草木毒，调和众药有功，故有国老之号。

集解 〔李时珍曰〕按沈括《笔谈》云：《本草》注引《尔雅》蘦大苦之注为甘草者，非矣。郭璞之注，乃黄药也，其味极苦，故谓之大苦，非甘草也。甘草枝叶悉如槐，高五六尺，但叶端微尖而糙涩，似有白毛，结角如相思角，作一本生，至熟时角折，子如小扁豆，极坚，齿啮不破，今出河东西界。寇氏《衍义》亦取此说，而不言大苦非甘草也。以理度之，郭说形状殊不相类，沈说近之。今人唯以大径寸而结紧断纹者为佳，谓之粉草。其轻虚细小者，皆不及之。刘绩《霏雪录》言安南甘草大者如柱，土人以架屋，不识果然否也？

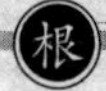

【气味】甘，平，无毒。

【主治】五脏六腑寒热邪气，坚筋骨，长肌肉，倍气力，金疮尰，解毒。久服轻身延年。（《本经》）

温中下气，烦满短气，伤脏咳嗽，止渴，通经脉，利血气，解百药毒，为九土之精，安和七十二种石，一千二百种草。（《别录》）

主腹中冷痛，治惊痫，除腹胀满，补益五脏，养肾气内伤，令人阴不痿，主妇人血沥腰痛，凡虚而多热者加用之。（甄权）

安魂定魄，补五劳七伤，一切虚损，惊悸烦闷健忘，通九窍，利百脉，益精养气，壮筋骨。（《大明》）

生用泻火热，熟用散表寒，去咽痛，除邪热，缓正气，养阴血，补脾胃，润肺。（李杲）

吐肺痿之脓血，消五发之疮疽。（好古）

解小儿胎毒惊痫，降火止痛。（时珍）

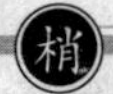

【主治】生用治胸中积热，去茎中痛，加酒煮玄胡索、苦楝子尤妙。（元素）

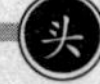

【主治】生用能行足厥阴、阳明二经污浊之血，消肿导毒。（震亨）

主痈肿，宜入吐药。（时珍）

【发明】〔震亨曰〕甘草味甘，大缓诸火，黄中通理，厚德载物之君子也。欲达下焦，须用梢子。

〔杲曰〕甘草气薄味厚，可升可降，阴中阳也。阳不足者，补之以甘。甘温能除大热，故生用则气平，补脾胃不足而大泻心火；炙之则气温，补三焦元气而散表寒，除邪热，去咽痛，缓正气，养阴血。凡心火乘脾，腹中急痛，腹皮急缩者，宜倍用之。其性能缓急，而又协和诸药，使之不争。故热药得之缓其热，寒药得之缓其寒，寒热相杂者用之得其平。

〔时珍曰〕甘草外赤中黄，色兼坤离；味浓气薄，资全土德。协和群品，有元老之功；普治百邪，得王道之化。赞帝力而人不知，敛神功而己不与，可谓药中之良相也。然中满、呕吐、酒客之病，不喜其甘；而大戟、芫花、甘遂、海藻，与之相反。是亦迂缓不可以救昏昧，而君子尝见嫉于宵人之意欤?

〔颂曰〕按孙思邈《千金方》论云：甘草解百药毒，如汤沃雪。有中乌头、巴豆毒，甘草入腹即定，验如反掌。方称大豆汁解百药毒，予每试之不效，加入甘草为甘豆汤，其验乃奇也。又葛洪《肘后备急方》云：席辩刺史尝言，岭南俚人解蛊毒药，并是常用之物，畏人得其法，乃言三百头牛药，或言三百两银药。久与亲狎，乃得其详。凡饮食时，先取炙熟甘草一寸，嚼之咽汁，若中毒随即吐出。仍以炙甘草三两，生姜四两，水六升，煮二升，日三服。或用都淋藤、黄藤二物，酒煎温常服，则毒随大小溲出。又常带甘草数寸，随身备急。若经含甘草而食物不吐者，非毒物也。

附方

伤寒咽痛（少阴证）。甘草汤主之。用甘草二两（蜜水炙），水二升，煮一升半，服五合，日二服。（张仲景《伤寒论》）

肺热喉痛（有痰热者）。甘草（炒）二两，桔梗（米泔浸一夜）一两，每服五钱，水一钟半，入阿胶半片，煎服。（钱乙《直诀》）

肺痿多涎。肺痿吐涎沫，头眩，小便数而不咳者，肺中冷也，甘草干姜汤温之。甘草（炙）四两，干姜（炮）二两，水三升，煮一升五合，分服。（张仲景《金匮要略》）

肺痿久嗽（涕唾多，骨节烦闷，寒热）。以甘草三两（炙），捣为末。每日取小便三合，调甘草末一钱，服之。（《广利方》）

小儿热嗽。甘草二两，猪胆汁浸五宿，炙，研末，蜜丸绿豆大，食后薄荷汤下十丸。名凉膈丸。（《圣惠方》）

初生便闭。甘草、枳壳（煨）各一钱，水半盏煎服。（《全幼心鉴》）

小儿遗尿。大甘草头煎汤，夜夜服之。（危氏《得效方》）

小儿羸瘦。甘草三两，炙焦为末，蜜丸绿豆大。每温水下五丸，日二服。（《金匮玉函》）

大人羸瘦。甘草三两（炙），每旦以小便煮三四沸，顿服之，良。（《外台秘要》）

阴头生疮。蜜煎甘草末，频频涂之，神效。（《千金方》）

黄耆

《本经》上品

释名 〔时珍曰〕耆，长也。黄耆色黄，为补药之长，故名。今俗通作黄芪。

集解 〔时珍曰〕黄耆叶似槐叶而微尖小，又似蒺藜叶而微阔大，青白色。开黄紫花，大如槐花。结小尖角，长寸许。根长二三尺，以紧实如箭竿者为良。嫩苗亦可煠淘茹食。

【气味】甘，微温，无毒。

【主治】痈疽久败疮，排脓止痛，大风癞疾，五痔鼠瘘，补虚，小儿百病。（《本经》）

妇人子脏风邪气，逐五脏间恶血，补丈夫虚损，五劳羸瘦，止渴，腹痛泄痢，益气，利阴气。（《别录》）

主虚喘，肾衰耳聋，疗寒热，治发背，内补。（甄权）

助气壮筋骨，长肉补血，破症癖，瘰疬瘿赘，肠风血崩，带下赤白痢，产前后一切病，月候不匀，痰嗽，头风热毒赤目。（《日华》）

治虚劳自汗，补肺气，泻肺火心火，实皮毛，益胃气，去肌热及诸经之痛。（元素）

主太阴疟疾，阳维为病苦寒热，督脉为病逆气里急。（好古）

【发明】〔元素曰〕黄耆甘温纯阳，其用有五：补诸虚不足，一也；益元气，二也；壮脾胃，三也；去肌热，四也；排脓止痛，活血生血，内托阴疽，为疮家圣药，五也。

〔好古曰〕黄耆治气虚盗汗，并自汗及肤痛，是皮表之药；治咯血，柔脾胃，是中州之药；治伤寒尺脉不至，补肾脏元气，是里药，乃上中下内外三焦之药也。

〔嘉谟曰〕人参补中，黄耆实表。凡内伤脾胃，发热恶寒，吐泄怠卧，胀满痞塞，神短脉微者，当以人参为君，黄耆为臣；若表虚自汗亡阳，溃疡痘疹阴疮者，当以黄耆为君，人参为臣，不可执一也。

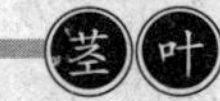

【主治】疗渴及筋挛，痈肿疽疮。（《别录》）

附方

小便不通。绵黄耆二钱，水二盏，煎一盏，温服。小儿减半。（《总微论》）

人参

《本经》上品

释名 人蓡（音参）、血参、人衔、鬼盖、神草、土精、地精。〔时珍曰〕人蓡年深，浸渐长成者，根如人形，有神，故谓之人蓡、神草。

集解 〔时珍曰〕上党，今潞州也。民以人参为地方害，不复采取。今所用者皆是辽参。亦可收子，于十月下种，如种菜法。秋冬采者坚实，春夏采者虚软，非地产有虚实也。辽参连皮者黄润色如防风，去皮者坚白如粉，伪者皆以沙参、荠苨、桔梗采根造作乱之。沙参体虚无心而味淡，荠苨体虚无心，桔梗体坚有心而味苦。人参体实有心而味甘，微带苦，自有余味，俗名金井玉阑也。其似人形者，谓之孩儿参，尤多赝伪。

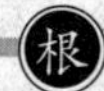

【气味】甘，微寒，无毒。

【主治】补五脏，安精神，定魂魄，止惊悸，除邪气，明目开心益智。久服轻身延年。（《本经》）

疗肠胃中冷，心腹鼓痛，胸胁逆满，霍乱吐逆，调中，止消渴，通血脉，破坚积，令人不忘。（别录）

主五劳七伤，虚损痰弱，止呕哕，补五脏六腑，保中守神。消胸中痰，治肺痿及痫疾，冷气逆上，伤寒不下食，凡虚而多梦纷纭者加之。（甄权）

治肺胃阳不足，肺气虚促，短气少气，补中缓中，泻心肺脾胃中火邪，止渴生津液。（元素）

治男妇一切虚证，发热自汗，眩晕头痛，反胃吐食，痎疟，滑泻久痢，小便频数淋沥，劳倦内伤，中风中暑，痿痹，吐血嗽血下血，血淋血崩，胎前产后诸病。（时珍）

【发明】〔弘景曰〕人参为药切要，与甘草同功。

〔杲曰〕人参甘温，能补肺中元气，肺气旺则四脏之气皆旺，精自生而形自盛，肺主诸气故也。张仲景云，病人汗后身热亡血脉沉迟者，下痢身凉脉微血虚者，并加人参。古人血脱者益气，盖血不自生，须得生阳气之药乃生，阳生则阴长，血乃旺也。若单用补血药，血无由而生矣。《素问》言：无阳则阴无以生，无阴则阳无以化。故补气须用人参，血虚者亦须用之。《本草十剂》云：补可去弱，人参、羊肉之属是也。盖人参补气，羊肉补形，形气者，有无之象也。

〔好古曰〕洁古老人言，以沙参代人参，取其味甘也。然人参补五脏之阳，沙参补五脏之阴，安得无异？虽云补五脏，亦须各用本脏药相佐使引之。

【气味】苦，温，无毒。

【主治】吐虚劳痰饮。（时珍）

【发明】〔吴绶曰〕人弱者，以人参芦代瓜蒂。

〔震亨曰〕人参入手太阴，补阳中之阴，芦则反能泻太阴之阳。一女子性躁味厚，暑月因怒而病呃，每作则举身跳动，昏冒不知人。其形气俱实，乃痰因怒郁，气不得降，非吐不可。遂以人参芦半两，逆流水一盏半，煎一大碗饮之，大吐顽痰数碗，大汗昏睡，一日而安。

附方

胃寒气满（不能传化，易饥不能食）。人参末二钱，生附子末半钱，生姜二钱，水七合，煎二合，鸡子清一枚，打转空心服之。（《圣济总录》）

脾胃虚弱（不思饮食）。生姜半斤取汁，白蜜十两，人参末四两，银锅煎成膏，每米饮调服一匙。（《普济方》）

喘急欲绝（上气鸣息者）。人参末，汤服方寸匕，日五六服效。（《肘后方》）

产后诸虚（发热自汗）。人参、当归等分，为末，用猪腰子一个，去膜切小片，以水三升，糯米半合，葱白二茎，煮米熟，取汁一盏，入药煎至八分，食前温服。（《永类方》）

房后困倦。人参七钱，陈皮一钱，水一盏半，煎八分，食前温服，日再服，千金不传。（赵永庵方）

喘咳嗽血（咳喘上气，喘急，嗽血吐血，脉无力者）。人参末每服三钱，鸡子清调之，五更初服便睡，去枕仰卧，只一服愈。年深者，再服。咯血者，服尽一两甚好。（沈存中《灵苑方》）

齿缝出血。人参、赤茯苓、麦门冬各二钱，水一钟，煎七分，食前温服，日再。苏东坡得此，自谓神奇。后生小子多患此病，予累试之，累如所言。（谈野翁《试效方》）

荠苨

《别录》中品

释名 杏参、杏叶沙参、菧苨（菧音底）、甜桔梗、白面根。苗名隐忍。

〔时珍曰〕荠苨多汁，有济苨之状，故以名之。济苨，浓露也。其根如沙参而叶似杏，故河南人呼为杏叶沙参。苏颂《图经》杏参，即此也。俗谓之甜桔梗。《尔雅》云：苨，菧苨也。郭璞云：即荠苨也。

集解 〔弘景曰〕荠苨根茎都似人参，而叶小异，根味甜绝，能杀毒。以其与毒药共处，毒皆自然歇，不正入方家用也。荠苨叶甚似桔梗，但叶下光明滑泽无毛为异，又不如人参相对耳。

〔恭曰〕人参苗似五加而阔短，茎圆有三四桠，桠头有五叶，陶引荠苨乱人参，误矣。且荠苨、桔梗又有叶差互者，亦有叶三四对者，皆一茎直上，叶既相乱，唯以根有心为别尔。

〔颂曰〕今川蜀、江浙皆有之。春生苗茎，都似人参，而叶小异，根似桔梗，但无心为异。润州、陕州尤多，人家收以为果，或作脯啖，味甚甘美，兼可寄远，二月、八月采根暴干。

〔承曰〕今人多以蒸过压扁乱人参，但味淡尔。

〔时珍曰〕荠苨苗似桔梗，根似沙参，故奸商往往以沙参、荠苨通乱人参。

根

【气味】甘，寒，无毒。

【主治】解百药毒。（《别录》）

杀蛊毒，治蛇虫咬，热狂温疾，罯毒箭。（《大明》）

利肺气，和中明目止痛，蒸切作羹粥食，或作齑菹食。（昝殷）

食之，压丹石发动。（孟诜）

主咳嗽消渴强中，疮毒丁肿，辟沙虱短狐毒。（时珍）

【发明】〔时珍曰〕荠苨寒而利肺，甘而解毒，乃良品也，而世不知用，惜哉。按葛洪《肘后方》云：一药而兼解众毒者，唯荠苨汁浓饮二升，或煮嚼之，亦可作散服。此药在诸药中，毒皆自解也。又张鷟《朝野佥载》云：各医言虎中药箭，食清泥而解；野猪中药箭，豗荠苨而食。物犹知解毒，何况人乎？又孙思邈《千金方》，治强中为病，茎长兴盛，不交精出，消渴之后，发为痈疽，有荠苨丸、猪肾荠苨汤方，此皆本草所未及者。

桔梗

《本经》下品

释名 白药、梗草、荠苨。〔时珍曰〕此草之根结实而梗直，故名。

集解 〔颂曰〕今在处有之。根如小指大，黄白色。春生苗，茎高尺余。叶似杏叶而长椭，四叶相对而生，嫩时亦可煮食。夏开小花紫碧色，颇似牵牛花，秋后结子。

根

【气味】辛，微温，有小毒。

【主治】胸胁痛如刀刺，腹满肠鸣幽幽，惊恐悸气。（《本经》）

利五脏肠胃，补血气，除寒热风痹，温中消谷，疗喉咽痛，下蛊毒。（《别录》）

治下痢，破血积气，消积聚痰涎，去肺热气促嗽逆，除腹中冷痛，主中恶及小儿惊痫。（甄权）

下一切气，止霍乱转筋，心腹胀痛，补五劳，养气，除邪辟温，破癥瘕肺痈，养血排脓，补内漏及喉痹。（《大明》）

利窍，除肺部风热，清利头目咽嗌，胸膈滞气及痛，除鼻塞。（元素）

治寒呕。（李杲）

主口舌生疮，赤目肿痛。（时珍）

【发明】〔好古曰〕桔梗气微温，味苦辛，味厚气轻，阳中之阴，升也。入手太阴肺经气分及足少阴经。

〔元素曰〕桔梗清肺气，利咽喉，其色白，故为肺部引经。与甘草同行，为舟楫之剂。如大黄苦泄峻下之药，欲引至胸中至高之分成功，须用辛甘之剂升之。譬如铁石入江，非舟楫不载。所以诸药有此一味，不能下沉也。

〔时珍曰〕朱肱《活人书》治胸中痞满不痛，用桔梗、枳壳，取其通肺利膈下气也。张仲景《伤寒论》治寒实结胸，用桔梗、贝母、巴豆，取其温中消谷破积也。又治肺痈唾脓，用桔梗、甘草，取其苦辛清肺，甘温泻火，又能排脓血、补内漏也。其治少阴证二三日咽痛，亦用桔梗、甘草，取其苦辛散寒，甘平除热，合而用之，能调寒热也。

附方

胸满不痛。桔梗、枳壳等分，水二钟，煎一钟，温服。（《南阳活人书》）

骨槽风痛（牙根肿痛）。桔梗为末，枣瓤和丸皂子大，绵裹咬之。仍以荆芥汤漱之。（《经验后方》）

妊娠中恶（心腹疼痛）。桔梗一两（剉），水一钟，生姜三片，煎六分，温服。（《圣惠方》）

黄精

《别录》上品

释名 黄芝、戊巳芝、仙人余粮。〔时珍曰〕黄精为服食要药，故《别录》列于草部之首，仙家以为芝草之类，以其得坤土之精粹，故谓之黄精。

集解 〔时珍曰〕黄精野生山中，亦可劈根长二寸，稀种之，一年后极稠，子亦可种。

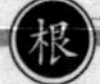

【气味】甘，平，无毒。

【主治】补中益气，除风湿，安五脏。（《别录》）

补五劳七伤，助筋骨，耐寒暑，益脾胃，润心肺。（《大明》）

补诸虚，止寒热，填精髓，下三尸虫。（时珍）

【发明】〔时珍曰〕黄精受戊己之淳气，故为补黄宫之胜品。土者万物之母，母得其养，则水火既济，木金交合，而诸邪自去，百病不生矣。《神仙芝草经》云：黄精宽中益气，使五脏调良，肌肉充盛，骨髓坚强，其力增倍，多年不老，颜色鲜明，发白更黑，齿落更生。又能先下三尸虫：上尸名彭质，好宝货，百日下；中尸名彭矫，好五味，六十日下；下尸名彭居，好五色，三十日下，皆烂出也。根为精气，花实为飞英，皆可服食。又按雷氏《炮炙论》序云：驻色延年，精蒸神锦。

〔禹锡曰〕按《抱朴子》云：黄精服其花胜其实，服其实胜其根。但花难得，得其生花十斛，干之才可得五六斗尔，非大有力者不能办也。日服三合，服之十年，乃得其益。其断谷不及术。术饵令人肥健，可以负重涉险；但不及黄精甘美易食，凶年可与老少代粮，谓之米脯也。

〔慎微曰〕徐铉《稽神录》云：临川士家一婢，逃入深山中，久之见野草枝叶可爱，取根食之，久久不饥。夜息大树下，闻草中动，以为虎攫，上树避之。及晓下地，其身欻数然凌空而去，若飞鸟焉。数岁家人采薪见之，捕之不得，临绝壁下网围之，俄而腾上山顶。或云此婢安有仙骨，不过灵药服食尔。遂以酒饵置往来之路，果来，食讫，遂不能去，擒之，具述其故。指所食之草，即是黄精也。

附方

大风癞疮。营气不清，久风入脉，因而成癞，鼻坏色败。用黄精根去皮洗净二斤，日中暴令软，纳粟米饭中，蒸至米熟，时时食之。（《圣济总录》）

萎蕤

《本经》上品

释名 女萎、葳蕤。〔时珍曰〕按黄公绍《古今韵会》云：葳蕤，草木叶垂之貌。此草根长多须，如冠缨下垂之緌而有威仪，故以名之。

集解 〔时珍曰〕处处山中有之。其根横生似黄精，差小，黄白色，性柔多须，最难燥。其叶如竹，两两相值。

【气味】甘，平，无毒。

【主治】女萎：主中风暴热，不能动摇，跌筋结肉，诸不足。久服去面黑䵟，好颜色润泽，轻身不老。（《本经》）

萎蕤：主心腹结气，虚热湿毒腰痛，茎中寒，及目痛眦烂泪出。（《别录》）

时疾寒热。内补不足，去虚劳客热。头痛不安，加而用之，良。（甄权）

补中益气。（萧炳）

除烦闷，止消渴，润心肺，补五劳七伤虚损，腰脚疼痛。天行热狂，服食无忌。（《大明》）

服诸石人不调和者，煮汁饮之。（弘景）

主风温自汗灼热，及劳疟寒热，脾胃虚乏，男子小便频数，失精，一切虚损。（时珍）

【发明】〔杲曰〕萎蕤能升能降，阳中阴也。其用有四：主风淫四末，两目泪烂，男子湿注腰痛，女子面生黑䵟。

〔时珍曰〕萎蕤性平味甘，柔润可食。故朱肱《南阳活人书》，治风温自汗身重，语言难出，用萎蕤汤，以之为君药。予每用治虚劳寒热痁疟，及一切不足之证，用代参、耆，不寒不燥，大有殊功，不止于去风热湿毒而已，此昔人所未阐者也。

〔藏器曰〕陈寿《魏志·樊阿传》云：青粘一名黄芝，一名地节。此即萎蕤，极似偏精。本功外，主聪明，调血气，令人强壮。和漆叶为散服，主五脏益精，去三虫，轻身不老，变白，润肌肤，暖腰脚，唯有热不可服。晋嵇绍有胸中寒疾，每酒后苦唾，服之得愈。草似竹，取根花叶阴干用。昔华陀入山见仙人所服，以告樊阿，服之寿百岁也。

〔颂曰〕陈藏器以青粘即葳蕤。世无识者，未敢以为信然。

〔时珍曰〕苏颂注黄精，疑青粘是黄精，与此说不同。今考黄精、萎蕤性味功用大抵相近，而萎蕤之功更胜。故青粘一名黄芝，与黄精同名；一名地节，与萎蕤同名。则二物虽通用亦可。

附方

服食法。二月、九月采萎蕤根，切碎一石，以水二石煮之，从旦至夕，以手挼烂，布囊榨取汁，熬稠。其渣晒为末，同熬至可丸，丸如鸡头子大。每服一丸，白汤下，日三服。导气脉，强筋骨，治中风湿毒，去面皱颜色，久服延年。(《臞仙神隐书》)

赤眼涩痛。萎蕤、赤芍药、当归、黄连等分，煎汤熏洗。(《卫生家宝方》)

眼见黑花，赤痛昏暗。甘露汤：用萎蕤（焙）四两，每服二钱，水一盏，入薄荷二叶，生姜一片，蜜少许，同煎七分，卧时温服，日一服。(《圣济总录》)

小便卒淋。萎蕤一两，芭蕉根四两，水二大碗，煎一碗半，入滑石二钱，分三服。(《太平圣惠方》)

发热口干（小便涩）。用萎蕤五两，煎汁饮之。(《外台秘要》)

知母

《本经》中品

释名 蚳母。〔时珍曰〕宿根之旁，初生子根，状如蚳虻之状，故谓之蚳母。

集解 〔《别录》曰〕知母生河内川谷，二月、八月采根暴干。

【气味】苦，寒，无毒。

【主治】消渴热中，除邪气，肢体浮肿，下水，补不足，益气。(《本经》)

疗伤寒久疟烦热，胁下邪气，膈中恶，及风汗内疸。多服令人泄。(《别录》)

心烦躁闷，骨热劳往来，产后蓐劳，肾气劳，憎寒虚烦。(甄权)

热劳传尸疰病，通小肠，消痰止嗽，润心肺，安心，止惊悸。(《大明》)

凉心去热，治阳明火热，泻膀胱、肾经火，热厥头痛，下痢腰痛，喉中腥臭。(元素)

泻肺火，滋肾水，治命门相火有余。(好古)

安胎，止子烦，辟射工、溪毒。(时珍)

【发明】〔权曰〕知母治诸热劳，患人虚而口干者，加用之。

〔杲曰〕知母入足阳明、手太阴。其用有四：泻无根之肾火，疗有汗之骨蒸，止虚劳之热，滋化源之阴。仲景用此入白虎汤治不得眠者，烦躁也。烦出于肺，躁出于肾，君以石膏，佐以知母之苦寒，以清肾之源；缓以甘草、粳米，使不速下也。

〔时珍曰〕肾苦燥，宜食辛以润之。肺苦逆，宜食辛以泻之。知母之辛苦寒凉，下则润肾燥而滋阴，上则清肺金而泻火，乃二经气分药也。黄柏则是肾经血分药。故二药必相须而行，昔人譬之虾与水母，必相依附。

附方

妊娠子烦。因服药致胎气不安，烦不得卧者。知母一两，洗焙为末，枣肉丸弹子大。每服一丸，人参汤下。医者不识此病，作虚烦治，反损胎气。产科郑宗文得此方于陈藏器《本草拾遗》中，用之良验。（杨归厚《产乳集验方》）

紫癜风疾。醋磨知母擦之，日三次。（《卫生易简方》）

赤箭、天麻

《本经》上品

释名 独摇芝、定风草、离母、合离草、神草、鬼督邮。〔时珍曰〕赤箭以状而名，独摇、定风以性异而名，离母、合离以根异而名，神草、鬼督邮以功而名。天麻即赤箭之根。

集解 〔时珍曰〕《本经》止有赤箭，后人称为天麻。沈括《笔谈》云：《神农本草》明言赤箭采根。后人谓其茎如箭，疑当用茎，盖不然也。譬如鸢尾、牛膝，皆因茎叶相似，则用其根，何足疑哉？上品五芝之外，补益上药，赤箭为第一。世人惑于天麻之说，遂止用之治风，良可惜哉。沈公此说虽是，但根茎并皆可用。天麻子从茎中落下，俗名“还筒子”。其根暴干，肉色坚白，如羊角色，呼羊角天麻；蒸过黄皱如干瓜者，俗呼酱瓜天麻，皆可用者。一种形尖而空，薄如玄参状者，不堪用。

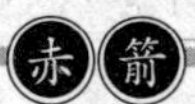

【气味】辛，温，无毒。

【主治】杀鬼精物，蛊毒恶气。久服益气力，长阴肥健，轻身增年。（《本经》）

消痈肿，下支满，寒疝下血。（《别录》）

天麻主诸风湿痹，四肢拘挛，小儿风痫惊气，利腰膝，强筋力。久服益气，轻身长年。（《开宝》）

助阳气，补五劳七伤，鬼疰，通血脉，开窍。服食无忌。（《大明》）

治风虚眩晕头痛。（元素）

【发明】〔时珍曰〕天麻乃肝经气分之药。《素问》云：诸风掉眩，皆属于肝。故天麻入厥阴之经而治诸病。按罗天益云：眼黑头旋，风虚内作，非天麻不能治。天麻乃定风草，故为治风之神药。今有久服天麻药，遍身发出红丹者，是其祛风之验也。

〔宗奭曰〕天麻须别药相佐使，然后见其功，仍须加而用之。人或蜜渍为果，或蒸煮食，当深思则得矣。

还筒子

【主治】定风补虚，功同天麻。（时珍）

附方

天麻丸。消风化痰，清利头目，宽胸利膈。治心忪烦闷，头晕欲倒，项急，肩背拘倦，神昏多睡。天麻半两，芎䓖二两，为末，炼蜜丸如芡子大。每食后嚼一丸，茶酒任下。（《普济方》）

益气固精。补血黑发益寿，有奇效。还筒子半两，芡实半两，金银花二两，破故纸酒浸，春三、夏一、秋二、冬五日，焙，研末二两，各研末，蜜糊丸梧子大。每服五十丸，空心盐汤温酒任下。郑西泉所传方。（邓才《杂兴方》）

巴戟天

《本经》上品

释名 不凋草、三蔓草。〔时珍曰〕名义殊不可晓。

集解 〔《别录》曰〕巴戟天生巴郡及下邳山谷，二月、八月采根阴干。

〔弘景曰〕今亦用建平、宜都者，根状如牡丹而细，外赤内黑，用之打去心。

〔恭曰〕其苗俗名三蔓草。叶似茗，经冬不枯。根如连珠，宿根青色，嫩根白紫，用之亦同，以连珠多肉厚者为胜。

〔《大明》曰〕紫色如小念珠，有小孔子，坚硬难捣。

〔宗奭曰〕巴戟天本有心，干缩时偶自落，或抽去，故中心或空，非自有小孔也。今人欲要中间紫色，则多伪以大豆汁沃之，不可不察。

〔颂曰〕今江淮、河东州郡亦有，但不及蜀州者佳，多生山林内。内地生者，叶似麦门冬而厚大，至秋结实。今方家多以紫色为良。蜀人云：都无紫色者。采时或用黑豆同煮，欲其色紫，殊失气味，尤宜辨之。又有一种山葎根，正似巴戟，但色白。土人采得，以醋水煮之，乃以杂巴戟，莫能辨也。但击破视之，中紫而鲜洁者，伪也；其中虽紫，又有微白，糁有粉色，而理小暗者，真也。真巴戟嫩时亦白，干时亦煮治使紫，力劣弱耳。

根

【气味】辛、甘，微温，无毒。

【主治】大风邪气，阴痿不起，强筋骨，安五脏，补中增志益气。（《本经》）

疗头面游风，小腹及阴中相引痛，补五劳，益精，利男子。（《别录》）

治男子夜梦鬼交精泄，强阴下气，治风癞。（甄权）

【发明】〔好古曰〕巴戟天，肾经血分药也。

〔权曰〕病人虚损，加而用之。

〔宗奭曰〕有人嗜酒，日须五七杯，后患脚气甚危。或教以巴戟半两，糯米同炒，米微转色，去米不用，大黄一两，剉炒，同为末，熟蜜丸，温水服五七十丸，仍禁酒，遂愈。

术

《本经》上品

释名 山蓟、山姜。〔时珍曰〕按《六书》本义，术字篆文，像其根干枝叶之形。

集解 〔时珍曰〕苍术，山蓟也，处处山中有之。苗高二三尺，其叶抱茎而生，梢间叶似棠梨叶，其脚下叶有三五叉，皆有锯齿小刺。根如老姜之状，苍黑色，肉白有油膏。白术，桴蓟也，吴越有之。人多取根栽莳，一年即稠。嫩苗可茹，叶稍大而有毛。根如指大，状如鼓槌，亦有大如拳者。彼人剖开暴干，谓之削术，亦曰片术。陈自良言白而肥者，是浙术；瘦而黄者，是幕阜山所出，其力劣。昔人用术不分赤白。自宋以来，始言苍术苦辛气烈，白术苦甘气和，各自施用，亦颇有理。并以秋采者佳，春采者虚软易坏。嵇含《南方草木状》云：药有乞力伽，即术也。濒海所产，一根有至数斤者，采饵尤良。

术，白术也。

【气味】甘，温，无毒。

【主治】风寒湿痹，死肌痉疸，止汗除热消食。（《本经》）

主大风在身面，风眩头痛，目泪出，消痰水，逐皮间风水结肿，除心下急满，霍乱吐下不止，利腰脐间血，益津液，暖胃消谷嗜食。（《别录》）

治心腹胀满，腹中冷痛，胃虚下利，多年气痢，除寒热，止呕逆。（甄权）

反胃，利小便，主五劳七伤，补腰膝，长肌肉，治冷气，痃癖气块，妇人冷癥瘕。（《大明》）

除湿益气，和中补阳，消痰逐水，生津止渴，止泻痢，消足胫湿肿，除胃中热、肌热。得枳实，消痞满气分。佐黄芩，安胎清热。（元素）

理胃益脾，补肝风虚，主舌本强，食则呕，胃脘痛。身体重，心下急痛，心下水痞。冲脉为病，逆气里急，脐腹痛。（好古）

【发明】〔好古曰〕本草无苍白术之名。近世多用白术，治皮间风，止汗消痞，补胃和中，利腰脐间血，通水道。上而皮毛，中而心胃，下而腰脐，在气主气，在血主血，无汗则发，有汗则止，与黄耆同功。

〔元素曰〕白术除湿益燥，和中补气。其用有九：温中，一也；去脾胃中湿，二也；除胃中热，三也；强脾胃，进饮食，四也；和脾胃，生津液，五也；止肌热，六也；治四肢困倦，嗜卧，目不能开，不思饮食，七也；止渴，八也；安胎，九也。凡中焦不受湿不能下利，必须白术以逐水益脾。非白术不能去湿，非枳实不能消痞，故枳术丸以之为君。

〔机曰〕脾恶湿，湿胜则气不得施化，津何由生？故曰膀胱者津液之府，气化则能出焉。用白术以除其湿，则气得周流而津液生矣。

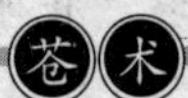

苍术

【气味】苦、温，无毒。

【主治】风寒湿痹，死肌痉疸。作煎饵久服，轻身延年不饥。（《本经》）

主头痛，消痰水，逐皮间风水结肿，除心下急满及霍乱吐下不止，暖胃消谷嗜食。（《别录》）

明目，暖水脏。（刘完素）

除湿发汗，健胃安脾，治痿要药。（李杲）

散风益气，总解诸郁。（震亨）

治湿痰留饮或挟瘀血成窠囊，及脾湿下流，浊沥带下，滑泻肠风。（时珍）

【发明】〔宗奭曰〕苍术气味辛烈，白术微辛苦而不烈。古方及《本经》止言术，未分苍、白。只缘陶隐居言术有两种，自此人多贵白者，往往将苍术置而不用。如古方平胃散之类，苍术为最要药，功效尤速。殊不详本草原无白术之名。

〔杲曰〕本草但言术，不分苍、白。而苍术别有雄壮上行之气，能除湿，下安太阴，使邪气不传入脾也。以其经泔浸火炒，故能出汗，与白术止汗特异，用者不可以此代彼。盖有止发之殊，其余主治则同。

〔元素曰〕苍术与白术主治同，但比白术气重而体沉，若除上湿发汗，功最大；若补中焦，除脾胃湿，力少不如白术。腹中窄狭者，须用之。

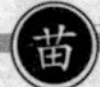

苗

【主治】作饮甚香，去水。（弘景）

亦止自汗。

附方

胸膈烦闷。白术末，水服方寸匕。（《千金方》）

中风口噤（不知人事）。白术四两，酒三升，煮取一升，顿服。（《千金方》）

湿气作痛。白术切片，煎汁熬膏，白汤点服。（《集简方》）

牙齿日长（渐至难食）。白术煎汤，漱服取效，即愈也。（张锐《鸡峰备急良方》）

小儿癖疾。苍术四两，为末，羊肝一具，竹刀批开，撒术末线缚，入砂锅煮熟，捣作丸服。（《生生编》）

补虚明目，健骨和血。苍术（泔浸）四两，熟地黄（焙）二两，为末，酒糊丸梧子大。每温酒下三五十丸，日

三服。（《普济方》）

婴儿目涩（不开，或出血）。苍术二钱，入猪胆中扎煮。将药气熏眼后，更嚼取汁与服妙。（《幼幼新书》）

狗脊

《本经》中品

释名 强膂、扶筋、百枝、狗青。〔时珍曰〕强膂、扶筋，以功名也。

集解 〔时珍曰〕狗脊有二种：一种根黑色，如狗脊骨；一种有金黄毛，如狗形，皆可入药。

根

【气味】苦，平，无毒。

【主治】腰背强，关机缓急，周痹寒湿膝痛，颇利老人。（《本经》）

疗失溺不节，男女脚弱腰痛，风邪淋露，少气目暗，坚脊利俯仰，女子伤中关节重。（《别录》）

男子女人毒风软脚，肾气虚弱，续筋骨，补益男子。（甄权）

强肝肾，健骨，治风虚。（时珍）

附方

固精强骨。金毛狗脊、远志肉、白茯神、当归身等分，为末，炼蜜丸梧子大。每酒服五十丸。（《集简方》）

马勃

《别录》下品

释名 马疕、灰菰、牛屎菰。

集解 〔《别录》曰〕马勃生园中久腐处。

〔弘景曰〕俗呼马勃是也。紫色虚软，状如狗肺，弹之粉出。

〔宗奭曰〕生湿地及腐木上，夏秋采之。有大如斗者，小亦如升杓。韩退之所谓牛溲、马勃，俱收并畜者是也。

【气味】辛，平，无毒。

【主治】恶疮马疥。（《别录》）

敷诸疮甚良。（弘景）

去膜，以蜜拌揉，少以水调呷，治喉痹咽疼。（宗奭）

清肺散血，解热毒。（时珍）

【发明】〔时珍曰〕马勃轻虚，上焦肺经药也。故能清肺热、咳嗽、喉痹、衄血、失音诸病。李东垣治大头病，咽喉不利，普济消毒饮亦用之。

附方

咽喉肿痛（咽物不得）。马勃一分，蛇退皮一条烧，细研为末。绵裹一钱，含咽立瘥。（《圣惠方》）

声失不出。马勃、马牙消等分，研末，砂糖和丸芡子大。噙之。（《摘玄方》）

久嗽不止。马勃为末，蜜丸梧子大。每服二十丸，白汤下，即愈。

（《普济方》）

鱼骨鲠咽。马勃末，蜜丸弹子大。噙咽。（《圣济录》）

斑疮入眼。马勃、蛇皮各五钱，皂角子十四个，为末，入罐内，盐泥固济，烧存性，研。每温酒服一钱。（阎孝忠《集效方》）

远志

《本经》上品

释名 苗名小草、细草、棘菀。〔时珍曰〕此草服之能益智强志，故有远志之称。

集解 〔时珍曰〕远志有大叶、小叶二种，大叶者花红。

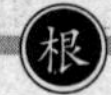

【气味】苦，温，无毒。

【主治】咳逆伤中，补不足，除邪气，利九窍，益智慧，耳目聪明，不忘，强志倍力。久服轻身不老。（《本经》）

利丈夫，定心气，止惊悸，益精，去心下膈气，皮肤中热，面目黄。（《别录》）

治健忘，安魂魄，令人不迷，坚壮阳道。（甄权）

长肌肉，助筋骨，妇人血噤失音，小儿客忤。（《日华》）

治一切痈疽。（时珍）

【主治】益精补阴气，止虚损梦泄。（《别录》）

【发明】〔好古曰〕远志，肾经气分药也。

〔时珍曰〕远志入足少阴肾经，非心经药也。其功专于强志益精，治善忘。盖精与志，皆肾经之所藏也。肾精不足，则志气衰，不能上通于心，故迷惑善忘。

附方

喉痹作痛。远志肉为末，吹之，涎出为度。（《直指方》）

一切痈疽。远志酒：用远志不以多少，米泔浸洗，捶去心，为末。每服三钱，温酒一盏调，澄少顷，饮其清，以滓敷患处。（《三因方》）

肉苁蓉

《本经》上品

释名 肉松容。〔时珍曰〕此物补而不峻，故有从容之号。

集解 〔弘景曰〕代郡雁门属并州，多马处便有之，言是野马精落地所生。生时似肉，以作羊肉羹补虚乏极佳，亦可生啖，芮芮河南间至多。今第一出陇西，形扁广，柔润多花而味甘。次出北国者，形短而少花。巴东建平间亦有，而不嘉也。

【气味】甘，微温，无毒。

【主治】五劳七伤，补中，除茎中寒热痛，养五脏，强阴，益精气，多子，妇人癥瘕，久服轻身。（《本经》）

除膀胱邪气腰痛，止痢。（《别录》）

益髓，悦颜色，延年，大补壮阳，日御过倍，治女人血崩。（甄权）

男子绝阳不兴，女子绝阴不产，润五脏，长肌肉，暖腰膝，男子泄精尿血遗沥，女子带下阴痛。（《大明》）

【发明】〔好古曰〕命门相火不足者，以此补之，乃肾经血分药也。凡服苁蓉以治肾，必妨心。

〔震亨曰〕峻补精血。骤用，反动大便滑也。

〔藏器曰〕强筋健髓，以苁蓉、鳝鱼二味为末，黄精汁丸服之，力可十倍。此说出《干宁记》。

〔颂曰〕西人多用作食。只刮去鳞甲，以酒浸洗去黑汁，薄切，合山芋、羊肉作羹，极美好，益人，胜服补药。

〔宗奭曰〕洗去黑汁，气味皆尽矣。然嫩者方可作羹，老者味苦。入药少则不效。

附方

补益劳伤（精败面黑）。用苁蓉四两，水煮令烂，薄切细研精羊肉，分为四度，下五味，以米煮粥空心食。（《药性论》）

肾虚白浊。肉苁蓉、鹿茸、山药、白茯苓等分，为末，米糊丸梧子大，每枣汤下三十丸。（《圣济总录》）

汗多便秘（老人、虚人皆可用）。肉苁蓉（酒浸，焙）二两，研沉香末一两，为末，麻子仁汁打糊，丸梧子大。每服七十丸，白汤下。（《济生方》）

破伤风病。口禁身强。肉苁蓉切片晒干，用一小盏，底上穿定，烧烟于疮上熏之，累效。（《卫生总微》）

淫羊藿

《本经》中品

释名 仙灵脾、放杖草、弃杖草、千两金、干鸡筋、黄连祖、三枝九叶草。

〔弘景曰〕服之使人好为阴阳。西川北部有淫羊，一日百遍合，盖食此藿所致，故名淫羊藿。

集解 〔颂曰〕江东、陕西、泰山、汉中、湖湘间皆有之。茎如粟秆。叶青似杏，叶上有刺。根紫色有须。四月开白花，亦有紫花者。碎小独头子。五月采叶晒干。湖湘出者，叶如小豆，枝茎紧细，经冬不凋，根似黄连。关中呼为三枝九叶草。苗高一二尺许，根叶俱堪用。《蜀本草》言生处不闻水声者良。

〔时珍曰〕生大山中。一根数茎，茎粗如线，高一二尺。一茎三桠，一桠三叶。叶长二三寸，如杏叶及豆藿，面光背淡，甚薄而细齿，有微刺。

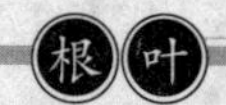

【气味】辛，寒，无毒。

【主治】阴痿绝伤，茎中痛，利小便，益气力，强志。（《本经》）

坚筋骨，消瘰疬赤痈，下部有疮，洗出虫。丈夫久服，令人无子。（《别录》）

丈夫绝阳无子，女人绝阴无子，老人昏耄，中年健忘，一切冷风劳气，筋骨挛急，四肢不仁，补腰膝，强心力。（《大明》）

【发明】〔时珍曰〕淫羊藿味甘气香，性温不寒，能益精气，乃手足阳明、三焦、命门药也，真阳不足者宜之。

附方

仙灵脾酒。益丈夫兴阳，理腰膝冷。用淫羊藿一斤，酒一斗，浸三日，逐时饮之。（《食医心镜》）

三焦咳嗽（腹满不饮食，气不顺）。仙灵脾、覆盆子、五味子（炒）各一两，为末，炼蜜丸梧子大，每姜茶下二十丸。（《圣济录》）

病后青盲（日近者可治）。仙灵脾一两，淡豆豉一百粒，水一碗半，煎一碗，顿服即瘳。（《百一选方》）

小儿雀目。仙灵脾根、晚蚕蛾各半两，炙甘草、射干各二钱半，为末。用羊子肝一枚，切开掺药二钱，扎定，以黑豆一合，米泔一盏，煮熟，分二次食，以汁送之。（《普济方》）

痘疹入目。仙灵脾、威灵仙等分，为末。每服五分，米汤下。（《痘疹便览》）

仙茅

宋《开宝》

释名 独茅、茅爪子、婆罗门参。〔珣曰〕其叶似茅，久服轻身，故名仙茅。

集解 〔时珍曰〕处处大山中有之。人唯取梅岭者用，而会典成都岁贡仙茅二十一斤。

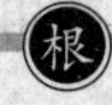

【气味】辛，温，有毒。

【主治】心腹冷气不能食，腰脚风冷挛痹不能行，丈夫虚劳，老人失溺无子，益阳道。久服通神强记，助筋骨，益肌肤，长精神，明目。（《开宝》）

治一切风气，补暖腰脚，清安五脏。久服轻身，益颜色。丈夫五劳七伤，明耳目，填骨髓。（李珣）

开胃消食下气，益房事不倦。（《大明》）

【发明】〔颂曰〕五代伪唐筠州刺史王颜著《续传信方》，因国书编录西域婆罗门僧服仙茅方，当时盛行。云五劳七伤，明目益筋力，宣而复补。云十斤乳石不及一斤仙茅，表其功力也。本西域道人所传。开元元年婆罗门僧进此药，明皇服之有效，当时禁方不传。天宝之乱，方书流散，上都僧不空三藏始得此方，传与司徒李勉、尚书路嗣供、给事齐杭、仆射张建封服之，皆得力。路公久服金石无效，得此药，其益百倍。齐给事守缙云曰，少气力，风疹继作，服之遂愈。八、九月采得，竹刀刮去黑皮，切如豆粒，米泔浸两宿，阴干捣筛，熟蜜丸梧子大，每旦空心酒饮任便下二十丸。忌铁器，禁食牛乳及黑牛肉，大减药力。

〔机曰〕五台山有仙茅，患大风者，服之多瘥。

〔时珍曰〕按许真君书云：仙茅久服长生。其味甘能养肉，辛能养节，苦能养气，咸能养骨，滑能养肤，酸能养筋，宜和苦酒服之，必效也。又范成大《虞衡志》云：广西英州多仙茅，其羊食之，举体悉化为筋，不复有血肉，食之补人，名乳羊。沈括《笔谈》云：夏文庄公禀赋异于人，但睡则身冷如逝者，既觉须令人温之，良久乃能动。常服仙茅、钟乳、硫黄，莫知纪极。观此则仙茅盖亦性热，补三焦命门之药也，唯阳弱精寒、禀赋素怯者宜之。若体壮相火炽盛者服之，反能动火。按张杲《医说》云：一人中仙茅毒，舌胀出口，渐大与肩齐。因以小刀剺之，随破随合，剺至百数，始有血一点出，曰可救矣。煮大黄、朴硝与服，以药掺之，应时消缩。此皆火盛性淫之人过服之害也。弘治间，东海张弼梅岭仙茅诗，有使君昨日才持去，今日人来乞墓铭之句。皆不知服食之理，唯借药纵恣以速其生者，于仙茅何尤？

附方

仙茅丸。壮筋骨，益精神，明目，黑髭须。仙茅二斤，糯米泔浸五日，去赤水，夏月浸三日，铜刀刮剉阴干，取一斤；苍术二斤，米泔浸五日，刮皮焙干，取一斤；枸杞子一斤；车前子十二两；白茯苓（去皮）、茴香（炒）、柏子仁（去壳）各八两；生地黄（焙）、熟地黄（焙）各四两；为末，酒煮糊丸如梧子大。每服五十丸，食前温酒下，日二服。（《圣济总录》）

定喘下气（补心肾）。神秘散：用白仙茅半两，米泔浸三宿，晒炒；团参二钱半；阿胶一两半，炒；鸡膍胵一两，烧；为末。每服二钱，糯米饮空心下，日二。（《三因方》）

玄参

《本经》中品

释名 黑参。〔时珍曰〕玄，黑色也。〔弘景曰〕其茎微似人参，故得参名。

集解 〔时珍曰〕今用玄参，正如苏颂所说。其根有腥气，宿根多地蚕食之，故其中空。花有紫、白二种。

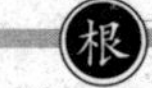

【气味】苦，微寒，无毒。

【主治】腹中寒热积聚，女子产乳余疾，补肾气，令人明目。（《本经》）

热风头痛，伤寒劳复，治暴结热，散瘤瘘瘰疬。（甄权）

治游风，补劳损，心惊烦躁，骨蒸传尸邪气，止健忘，消肿毒。（《大明》）

滋阴降火，解斑毒，利咽喉，通小便血滞。（时珍）

【发明】〔时珍曰〕肾水受伤，真阴失守，孤阳无根，发为火病，法宜壮水以制火，故玄参与地黄同功。其消瘰疬亦是散火，刘守真言结核是火病。

附方

发斑咽痛。玄参升麻汤：用玄参、升麻、甘草各半两，水三盏，煎一盏半，温服。（《南阳活人书》）

小肠疝气。黑参㕮咀，炒，为丸。每服一钱半，空心酒服，出汗即效。（孙天仁《集效方》）

鼻中生疮。玄参末涂之。或以水浸软塞之。（《卫生易简方》）

地榆

《本经》中品

释名 玉豉、酸赭。〔时珍曰〕按《外丹方》言：地榆一名酸赭，其味酸、其色赭故也。

集解 〔弘景曰〕其根亦入酿酒。道方烧作灰，能烂石，故煮石方用之。其叶山人乏茗时，采作饮亦好，又可煠茹。

根

【气味】苦，微寒，无毒。

【主治】妇人乳产痓痛七伤，带下五漏，止痛止汗，除恶肉，疗金疮。（《本经》）

止脓血，诸瘘恶疮热疮，补绝伤，产后内塞，可作金疮膏，消酒，除渴，明目。（《别录》）

【发明】〔宗奭曰〕其性沉寒，入下焦。若热血痢则可用。若虚寒人及水泻白痢，即未可轻使。

〔时珍曰〕地榆除下焦热，治大小便血证。止血取上截切片炒用。其梢则能行血，不可不知。

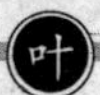

叶

【主治】作饮代茶，甚解热。（苏恭）

附方

男女吐血。地榆三两，米醋一升，煮十余沸，去滓，食前稍热服一合。（《圣惠方》）

妇人漏下。赤白不止，令人黄瘦。方同上。

血痢不止。地榆晒研，每服二钱，掺在羊血上，炙熟食之，以捻头煎汤送下。一方：以地榆煮汁似饴，每服三合。（《圣济》）

赤白下痢（骨立者）。地榆一斤，

水三升，煮一升半，去滓，再煎如稠饧，绞滤，空腹服三合，日再服。（崔元亮《海上方》）

久病肠风（痛痒不止）。地榆五钱，苍术一两，水二钟，煎一钟，空心服，日一服。（《活法机要》）

下血不止（二十年者）。取地榆、鼠尾草各二两。水二升，煮一升，顿服。若不断，以水渍屋尘饮一小杯投之。（《肘后方》）

小儿湿疮。地榆煮浓汁，日洗二次。（《千金方》）

小儿面疮（焮赤肿痛）。地榆八两，水一斗，煎五升，温洗之。（《卫生总微方》）

丹参

《本经》上品

释名 赤参、山参、奔马草。〔时珍曰〕五参五色配五脏。故人参入脾曰黄参，沙参入肺曰白参，玄参入肾曰黑参，牡蒙入肝曰紫参，丹参入心曰赤参。

集解 〔时珍曰〕处处山中有之。一枝五叶，叶如野苏而尖，青色皱毛。小花成穗如蛾形，中有细子。其根皮丹而肉紫。

【气味】苦，微寒，无毒。

【主治】心腹邪气，肠鸣幽幽如走水，寒热积聚，破症除瘕，止烦满，益气。（《本经》）

养血，去心腹痼疾结气，腰脊强脚痹，除风邪留热。久服利人。（《别录》）

渍酒饮，疗风痹足软。（弘景）

主中恶及百邪鬼魅，腹痛气作，声音鸣吼，能定精。（甄权）

养神定志，治冷热劳，骨节疼痛，四肢不遂，头痛赤眼，热温狂闷，破宿血，生新血，安生胎，落死胎，止血崩带下，调妇人经脉不匀，血邪心烦，恶疮疥癣，瘿赘肿毒丹毒，排脓止痛，生肌长肉。（《大明》）

活血，通心包络，治疝痛。（时珍）

【发明】〔时珍曰〕丹参色赤味苦，气平而降，阴中之阳也。入手少阴、厥阴之经，心与包络血分药也。按《妇人明理论》云：四物汤治妇人病，不问产前产后，经水多少，皆可通用。唯一味丹参散，主治与之相同。盖丹参能破宿血、补新血，安生胎、落死胎，止崩中带下，调经脉，其功大类当归、地黄、芎䓖、芍药故也。

附方

丹参散。治妇人经脉不调，产前胎不安，产后恶血不下，兼治冷热劳，腰脊痛，骨节烦疼。用丹参洗净，切晒为末。每服二钱，温酒调下。（《妇人明理方》）

寒疝腹痛。以丹参一两为末。每服二钱，热酒调下。（《圣惠方》）

热油火灼。丹参八两，以水微调，取羊脂二斤，煎三上三下，以涂疮上。（《肘后方》）

白头翁

《本经》上品

释名 野丈人、胡王使者、奈何草。〔弘景曰〕处处有之。近根处有白茸，状似白头老翁，故以为名。〔时珍曰〕丈人、胡使、奈何，皆状老翁之意。

集解 〔《别录》曰〕白头翁生高山山谷及田野，四月采。

〔宗奭曰〕白头翁生河南洛阳界，其新安山野中屡尝见之，正如苏恭所说。至今本处山中及人卖白头翁丸，言服之寿考，又失古人命名之义。陶氏所说，失于不审，宜其排叱也。

〔机曰〕寇宗奭以苏恭为是，苏颂以陶说为是。大抵此物用根，命名取象，当准苏颂《图经》，而恭说恐别是一物也。

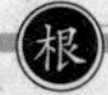

【气味】苦，温，无毒。

【主治】温疟狂易寒热，癥瘕积聚瘿气，逐血止腹痛，疗金疮。（《本经》）

鼻衄。（《别录》）

止毒痢。（弘景）

赤痢腹痛，齿痛，百节骨痛，项下瘤疬。（甄权）

一切风气，暖腰膝，明目消赘。（《大明》）

【发明】〔颂曰〕俗医合补下药甚验，亦冲人。

〔杲曰〕气厚味薄，可升可降，阴中阳也。张仲景治热痢下重，用白头翁汤主之。盖肾欲坚，急食苦以坚之。痢则下焦虚，故以纯苦之剂坚之。男子阴疝偏坠，小儿头秃膻腥，鼻衄无此不效，毒痢有此获功。

〔吴绶曰〕热毒下痢紫血鲜血者宜之。

【主治】疟疾寒热，白秃头疮。（时珍）

附方

白头翁汤。治热痢下重。用白头翁二两，黄连、黄柏、秦皮各三两，水七升，煮二升，每服一升，不愈更服。妇人产后痢虚极者，加甘草、阿胶各二两。（仲景《金匮玉函方》）

阴癞偏肿。白头翁根（生者）不限多少，捣敷肿处。一宿当作疮，二十日愈。（《外台秘要》）

外痔肿痛。白头翁草，一名野丈人，以根捣涂之，逐血止痛。（《卫生易简方》）

白及

《本经》下品

释名 连及草、甘根、白给。〔时珍曰〕其根白色，连及而生，故曰白及。

集解 〔弘景曰〕近道处处有之。叶似杜若，根形似菱米，节间有毛。方用亦稀，可以作糊。

〔保昇曰〕今出申州。叶似初生棕苗叶及藜芦。三四月抽出一苔，开紫花。七月实熟，黄黑色。冬凋。根似菱，有三角，白色，角头生芽。八月采根用。

根

【气味】苦，平，无毒。

【主治】痈肿恶疮败疽，伤阴死肌，胃中邪气，贼风鬼击，痱缓不收。（《本经》）

除白癣疥虫。结热不消，阴下痿，面上皯皰，令人肌滑。（甄权）

止惊邪血邪血痢，痫疾风痹，赤眼癥结，温热疟疾，发背瘰疬，肠风痔瘘，扑损，刀箭疮，汤火疮，生肌止痛。（《大明》）

止肺血。（李杲）

【发明】〔颂曰〕今医家治金疮不瘥及痈疽方多用之。

〔震亨曰〕凡吐血不止，宜加白及。

〔时珍曰〕白及性涩而收，得秋金之令，故能入肺止血，生肌治疮也。按洪迈《夷坚志》云：台州狱吏悯一大囚。囚感之，因言：吾七次犯死罪，遭讯拷，肺皆损伤，至于呕血。人传一方，只用白及为末，米饮日服，其效如神。后其囚凌迟，刽者剖其胸，见肺间窍穴数十处，皆白及填补，色犹不变也。洪贯之闻其说，赴任洋州，一卒忽苦咯血甚危，用此救之，一日即止也。

附方

鼻衄不止。津调白及末，涂山根上，仍以水服一钱，立止。（《经验方》）

心气疼痛。白及、石榴皮各二钱，为末，炼蜜丸黄豆大。每服三丸，艾醋汤下。（《生生编》）

重舌鹅口。白及末，乳汁调涂足心。（《圣惠方》）

妇人阴脱。白及、川乌头等分，为末，绢裹一钱纳阴中，入三寸，腹内热即止，日用一次。（《广济方》）

疔疮肿毒。白及末半钱，以水澄之，去水，摊于厚纸上贴之。（《袖珍方》）

黄连

《本经》上品

释名 王连、支连。〔时珍曰〕其根连珠而色黄，故名。

集解 〔时珍曰〕黄连，汉末李当之《本草》唯取蜀郡黄肥而坚者为善。

唐时以澧州者为胜。今虽吴、蜀皆有，唯以雅州、眉州者为良。药物之兴废不同如此。大抵有二种：一种根粗无毛有珠，如鹰鸡爪形而坚实，色深黄；一种无珠多毛而中虚，黄色稍淡。各有所宜。

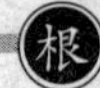

【气味】苦，寒，无毒。

【主治】热气，目痛眦伤泣出，明目，肠澼腹痛下痢，妇人阴中肿痛。久服令人不忘。（《本经》）

主五脏冷热，久下泄澼脓血，止消渴大惊，除水利骨，调胃厚肠益胆，疗口疮。（《别录》）

治五劳七伤，益气，止心腹痛，惊悸烦躁，润心肺，长肉止血，天行热疾，止盗汗并疮疥。猪肚蒸为丸，治小儿疳气，杀虫。（《大明》）

治郁热在中，烦躁恶心，兀兀欲吐，心下痞满。（元素）

主心病逆而盛，心积伏梁。（好古）

去心窍恶血，解服药过剂烦闷及巴豆、轻粉毒。（时珍）

【发明】〔杲曰〕诸痛痒疮疡，皆属心火。凡诸疮宜以黄连、当归为君，甘草、黄芩为佐。凡眼暴发赤肿，痛不可忍者，宜黄连、当归以酒浸煎之。宿食不消，心下痞满者，须用黄连、枳实。

〔弘景曰〕俗方多用黄连治痢及渴，道方服食长生。

〔慎微曰〕刘宋王微黄连赞云：黄连味苦，左右相因。断凉涤暑，阐命轻身。缙云昔御，飞跸上旻。不行而至，吾闻其人。又梁江淹黄连颂云：黄连上草，丹砂之次。御孽辟妖，长灵久视。骖龙行天，驯马匝地。鸿飞以仪，顺道则利。

〔时珍曰〕《本经》《别录》并无黄连久服长生之说，唯陶弘景言道方久服长生。《神仙传》载封君达、黑穴公，并服黄连五十年得仙。窃谓黄连大苦大寒之药，用之降火燥湿，中病即当止。岂可久服，使肃杀之令常行，而伐其生发冲和之气乎？《素问》载岐伯言：五味入胃，各归所喜攻。久而增气，物化之常也。气增而久，夭之由也。王冰注云：酸入肝为温，苦入心为热，辛入肺为清，咸入肾为寒，甘入脾为至阴而四气兼之，皆增其味而益其气，故各从本脏之气为用。所以久服黄连、苦参反热，从火化也。余味皆然。久则脏气偏胜，即有偏绝，则有暴夭之道。是以绝粒肥饵之人不暴亡者，无五味偏助也。

附方

消渴尿多。用黄连末，蜜丸梧子大。每服三十丸，白汤下。（《时后方》）

小儿下痢（赤白多时，体弱不堪）。以宣连用水浓煎，和蜜，日服五六次。（《子母秘录》）

热毒血痢。宜黄连一两，水二升，煮取半升，露一宿，空腹热服，少卧将息，一二日即止。（《千金

方》）

鸡冠痔疾。黄连末敷之。加赤小豆末尤良。（《斗门方》）

痢痔脱肛。冷水调黄连末涂之，良。（《经验良方》）

牙痛恶热。黄连末掺之，立止。（李楼《奇方》）

口舌生疮。用黄连煎酒，时含呷之。赴筵散：用黄连、干姜等分，为末掺之。（《肘后》）

三七

《纲目》

释名 山漆、金不换。〔时珍曰〕彼人言其味左三右四，故名三七，盖恐不然。或云本名山漆，谓其能合金疮，如漆黏物也，此说近之。金不换，贵重之称也。

集解 〔时珍曰〕生广西南丹诸州番峒深山中，采根暴干，黄黑色。团结者，状略似白及；长者如老干地黄，有节。

【气味】甘、微苦，温，无毒。

【主治】止血散血定痛，金刃箭伤跌扑杖疮血出不止者，嚼烂涂，或为末掺之，其血即止。亦主吐血衄血，下血血痢，崩中经水不止，产后恶血不下，血运血痛，赤目痈肿，虎咬蛇伤诸病。（时珍）

【发明】〔时珍曰〕此药近时始出，南人军中用为金疮要药，云有奇功。又云：凡杖扑伤损，瘀血淋漓者，随即嚼烂，罨之即止，青肿者即消散。若受杖时，先服一二钱，则血不冲心，杖后尤宜服之，产后服亦良。大抵此药气温、味甘微苦，乃阳明、厥阴血分之药，故能治一切血病，与骐麟竭、紫矿相同。

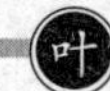

【主治】折伤跌扑出血，敷之即止，青肿经夜即散，余功同根。（时珍）

附方

吐血衄血。山漆一钱，自嚼米汤送下。或以五分，加入八核汤。（《濒湖集简方》）

大肠下血。三七研末，同淡白酒调一二钱服，三服可愈。加五分入四物汤，亦可。（同上）

产后血多。山漆研末，米汤服一钱。（同上）

男妇赤眼。十分重者，以山漆根磨汁涂四围甚妙。（同上）

无名痈肿（疼痛不止）。山漆磨米醋调涂即散。已破者，研末干涂。

胡黄连

宋《开宝》

释名 割孤露泽。〔时珍曰〕其性味功用似黄连。故名。割孤露泽，胡语也。

集解 〔恭曰〕胡黄连出波斯国，生海畔陆地。

〔颂曰〕今南海及秦陇间亦有之。初生似芦，干则似杨柳枯枝，心黑外黄，不拘时月收采。

〔承曰〕折之尘出如烟者，乃为真也。

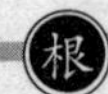

【气味】苦，平，无毒。

【主治】补肝胆，明目，治骨蒸劳热三消，五心烦热，妇人胎蒸虚惊，冷热泄痢，五痔，厚肠胃，益颜色。浸人乳汁，点目甚良。（苏恭）

治久痢成疳，小儿惊痫寒热不下食，霍乱下痢，伤寒咳嗽温疟，理腰肾，去阴汗。（《开宝》）

附方

五心烦热。胡黄连末，米饮服一钱。（《易简方》）

小儿自汗盗汗，潮热往来。胡黄连、柴胡等分，为末，蜜丸芡子大。每用一二丸，水化开，入酒少许，重汤煮一二十沸，温服。（《保幼大全》）

黄芩

《本经》中品

释名 腐肠、妒妇。〔时珍曰〕芩《说文》作莶，谓其色黄也。或云芩者黔也，黔乃黄黑之色也。宿芩乃旧根，多中空，外黄内黑，即今所谓片芩，故又有腐肠、妒妇诸名。妒妇心黯，故以比之。

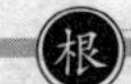 〔《别录》曰〕黄芩生秭归川谷及冤句，三月三日采根阴干。

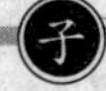

【气味】苦，平，无毒。

【主治】凉心，治肺中湿热，泻肺火上逆，疗上热，目中肿赤，瘀血壅盛，上部积血，补膀胱寒水，安胎，养阴退阳。（元素）

治风热湿热头疼，奔豚热痛，火咳肺痿喉腥，诸失血。（时珍）

【发明】〔元素曰〕黄芩之用有九：泻肺热，一也；上焦皮肤风热风湿，二也；去诸热，三也；利胸中气，四也；消痰膈，五也；除脾经诸湿，六也；夏月须用，七也；妇人产后养阴退阳，八也；安胎，九也。

子

【主治】肠澼脓血。（《别录》）

附方

三补丸。治上焦积热，泻五脏火。黄芩、黄连、黄柏等分，为末，蒸饼丸梧子大，每白汤下二三十丸。（《丹溪纂要》）

肝热生翳（不拘大人小儿）。黄芩一两，淡豉三两，为末。每服三钱，以熟猪肝裹吃，温汤送下，日二服。忌酒面。（《卫生家宝方》）

少阳头痛（亦治太阳头痛，不拘偏正）。小清空膏：用片黄芩（酒浸透），晒干为末。每服一钱，茶酒任下。（东垣《兰室秘藏》）

眉眶作痛（风热有痰）。黄芩酒浸、白芷等分，为末。每服二钱，茶下。（《洁古家珍》）

秦艽

《本经》上品

释名 秦糺。〔时珍曰〕秦艽出秦中，以根作罗纹交纠者佳，故名秦艽、秦糺。

集解 〔弘景曰〕今出甘松、龙洞、蚕陵，以根作罗纹相交长大黄白色者为佳。

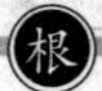

【气味】苦，平，无毒。

【主治】寒热邪气，寒湿风痹，肢节痛，下水利小便。（《本经》）

除阳明风湿，及手足不遂，口噤牙痛口疮，肠风泻血，养血荣筋。（元素）

泄热益胆气。（好古）

治胃热虚劳发热。（时珍）

【发明】〔时珍曰〕秦艽，手足阳明经药也，兼入肝胆，故手足不遂，黄疸烦渴之病须之，取其去阳明之湿热也。

附方

胎动不安。秦艽、甘草（炙）、鹿角胶（炒）各半两，为末。每服三钱，水一大盏，糯米五十粒，煎服。（《圣惠方》）

茈胡

《本经》上品

释名 〔时珍曰〕茈字有柴、紫二音。茈姜、茈草之茈皆音紫，茈胡之茈音柴。茈胡生山中，嫩则可茹，老则采而为柴，故苗有芸蒿、山菜、茹草之名，而根名柴胡也。

集解 〔时珍曰〕银州所产茈胡长尺余而微白且软，不易得也。北地所产者，亦如前胡而软，今人谓之北茈胡是也，入药亦良。南土所产者，不似前胡，正如蒿根，强硬不堪使用。

【气味】苦，平，无毒。

【主治】心腹肠胃中结气，饮食积聚，寒热邪气，推陈致新。久服轻身明目益精。（《本经》）

治热劳骨节烦疼，热气肩背疼痛，劳乏羸瘦，下气消食，宣畅气血。主时疾内外热不解，单煮服之良。（甄权）

补五劳七伤，除烦止惊，益气力，消痰止嗽，润心肺，添精髓，健忘。（《大明》）

治阳气下陷，平肝胆三焦包络相火，及头痛眩晕，目昏赤痛障翳，耳聋鸣，诸疟，及肥气寒热，妇人热入血室，经水不调，小儿痘疹余热，五疳羸热。（时珍）

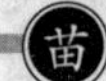

【主治】卒聋，捣汁频滴之。（《千金》）

附方

伤寒余热。茈胡四两，甘草一两，每服三钱，水一盏煎服。（许学士《本事方》）

虚劳发热。柴胡、人参等分，每服三钱，姜、枣同水煎服。（《澹寮方》）

湿热黄疸。柴胡一两，甘草二钱半，作一剂，以水一碗，白茅根一握，煎至七分，任意时时服，一日尽。（孙尚药《秘宝方》）

前胡

《别录》中品

释名 〔时珍曰〕按孙愐《唐韵》作湔胡，名义未解。

集解 〔《别录》曰〕前胡二月、八月采根暴干。

〔弘景曰〕近道皆有，生下湿地，出吴兴者为胜。根似柴胡而柔软，为疗殆欲同，而《本经》上品有茈胡而无此，晚来医乃用之。

〔《大明》曰〕越、衢、婺、睦等处者皆好，七、八月采之，外黑里白。

〔颂曰〕今陕西、梁汉、江淮、荆襄州郡及相州、孟州皆有之。春生苗，青白色，似斜蒿。初出时有白芽，长三四寸，味甚香美，又似芸蒿。七月内开白花，与葱花相类。八月结实。根青紫色。今鄜延将来者，大与柴胡相似。但柴胡赤色而脆，前胡黄而柔软，为不同尔。

〔时珍曰〕前胡有数种，唯以苗高一二尺，色似斜蒿，叶如野菊而细瘦，嫩时可食，秋月开黪白花，类蛇床子花，其根皮黑肉白，有香气为真。大抵北地者为胜，故方书称北前胡云。

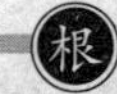

【气味】苦，微寒，无毒。

【主治】痰满，胸胁中痞，心腹结气，风头痛，去痰实，下气，治伤寒寒热，推陈致新，明目益精。（《别录》）

能去热实，及时气内外俱热，单煮服之。（甄权）

治一切气，破癥结，开胃下食，通五脏，主霍乱转筋，骨节烦闷，反胃呕逆，气喘咳嗽，安胎，小儿一切疳气。（《大明》）

清肺热，化痰热，散风邪。（时珍）

【发明】〔时珍曰〕前胡味甘、辛，气微平，阳中之阴，降也。乃手足太阴阳明之药，与柴胡纯阳上升入少阳厥阴者不同也。其功长于下气，故能治痰热喘嗽痞膈呕逆诸疾，气下则火降，痰亦降矣。所以有推陈致新之绩，为痰气要药。

附方

小儿夜啼。前胡捣筛，蜜丸小豆大。日服一丸，熟水下，至五六丸，以瘥为度。(《普济方》)

防风

《本经》上品

释名 茴芸、屏风。〔时珍曰〕防者，御也。其功疗风最要，故名。

集解 〔颂曰〕今汴东、淮浙州郡皆有之。茎叶俱青绿色，茎深而叶淡，似青蒿而短小。春初时嫩紫红色，江东宋亳人采作菜茹，极爽口。五月开细白花，中心攒聚作大房，似莳萝花。实似胡荽子而大。根土黄色，与蜀葵根相类，二月、十月采之。关中生者，三月、六月采之，然轻虚不及齐州者良。

〔时珍曰〕江淮所产多是石防风，生于山石之间。二月采嫩苗作菜，辛甘而香。

【气味】甘，温，无毒。

【主治】大风，头眩痛恶风，风邪目盲无所见，风行周身，骨节疼痹，烦满。久服轻身。(《本经》)

胁痛胁风，头面去来，四肢挛急，字乳金疮内痉。(《别录》)

治三十六般风，男子一切劳劣，补中益神，风赤眼，止冷泪及瘫痪，通利五脏关脉，五劳七伤，羸损盗汗，心烦体重，能安神定志，匀气脉。(《大明》)

治上焦风邪，泻肺实，散头目中滞气，经络中留湿，主上部见血。(元素)

搜肝气。(好古)

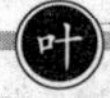

【主治】中风热汗出。(《别录》)

【主治】四肢拘急，行履不得，经脉虚羸，骨节间痛，心腹痛。(甄权)

【主治】疗风更优，调食之。(苏恭)

【发明】〔元素曰〕防风，治风通用，身半以上风邪用身，身半以下风邪用梢，治风去湿之仙药也，风能胜湿故尔。能泻肺实，误服泻人上焦元气。

〔杲曰〕防风治一身尽痛，乃卒伍卑贱之职，随所引而至，乃风药中润剂也。若补脾胃，非此引用不能行。凡脊痛项强，不可回顾，腰似折，项似拔者，乃手足太阳证，正当用防风。凡疮在胸膈以上，虽无手足太阳证，亦当用之，为能散结，去上部风。病人身体拘倦者，风也，诸疮见此证亦须用之。钱仲阳泻黄散中倍用防风者，乃于土中泻木也。

附方

自汗不止。防风用麸炒，猪皮煎汤下。（朱氏《集验方》）

睡中盗汗。防风二两，芎䓖一两，人参半两，为末。每服三钱，临卧饮下。（《易简方》）

消风顺气（老人大肠秘涩）。防风、枳壳（麸炒）一两，甘草半两，为末，每食前白汤服二钱。（《简便方》）

解野菌毒。防风煎汁饮之。（《千金方》）

破伤中风（牙关紧急）。天南星、防风等分，为末。每服二三匙，童子小便五升，煎至四升，分二服，即止也。（《经验后方》）

白鲜

《本经》中品

释名 白膻、白羊鲜、地羊鲜、金雀儿椒。〔弘景曰〕俗呼为白羊鲜。气息正似羊膻，故又名白膻。〔时珍曰〕鲜者，羊之气也。此草根白色，作羊膻气，其子累累如椒，故有诸名。

集解 〔《别录》曰〕白鲜皮生上谷川谷及冤句，四月、五月采根阴干。

〔弘景曰〕近道处处有，以蜀中者为良。

〔恭曰〕其叶似茱萸，高尺余，根皮白而心实，花紫白色。根宜二月采，若四月、五月采，便虚恶矣。

〔颂曰〕今河中、江宁府、滁州、润州皆有之。苗高尺余，茎青，叶稍白，如槐亦似茱萸。四月开花淡紫色，似小蜀葵花。根似小蔓菁，皮黄白而心实。山人采嫩苗为菜茹。

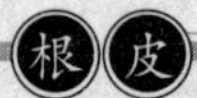

【气味】苦，寒，无毒。

【主治】头风黄疸，咳逆淋沥，女子阴中肿痛，湿痹死肌，不可屈伸起止行步。（《本经》）

疗四肢不安，时行腹中大热饮水，欲走大呼，小儿惊痫，妇人产后余痛。（《别录》）

治一切热毒风、恶风，风疮疥癣赤烂，眉发脱脆，皮肌急，壮热恶寒，解热黄、酒黄、急黄、谷黄、劳黄。（甄权）

通关节，利九窍及血脉，通小肠水气，天行时疾，头痛眼疼。其花同功。（《大明》）

【发明】〔时珍曰〕白鲜皮气寒善行，味苦性燥，足太阴、阳明经去湿热药也，兼入手太阴、阳明，为诸黄风痹要药。世医止施之疮科，浅矣。

附方

鼠瘘已破（出脓血者）。白鲜皮煮汁，服一升，当吐若鼠子也。（《肘后方》）

产后中风（人虚不可服他药者）。一物白鲜皮汤，用新汲水三升，煮取一升，温服。（陈延之《小品方》）

独活

《本经》上品

释名 羌活、羌青、独摇草。〔弘景曰〕一茎直上，不为风摇，故曰独活。

集解 〔时珍曰〕独活、羌活乃一类二种，以中国者为独活，西羌者为羌活。

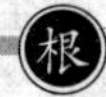

【气味】苦、甘，平，无毒。

【主治】风寒所击，金疮止痛，奔豚痫痓，女子疝瘕。久服轻身耐老。（《本经》）

羌独活：治一切风并气，筋骨挛拳，骨节酸疼，头旋目赤疼痛，五劳七伤，利五脏及伏梁水气。（《大明》）

治风寒湿痹，酸痛不仁，诸风掉眩，颈项难伸。（李杲）

去肾间风邪，搜肝风，泻肝气，治项强、腰脊痛。（好古）

【发明】〔恭曰〕疗风宜用独活，兼水宜用羌活。

〔刘完素曰〕独活不摇风而治风，浮萍不沉水而利水，因其所胜而为制也。

〔张元素曰〕风能胜湿，故羌活能治水湿。独活与细辛同用，治少阴头痛。头晕目眩，非此不能除。羌活与川芎同用，治太阳、少阴头痛，透关利节，治督脉为病，脊强而厥。

〔好古曰〕羌活乃足太阳、厥阴、少阴药，与独活不分二种。后人因羌活气雄，独活气细。故雄者治足太阳风湿相搏，头痛、肢节痛、一身尽痛者，非此不能除，乃却乱反正之主君药也。细者治足少阴伏风，头痛、两足湿痹、不能动止者，非此不能治，而不治太阳之证。

〔时珍曰〕羌活、独活皆能逐风胜湿，透关利节，但气有刚劣不同尔。《素问》云：从下上者，引而去之。二味苦辛而温，味之薄者，阴中之阳，故能引气上升，通达周身，而散风胜湿。按《文系》曰：唐刘师贞之兄病风。梦神人曰：但取胡王使者浸酒服便愈。师贞访问皆不晓。复梦其母曰：胡王使者，即羌活也。求而用之，兄疾遂愈。

〔嘉谟曰〕羌活本手足太阳表里引经之药，又入足少阴、厥阴。名列君部之中，非比柔懦之主。小无不入，大无不通。故能散肌表八风之邪，利周身百节之痛。

附方

中风口噤（通身冷，不知人）。独活四两，好酒一升，煎半升服。（《千金方》）

产后腹痛。羌活二两，煎酒服。（《必效方》）

妊娠浮肿。羌活、萝卜子同炒香，只取羌活为末。每服二钱，温酒调下，一日一服，二日二服，三日三

服。乃嘉兴主簿张昌明所传。（许学士《本事方》）

风牙肿痛。用独活煮酒热漱之。（《肘后方》）

石蒜

宋《图经》

释名 乌蒜、老鸦蒜、蒜头草、婆婆酸、一枝箭、水麻。〔时珍曰〕蒜以根状名，箭以茎状名。

集解 〔颂曰〕水麻生鼎州、黔州，其根名石蒜，九月采之。或云金灯花根，亦名石蒜，即此类也。

〔时珍曰〕石蒜处处下湿地有之，古谓之乌蒜，俗谓之老鸦蒜、一枝箭是也。春初生叶，如蒜秧及山慈菇叶，背有剑脊，四散布地。七月苗枯，乃于平地抽出一茎如箭杆，长尺许。茎端开花四五朵，六出红色，如山丹花状而瓣长，黄蕊长须。其根状如蒜，皮色紫赤，肉白色。此有小毒，而《救荒本草》言其可煠熟水浸过食，盖为救荒尔。一种叶如大韭，四五月抽茎，开花如小萱花黄白色者，谓之铁色箭，功与此同。二物并抽茎开花，后乃生叶，叶花不相见，与金灯同。

根

【气味】辛，甘，温，有小毒。

【主治】敷贴肿毒。（苏颂）

疔疮恶核，可水煎服取汗，及捣敷之。又中溪毒者，酒煎半升服。取吐良。（时珍）

附方

产肠脱下。老鸦蒜即酸头草一把，以水三碗，煎一碗半，去滓熏洗，神效。（危氏《得效方》）

便毒诸疮。一枝箭，捣烂涂之即消。若毒太甚者，洗净，以生白酒煎服，得微汗即愈。（王永辅《济世方》）

升麻

《本经》上品

释名 周麻。〔时珍曰〕其叶似麻，其性上升，故名。

集解 〔《别录》曰〕升麻生益州山谷，二月、八月采根日干。

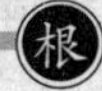

【气味】甘、苦，平、微寒，无毒。

【主治】解百毒，杀百精老物殃鬼，辟瘟疫瘴气邪气蛊毒，入口皆吐出，中恶腹痛，时气毒疠，头痛寒热，风肿诸毒，喉痛口疮。久服不夭，轻身长年。（《本经》）

治阳明头痛，补脾胃，去皮肤风邪，解肌肉间风热，疗肺痿咳唾脓血，能发浮汗。（元素）

牙根浮烂恶臭，太阳鼽衄，为疮

家圣药。（好古）

消斑疹，行瘀血，治阳陷眩晕，胸胁虚痛，久泄下痢，后重遗浊，带下崩中，血淋下血，阴痿足寒。（时珍）

【发明】〔元素曰〕补脾胃药，非此为引用不能取效。脾痹非此不能除。其用有四：手足阳明引经，一也；升阳气于至阴之下，二也；去至高之上及皮肤风邪，三也；治阳明头痛，四也。

〔杲曰〕升麻发散阳明风邪，升胃中清气，又引甘温之药上升，以补卫气之散而实其表。故元气不足者，用此于阴中升阳，又缓带脉之缩急。此胃虚伤冷，郁遏阳气于脾土者，宜升麻、葛根以升散其火郁。

〔好古曰〕升麻、葛根汤，乃阳明发散药。若初病太阳证便服之，发动其汗，必传阳明，反成其害也。朱肱《活人书》言瘀血入里、吐血衄血者，犀角地黄汤，乃阳明经圣药。如无犀角，以升麻代之。二物性味相远，何以代之？盖以升麻能引地黄及余药同入阳明也。

〔时珍曰〕升麻引阳明清气上行，柴胡引少阳清气上行。此乃禀赋素弱，元气虚馁，及劳役饥饱生冷内伤，脾胃引经最要药也。升麻葛根汤乃发散阳明风寒药也。时珍用治阳气郁遏，及元气下陷诸病，时行赤眼，每有殊效，神而明之，方可执泥乎？

附方

喉痹作痛。升麻片含咽。或以半两煎服取吐。（《直指方》）

胃热齿痛。升麻煎汤饮，热漱咽之，解毒。或加生地黄。（《直指方》）

热痱瘙痒。升麻煎汤饮，并洗之。（《千金方》）

苦参

《本经》中品

释名 地槐、水槐。〔时珍曰〕苦以味名，参以功名，槐以叶形名也。

集解 〔《别录》曰〕苦参生汝南山谷及田野，三月、八月、十月采根暴干。

〔弘景曰〕近道处处有之。叶极似槐叶，花黄色，子作荚，根味至苦恶。

〔颂曰〕其根黄色，长五七寸许，两指粗细。三五茎并生，苗高三四尺以来。叶碎青色，极似槐叶，春生冬凋。其花黄白色，七月结实如小豆子。河北生者无花子。五月、六月、八月、十月采根暴干。

〔时珍曰〕七、八月结角如萝卜子，角内有子二三粒，如小豆而坚。

【气味】苦，寒，无毒。

【主治】心腹结气，癥瘕积聚，

黄疸，溺有余沥，逐水，除痈肿，补中，明目止泪。（《本经》）

渍酒饮，治疥杀虫。（弘景）

治恶虫，胫酸。（苏恭）

治热毒风，皮肌烦燥生疮，渍酒饮，赤癞眉脱，除大热嗜睡，治腹中冷痛，中恶腹痛。（甄权）

杀疳虫。炒存性，米饮服，治肠风泻血并热痢。（《大明》）

【发明】〔元素曰〕苦参味苦气沉纯阴，足少阴肾经君药也。治本经须用，能逐湿。

〔颂曰〕古今方用治风热疮疹最多。

〔震亨曰〕苦参能峻补阴气，或得之而致腰重者，因其气降而不升也，非伤肾之谓也。其治大风有功，况风热细疹乎？

〔时珍曰〕子午乃少阴君火对化，故苦参、黄柏之苦寒，皆能补肾，盖取其苦燥湿、寒除热也。热生风，湿生虫，故又能治风杀虫。唯肾水弱而相火胜者，用之相宜。若火衰精冷，真元不足，及年高之人，不可用也。

十月收采。

【气味】同根。

【主治】久服轻身不老，明目。饵如槐子法，有验。（苏恭）

附方

小儿身热。苦参煎汤浴之，良。（《外台秘要》）

毒热足肿（作痛欲脱者）。

苦参煮酒渍之。（姚僧坦《集验方》）

大肠脱肛。苦参、五倍子、陈壁土等分，煎汤洗之，以木贼末敷之。（《医方摘要》）

齿缝出血。苦参一两，枯矾一钱，为末，日三揩之，立验。（《普济方》）

延胡索

宋《开宝》

释名 玄胡索。〔好古曰〕本名玄胡索，避宋真宗讳，改玄为延也。

集解 〔藏器曰〕延胡索生奚园，从安东来，根如半夏，色黄。

〔时珍曰〕奚乃东北夷也。今二茅山西上龙洞种之。每年寒露后栽，立春后生苗，叶如竹叶样，三月长三寸高，根丛生如芋卵样，立夏掘起。

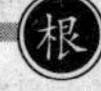

【气味】辛，温，无毒。

【主治】破血，妇人月经不调，腹中结块，崩中淋露，产后诸血病，血运，暴血冲上，因损下血。煮酒或酒磨服。（《开宝》）

除风治气，暖腰膝，止暴腰痛，破症癖，扑损瘀血，落胎。（《大明》）

治心气小腹痛，有神。（好古）

散气，治肾气，通经络。（李珣）

活血利气，止痛，通小便。（时珍）

【发明】〔珣曰〕主肾气，及破产后恶露或儿枕。与三棱、鳖甲、大黄为散甚良，虫蛀成末者尤良。

〔时珍曰〕玄胡索味苦微辛，气温，入手足太阴厥阴四经，能行血中气滞，气中血滞，故专治一身上下诸痛，用之中的，妙不可言。荆穆王妃胡氏，因食荞麦面着怒，遂病胃脘当心痛，不可忍。医用吐下行气化滞诸药，皆入口即吐，不能奏功。大便三日不通。因思雷公《炮炙论》云：心痛欲死，速觅延胡。乃以玄胡索末三钱，温酒调下，即纳入，少顷大便行而痛遂止。又华老年五十余，病下痢腹痛垂死，已备棺木。予用此药三钱，米饮服之，痛即减十之五，调理而安。按《方勺泊宅编》云：一人病遍体作痛，殆不可忍。都下医或云中风，或云中湿，或云脚气，药悉不效。周离亨言：是气血凝滞所致。用玄胡索、当归、桂心等分，为末，温酒服三四钱，随量频进，以止为度，遂痛止。盖玄胡索能活血化气，第一品药也。其后赵待制霆因导引失节，肢体拘挛，亦用此数服而愈。

附方

老小咳嗽。玄胡索一两，枯矾二钱半，为末。每服二钱，软饧一块和，含之。（《仁存堂方》）

鼻出衄血。玄胡索末，绵裹塞耳内，左衄塞右，右衄塞左。（《普济方》）

小便不通。捻头散：治小儿小便不通。用玄胡索、川苦楝子等分，为末。每服半钱或一钱，白汤滴油数点调下。（钱仲阳《小儿直诀》）

膜外气疼（及气块）。玄胡索不限多少，为末，猪胰一具，切作块子，炙熟蘸末，频食之。（《胜金方》）

热厥心痛（或发或止，久不愈，身热足寒者）。用玄胡索（去皮）、金铃子肉等分，为末，每温酒或白汤下二钱。（《圣惠方》）

疝气危急。玄胡索（盐炒）、全蝎（去毒生用）等分，为末。每服半钱，空心盐酒下。（《直指方》）

偏正头痛（不可忍者）。玄胡索七枚，青黛二钱，牙皂二个（去皮子），为末，水和丸如杏仁大。每以水化一丸，灌入病人鼻内，随左右，口咬铜钱一个，当有涎出成盆而愈。（《永类方》）

贝母

《本经》中品

释名 茵（音萌）。〔时珍曰〕诗云言采其茵，即此。一作虻，谓根状如虻也。

集解 〔敩曰〕贝母中有独颗团不作两片无皱者，号曰丹龙精，不入药用。误服令人筋脉永不收，唯以黄精、小蓝汁服之，立解。

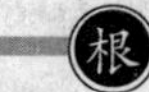

【气味】辛，平，无毒。

【主治】伤寒烦热，淋沥邪气疝瘕，喉痹乳难，金疮风痉。（《本经》）

疗腹中结实，心下满，洗洗恶风寒，目眩项直，咳嗽上气，止烦热渴，出汗，安五脏，利骨髓。（《别录》）

消痰，润心肺。末和砂糖丸含，止嗽。烧灰油调，敷人畜恶疮，敛疮口。（《大明》）

主胸胁逆气，时疾黄疸。研末点目，去肤翳。以七枚作末酒服，治产难及胞衣不出。与连翘同服，主项下瘤瘿疾。（甄权）

【发明】〔承曰〕贝母能散心胸郁结之气，故诗云，言采其莔，是也。作诗者，本以不得志而言。今用治心中气不快、多愁郁者，殊有功，信矣。

〔颂曰〕贝母治恶疮。唐人记其事云：江左尝有商人，左膊上有疮如人面，亦无他苦。商人戏以酒滴口中，其面赤色。以物食之，亦能食，多则膊内肉胀起。或不食，则一臂痹焉。有名医教其历试诸药，金石草木之类，悉无所苦，至贝母，其疮乃聚眉闭口。商人喜，因以小苇筒毁其口灌之，数日成痂遂愈，然不知何疾也。《本经》言主金疮，此岂金疮之类欤。

附方

化痰降气（止咳解郁，消食除胀，有奇效）。用贝母（去心）一两，姜制厚朴半两，蜜丸梧子大，每白汤下五十丸。（笔峰方）

妊娠尿难（饮食如故）。用贝母、苦参、当归各四两，为末，蜜丸小豆大，每饮服三丸至十丸。（《金匮要略》）

龙胆

《本经》中品

释名 陵游。〔志曰〕叶如龙葵，味苦如胆，因以为名。

集解 〔《别录》曰〕龙胆生齐朐山谷及冤句，二月、八月、十一月、十二月采根阴干。

〔弘景曰〕今出近道，以吴兴者为胜。根状似牛膝，其味甚苦。

〔颂曰〕宿根黄白色，下抽根十余条，类牛膝而短。直上生苗，高尺余。四月生叶如嫩蒜，细茎如小竹枝。七月开花，如牵牛花，作铃铎状，青碧色。冬后结子，苗便枯。俗呼草龙胆。又有山龙胆，味苦涩，其叶经霜雪不凋。山人用治四肢疼痛，与此同类而别种也。采无时。

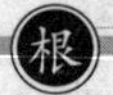

【气味】苦、涩，大寒，无毒。

【主治】骨间寒热，惊痫邪气，

续绝伤，定五脏，杀蛊毒。（《本经》）

治小儿壮热骨热，惊痫入心，时疾热黄，痈肿口疮。（甄权）

除胃中伏热，时气温热，热泄下痢，去肠中小虫，益肝胆气，止惊惕。久服益智不忘，轻身耐老。（《别录》）

客忤疳气，热病狂语，明目止烦，治疮疥。（《大明》）

去目中黄及睛赤肿胀，瘀肉高起，痛不可忍。（元素）

退肝经邪热，除下焦湿热之肿，泻膀胱火。（李杲）

疗咽喉痛，风热盗汗。（时珍）

【发明】〔元素曰〕龙胆味苦性寒，气味俱厚，沉而降，阴也，足厥阴、少阳经气分药也。其用有四：除下部风湿，一也；及湿热，二也；脐下至足肿痛，三也；寒湿脚气，四也。下行之功与防己同，酒浸则能上行，外行以柴胡为主，龙胆为使，治眼中疾必用之药。

〔时珍曰〕相火寄在肝胆，有泻无补，故龙胆之益肝胆之气，正以其能泻肝胆之邪热也。但大苦大寒，过服恐伤胃中生发之气，反助火邪，亦久服黄连反从火化之义。《别录》久服轻身之说，恐不足信。

附方

伤寒发狂。草龙胆为末，入鸡子清、白蜜，化凉水服二钱。（《伤寒蕴要》）

四肢疼痛。山龙胆根细切，用生姜自然汁浸一宿，去其性，焙干捣末，水煎一钱匕，温服之。此与龙胆同类别种，经霜不凋。（苏颂《图经本草》）

谷疸劳疸。谷疸因食而得，劳疸因劳而得。用龙胆一两，苦参三两，为末，牛胆汁和丸梧子大。先食以麦饮服五丸，日三服，不知稍增。劳疸加龙胆一两，栀子仁三七枚，以猪胆和丸。（《删繁方》）

一切盗汗（妇人、小儿一切盗汗，又治伤寒后盗汗不止）。龙胆草研末，每服一钱，猪胆汁三两点，入温酒少许调服。（杨氏《家藏方》）

小儿盗汗（身热）。龙胆草、防风各等分，为末。每服一钱，米饮调下。亦可丸服，及水煎服。（《婴童百问》）

暑行目涩。生龙胆捣汁一合，黄连切烂浸汁一匙，和点之。（危氏《得效方》）

白茅

《本经》中品

释名 根名茹根、兰根、地筋。〔时珍曰〕茅叶如矛，故谓之茅。其根牵连，故谓之茹。

集解 〔时珍曰〕白茅短小，三四月开白花成穗，结细实。其根甚长，白软如筋而有节，味甘，俗呼丝茅。

茅根

【气味】甘，寒，无毒。

【主治】劳伤虚羸，补中益气，除瘀血血闭寒热，利小便。（《本经》）

下五淋，除客热在肠胃，止渴坚筋，妇人崩中。久服利人。（《别录》）

止吐衄诸血，伤寒哕逆，肺热喘急，水肿黄疸，解酒毒。（时珍）

【发明】〔时珍曰〕白茅根甘，能除伏热，利小便，故能止诸血哕逆喘急消渴，治黄疸水肿，乃良物也。

附方

反胃上气（食入即吐）。茅根、芦根二两，水四升，煮二升，顿服得下，良。（《圣济总录》）

肺热气喘。生茅根一握，㕮咀，水二盏，煎一盏，食后温服。甚者三服止，名如神汤。（《圣惠方》）

虚后水肿（因饮水多，小便不利）。用白茅根一大把，小豆三升，水三升，煮干，去茅食豆，水随小便下也。（《肘后方》）

五种黄病（黄疸、谷疸、酒疸、女疸、劳疸也）。用生茅根一把，细切，以猪肉一斤，合作羹食。（《肘后》）

细辛

《本经》上品

释名 小辛、少辛。〔颂曰〕华州真细辛，根细而味极辛，故名之曰细辛。

集解 〔颂曰〕今处处有之，皆不及华阴者为真。其根细而极辛。今人多以杜衡为之。杜衡根似饭帚密闹，细长四五寸，微黄白色，江淮呼为马蹄香，不可误用。

〔时珍曰〕大抵能乱细辛者，不止杜衡，皆当以根苗色味细辨之。叶似小葵，柔茎细根，直而色紫，味极辛者，细辛也。叶似马蹄，茎微粗，根曲而黄色，味亦辛者，杜衡也。一茎直上，茎端生叶如伞，根似细辛，微粗直而黄白色，味辛微苦者，鬼督邮也。似鬼督邮而色黑者，及己也。叶似小桑，根似细辛，微粗长而黄色，味辛而有臊气者，徐长卿也。

根

【气味】辛，温，无毒。

【主治】咳逆上气，头痛脑动，百节拘挛，风湿痹痛死肌。久服明目利九窍，轻身长年。（《本经》）

温中下气，破痰利水道，开胸中滞结，除喉痹齆鼻不闻香臭，风痫癫疾，下乳结，汗不出，血不行，安五脏，益肝胆，通精气。（《别录》）

添胆气，治嗽，去皮风湿痒，风眼泪下，除齿痛，血闭，妇人血沥腰痛。（甄权）

润肝燥，治督脉为病，脊强而厥。（好古）

治口舌生疮、大便燥结，起目中倒睫。（时珍）

【发明】〔宗奭曰〕治头面风痛，不可缺此。

〔元素曰〕细辛气温，味大辛，气厚于味，阳也，升也，入足厥阴、少阴血分，为手少阴引经之药。香味俱细，故入少阴，与独活相类。以独活为使，治少阴头痛如神。亦止诸阳头痛，诸风通用之。味辛而热，温少阴之经，散水气以去内寒。

〔成无已曰〕水停心下不行，则肾气燥，宜辛以润之。细辛之辛，以行水气而润燥。

〔杲曰〕胆气不足，细辛补之。又治邪气自里之表，故仲景少阴证，用麻黄附子细辛汤。

〔时珍曰〕气之厚者能发热，阳中之阳也。辛温能散，故诸风寒风湿头痛痰饮胸中滞气惊痫者，宜用之。口疮喉痹䘌齿诸病用之者，取其能散浮热，亦火郁则发之之义也。辛能泄肺，故风寒咳嗽上气者，宜用之。辛能补肝，故胆气不足，惊痫眼目诸病，宜用之。辛能润燥，故通少阴及耳窍，便涩者宜用之。

〔承曰〕细辛非华阴者不得为真。若单用末，不可过一钱。多则气闷塞不通者死，虽死无伤。近年开平狱中尝治此，不可不记。非本有毒，但不识多寡耳。

附方

虚寒呕哕（饮食不下）。细辛去叶半两，丁香二钱半，为末。每服一钱，柿蒂汤下。（《外台秘要》）

小儿客忤（口不能言）。细辛、桂心末等分，以少许内口中。（《外台秘要》）

小儿口疮。细辛末，醋调，贴脐上。（《卫生家宝方》）

口舌生疮。细辛、黄连等分，为末掺之，漱涎甚效，名兼金散。一方用细辛、黄柏。（《三因方》）

口臭䘌齿（肿痛）。细辛煮浓汁，热含冷吐，取瘥。（《圣惠方》）

鼻中息肉。细辛末，时时吹之。（《圣惠方》）

诸般耳聋。细辛末，溶黄蜡丸鼠屎大，绵裹一丸塞之，一二次即愈。须戒怒气，名聪耳丸。（龚氏《经验方》）

暗风卒倒（不省人事）。细辛末，吹入鼻中。（危氏《得效方》）

芒

《拾遗》

释名 杜荣、笆芒、笆茅。〔时珍曰〕

芒，《尔雅》作莣。今俗谓之笆茅，可以为篱笆故也。

集解 〔藏器曰〕《尔雅》：莣，杜荣。郭璞注云：草似茅，皮可为绳索履屩也。今东人多以为箔。又曰：石芒生高山，如芒而节短，江西呼为折草，六七月生穗如荻。

〔时珍曰〕芒有二种，皆丛生，叶皆如茅而大，长四五尺，甚快利，伤人如锋刃。七月抽长茎，开白花成穗，如芦苇花者，芒也；五月抽短茎，开花如芒者，石芒也。并于花将放时剥其箨皮，可为绳箔草履诸物，其茎穗可为扫帚也。

茎

【气味】甘，平，无毒。

【主治】人畜为虎狼等伤，恐毒入内，取茎杂葛根浓煮汁服，亦生取汁服。（藏器）

煮汁服，散血。（时珍）

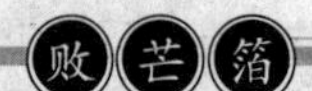

败芒箔

【主治】产妇血满腹胀痛，血渴，恶露不尽，月闭，止好血，下恶血，去鬼气疰痛癥结，酒煮服之。亦烧末，酒下。弥久着烟者佳。（藏器）

水仙

《会编》

释名 金盏银台。〔时珍曰〕此物宜卑湿处，不可缺水，故名水仙。金盏银台，花之状也。

集解 〔机曰〕水仙花叶似蒜，其花香甚清。九月初栽于肥壤，则花茂盛，瘦地则无花。五月初收根，以童尿浸一宿，晒干，悬火暖处。若不移宿根更旺。

〔时珍曰〕水仙丛生下湿处。其根似蒜及薤而长，外有赤皮裹之。冬月生叶，似薤及蒜。春初抽茎，如葱头。茎头开花数朵，大如簪头，状如酒杯，五尖上承，黄心，宛然盏样，其花莹韵，其香清幽，一种千叶者，花皱，下轻黄而上淡白，不作杯状，人重之，指为真水仙，盖不然，乃一物二种尔。亦有红花者。按段成式《酉阳杂俎》云：㮈祇出拂林国，根大如鸡卵，苗长三四尺，叶似蒜叶，中心抽条，茎端开花，六出，红白色，花心黄赤，不结子，冬生夏死。取花压油，涂身去风气，据此形状，与水仙仿佛，岂外国名谓不同耶？

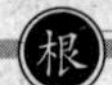

根

【气味】苦、微辛，滑，寒，无毒。

〔土宿真君曰〕取汁伏汞，煮雄黄，拒火。

【主治】痈肿及鱼骨硬。（时珍）

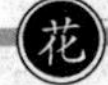

【主治】作香泽，涂身理发，去风气。又疗妇人五心发热，同干荷叶、赤芍药等分，为末，白汤每服二钱，热自退也。（时珍）

杜衡

《别录》中品

释名 杜葵、马蹄香、土卤、土细辛。

〔恭曰〕杜衡叶似葵，形似马蹄，故俗名马蹄香。

集解 〔《别录》曰〕杜衡生山谷，三月三日采根，熟洗暴干。

〔弘景曰〕根叶都似细辛，唯气小异尔。处处有之。方药少用，唯道家服之。令人身衣香。

〔恭曰〕生山之阴，水泽下湿地。叶似葵，形如马蹄。根似细辛、白前等。今俗以及己代之，谬矣。及己独茎，茎端四叶，叶间白花，殊无芳气。有毒，服之令人吐，唯疗疮疥，不可乱杜衡也。

〔颂曰〕今江唯间皆有之。春初于宿根上生苗，叶似马蹄下状，高二三寸，茎如麦藁粗细，每窠上有五七叶，或八九叶，别无枝蔓。又于茎叶间罅内芦头上贴地生紫花，其花似见不见，暗结实如豆大，窠内有碎子，似天仙子。苗叶俱青，经霜即枯，其根成空，有似饭帚密闹，细长四五寸，粗于细辛，微黄白色，味辛，江淮俗呼为马蹄香。

〔宗奭曰〕杜衡用根似细辛，但根色白，叶如马蹄之下。市人往往以乱细辛，将二物相对，便见真伪。况细辛唯出华州者良。杜衡色黄，拳局而脆，干则作团。

〔时珍曰〕按《土宿本草》云：杜细辛，叶圆如马蹄，紫背者良，江南、荆湖、川陕、闽广俱有之。取自然汁，可伏硫、砒，制汞。

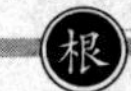

【气味】辛，温，无毒。

【主治】风寒咳逆。作浴汤，香人衣体。（《别录》）

止气奔喘促，消痰饮，破留血，项间瘿瘤之疾。（甄权）

下气杀虫。（时珍）

【发明】〔时珍曰〕古方吐药往往用杜衡者，非杜衡也，乃及己也。及己似细辛而有毒，吐人。昔人多以及己当杜衡，杜衡当细辛，故尔错误也。杜衡则无毒，不吐人，功虽不及细辛，而亦能散风寒，下气消痰，行水破血也。

附方

风寒头痛（伤风伤寒，头痛发热，初觉者）。马蹄香为末，每服一钱，热酒调下，少顷饮热茶一碗，催之出汗即愈，名香汗散。（王英《杏林摘要》）

饮水停滞（大热行极，及食热饼

后，饮冷水过多不消，停滞在胸不利，呼吸喘息者）。杜衡三分，瓜蒂二分，人参一分，为末。汤服一钱，日二服，取吐为度。（《肘后方》）

痰气哮喘。马蹄香焙研，每服二三钱，正发时淡醋调下，少顷吐出痰涎为验。（《普济方》）

噎食膈气。马蹄香四两，为末，好酒三升，熬膏。每服二匙，好酒调下，日三服。（孙氏《集效方》）

吐血瘀聚。凡吐血后，心中不闷者必止；若烦躁闷乱刺胀者，尚有瘀血在胃，宜吐之。方同饮水停滞。

谷部

李时珍曰：太古民无粒食，茹毛饮血。神农氏出，始尝草别谷，以教民耕蓺；又尝草别药，以救民疾夭。轩辕氏出，教以烹饪，制为方剂，而后民始得遂养生之道。《周官》有五谷、六谷、九谷之名，诗人有八谷、百谷之咏，谷之类可谓繁矣。《素问》云：五谷为养。麻、麦、稷、黍、豆，以配肝、心、脾、肺、肾。职方氏辨九州之谷，地官辨土宜穜稑之种，以教稼穑树蓺，皆所以重民天也。五方之气，九州之产，百谷各异其性，岂可终日食之而不知其气味损益乎？

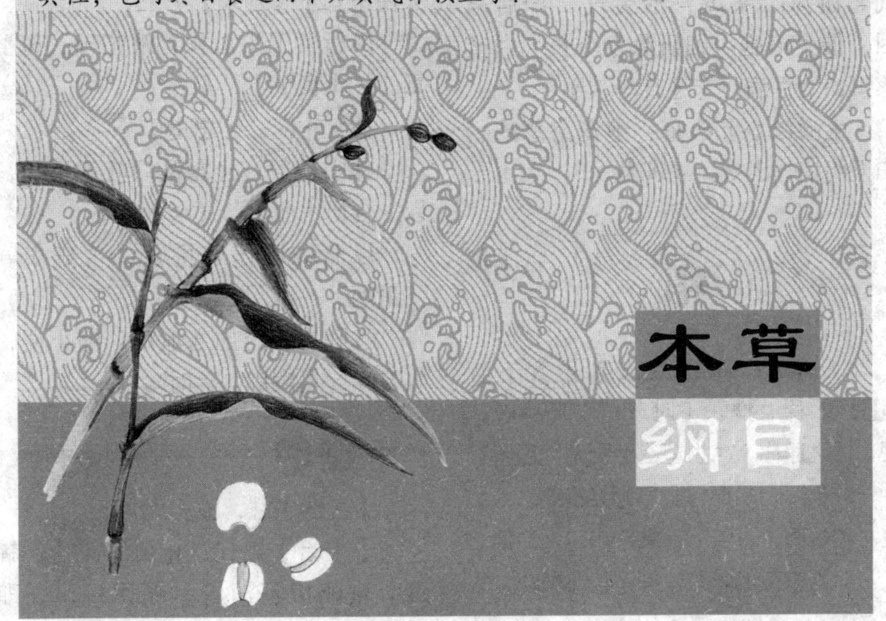

胡麻

《本经》上品

释名 巨胜、方茎、油麻、脂麻。〔时珍曰〕古者中国只有大麻，其实为蕡，汉使张骞始自大宛得油麻种来，故名胡麻，以别中国大麻也。

集解 〔时珍曰〕胡麻即脂麻也。有迟、早两种，黑、白、赤三色，其茎皆方。

【气味】甘，平，无毒。

【主治】伤中虚羸，补五内，益气力，长肌肉，填髓脑。久服，轻身不老。（《本经》）

补中益气，润养五脏，补肺气，止心惊，利大小肠，耐寒暑，逐风湿气、游风、头风，治劳气，产后羸困，催生落胞。细研涂发令长。白蜜蒸饵，治百病。（《日华》）

生嚼涂小儿头疮，煎汤浴恶疮、妇人阴疮，大效。（苏恭）

稻

《别录》下品

释名 稌、糯。〔时珍曰〕稻稌者，粳、糯之通称。《物理论》所谓"稻者溉种之总称"，是矣。本草则专指糯以为稻也。稻从舀（音函），象人在臼上治稻之义。稌则方言稻音之转尔。其性黏软，故谓之糯。

集解 〔弘景曰〕道家方药有稻米、粳米俱用者，此则两物也。稻米白如霜，江东无此，故通呼粳为稻耳，不知色类复云何也？

〔时珍曰〕糯稻，南方水田多种之。其性黏，可以酿酒，可以为粢，可以蒸糕，可以熬饧，可以炒食。其类亦多，其谷壳有红、白二色，或有毛，或无毛。其米亦有赤、白二色，赤者酒多糟少，一种粒白如霜，长三四分者。《齐民要术》糯有九格、雉木、大黄、马首、虎皮、火色等名是矣。古人酿酒多用秫，故诸说论糯稻，往往费辩也。秫乃糯粟，见本条。

稻米

【气味】苦，温，无毒。

【主治】作饭温中，令人多热，大便坚。（《别录》）

能行营卫中血积，解芫青、斑蝥毒。（士良）

益气止泄。（思邈）

补中益气。止霍乱后吐逆不止，以一合研水服之。（《大明》）

以骆驼脂作煎饼食，主痔疾。（萧炳）

暖脾胃，止虚寒泄痢，缩小便，收自汗，发痘疮。（时珍）

米泔

【气味】甘，凉，无毒。

【主治】益气，止烦渴霍乱，解毒。食鸭肉不消者，顿饮一盏，即消。（时珍）

附方

霍乱烦渴（不止）。糯米三合，水五升，蜜一合，研汁分服，或煮汁服。（杨氏《产乳》）

三消渴病。梅花汤：用糯谷（炒出白花）、桑根（白皮）等分。每用一两，水二碗，煎汁饮之。（《三因方》）

下痢禁口。糯谷一升（炒出白花，去壳，用姜汁拌湿再炒），为末。每服一匙，汤下，三服即止。（《经验良方》）

久泄食减。糯米一升，水浸一宿，沥干，慢炒熟，磨筛，入怀庆山药一两。每日清晨用半盏，入砂糖二匙，胡椒末少许，以极滚汤调食。其味极佳，大有滋补。久服令人精暖有子，秘方也。（《松篁经验方》）

鼻衄不止（服药不应）。独圣散：用糯米微炒黄，为末。每服二钱，新汲水调下。仍吹少许入鼻中。（《简要济众方》）

劳心吐血。糯米半两，莲子心七枚，为末，酒服。孙仲盈云：曾用多效。或以墨汁作丸服之。（《澹寮方》）

女人白淫。糙糯米、花椒等分，炒为末，醋糊丸梧子大，每服三四十丸，食前醋汤下。（杨起《简便方》）

胎动不安（下黄水）。用糯米一合，黄芪、芎䓖各五钱，水一升，煎八合，分服。（《产宝》）

小儿头疮。糯米饭烧灰，入轻粉，清油调敷。（《普济方》）

打扑伤损（诸疮）。寒食日浸糯米，逐日易水，至小满取出，日干为末，用水调涂之。（《便民图纂》）

小麦

《别录》中品

释名 来。〔时珍曰〕许氏《说文》云：天降瑞麦，一来二𩐁，象芒刺之形，天所来也。如足行来，故麦字从来。

集解 〔时珍曰〕北人种麦漫撒，南人种麦撮撒。北麦皮薄面多，南麦反此。

【气味】甘，微寒，无毒。

【主治】除客热，止烦渴咽燥，利小便，养肝气，止漏血唾血。（《别录》）

养心气，心病宜食之。（思邈）

煎汤饮，治暴淋。（宗奭）

陈者煎汤饮，止虚汗。（时珍）

【发明】〔时珍曰〕按《素问》云：麦属火，心之谷也。郑玄云：麦有孚甲，属木。许慎云：麦属金，金王而生，火王而死。三说各异。而《别录》云麦养肝气，与郑说合。孙思邈云麦养心气，与《素问》合。夷考其功，除烦、止渴、收汗、利溲、止血，皆心之病也，当以《素问》为准。盖许以时，郑以形，而《素问》以功性，故立论不同尔。

〔震亨曰〕饥年用小麦代谷，须

晒燥，以少水润，舂去皮，煮为饭食，可免面热之患。

附方

消渴心烦。用小麦作饭及粥食。（《心镜》）

老人五淋（身热腹满）。小麦一升，通草二两，水三升，煮一升，饮之即愈。（《奉亲书》）

眉炼头疮。用小麦烧存性，为末。油调敷。（《儒门事亲》）

白癜风癣。用小麦摊石上，烧铁物压出油。搽之甚效。（《医学正传》）

薏苡仁

《本经》上品

释名 解蠡、芑实。〔时珍曰〕薏苡名义未详。其叶似蠡实叶而解散。又似芑黍之苗，故有解蠡、芑实之名。藾米乃其坚硬者，有赣强之意。苗名屋菼。《救荒本草》云：回回米又呼西番蜀秫。俗名草珠儿。

集解〔《别录》曰〕薏苡仁生真定平泽及田野。八月采实，采根无时。

〔弘景曰〕真定县属常山郡。近道处处多有，人家种之。出交趾者子最大，彼土呼为䅎珠。故马援在交趾饵之，载还为种，人谗以为珍珠也。实重累者为良。取仁用。

〔时珍曰〕薏苡人多种之。二、三月宿根自生。叶如初生芭茅。五、六月抽茎开花结实。

【气味】甘，微寒，无毒。

【主治】筋急拘挛，不可屈伸，久风湿痹，下气。久服，轻身益气。（《本经》）

除筋骨中邪气不仁，利肠胃，消水肿，令人能食。（《别录》）

炊饭作面食，主不饥，温气。煮饮，止消渴，杀蛔虫。（藏器）

治肺痿肺气，积脓血，咳嗽涕唾，上气。煎服，破毒肿。（甄权）

去干湿脚气，大验。（孟诜）

健脾益胃，补肺清热，去风胜湿。炊饭食，治冷气。煎饮，利小便热淋。（时珍）

【发明】〔时珍曰〕薏苡仁属土，阳明药也，故能健脾益胃。虚则补其母，故肺痿、肺痈用之。筋骨之病，以治阳明为本，故拘挛筋急风痹者用之。土能胜水除湿，故泄痢水肿用之。按古方小续命汤注云：中风筋急拘挛，语迟脉弦者，加薏苡仁。亦扶脾抑肝之义。

附方

薏苡仁饭。治冷气。用薏苡仁舂熟，炊为饭食。气味欲如麦饭乃佳。或煮粥亦好。（《广济方》）

薏苡仁粥。治久风湿痹，补正气，利肠胃，消水肿，除胸中邪气，治筋脉拘挛。薏苡仁为末，同粳米煮粥，日日食之，良。（《食医心镜》）

风湿身疼（日晡剧者）。张仲景麻黄杏仁薏苡仁汤主之。麻黄三两，杏仁二十枚，甘草、薏苡仁各一两，以水四升，煮取二升，分再服。（《金匮要略》）

水肿喘急。用郁李仁三两研，以水滤汁，煮薏苡仁饭，日二食之。（《独行方》）

沙石热淋（痛不可忍）。用玉秫（即薏苡仁也，子、叶、根皆可用）水煎热饮。夏月冷饮。以通为度。（杨氏《经验方》）

肺痈咳唾（心胸甲错者）。以淳苦酒煮薏苡仁令浓，微温顿服。肺有血，当吐出愈。（《范汪方》）

肺痈咯血。薏苡仁三合（捣烂），水二大盏，煎一盏，入酒少许，分二服。（《济生》）

喉卒痈肿。吞薏苡仁二枚，良。（《外台》）

痈疽不溃。薏苡仁一枚，吞之。（姚僧恒方）

孕中有痈。薏苡仁煮汁，频频饮之。（《妇人良方补遗》）

赤小豆

《本经》中品

释名 赤豆、红豆、荅。叶名藿。〔时珍曰〕案诗云：黍稷稻粱，禾麻菽麦。此即八谷也。董仲舒注云：菽是大豆，有两种。小豆名荅，有三四种。

集解 〔颂曰〕赤小豆，今江淮间多种之。

〔宗奭曰〕关西、河北、汴洛多食之。

〔时珍曰〕此豆以紧小而赤黯色者入药，其稍大而鲜红、淡红色者，并不治病。俱于夏至后下种，苗科高尺许，枝叶似豇豆，叶微圆峭而小。至秋开花，似豇豆花而小淡，银褐色，有腐气。结荚长二三寸，比绿豆荚稍大，皮色微白带红。三青二黄时即收之，可煮可炒，可作粥、饭、馄饨馅并良也。

【气味】甘、酸，平，无毒。

【主治】下水肿，排痈肿脓血。（《本经》）

疗寒热热中消渴，止泄痢，利小便，下腹胀满，吐逆卒澼。（《别录》）

消热毒，散恶血，除烦满，通气，健脾胃，令人美食。捣末同鸡子白，涂一切热毒痈肿。煮汁，洗小儿黄烂疮，不过三度。（权）

缩气行风，坚筋骨，抽肌肉。久食瘦人。（士良）

散气，去关节烦热，令人心孔开。暴痢后，气满不能食者，煮食一顿即愈。和鲤鱼煮食，甚治脚气。（诜）

解小麦热毒。煮汁，解酒病。解油衣黏缀。（《日华》）

辟瘟疫，治产难，下胞衣，通乳汁。和鲤鱼、蠡鱼、鲫鱼、黄雌鸡煮食，并能利水消肿。（时珍）

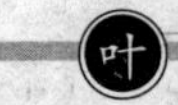

【主治】去烦热，止小便数。（《别录》）

煮食，明目。（《日华》）

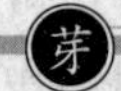

【主治】妊娠数月，经水时来，名曰漏胎；或因房室，名曰伤胎。用此为末，温酒服方寸匕，日三，得效乃止。（时珍）

附方

水气肿胀。用赤小豆五合，大蒜一颗，生姜五钱，商陆根一条，并碎破，同水煮烂，去药，空心食豆，旋旋啜汁令尽，肿立消也。（颂）

水蛊腹大（动摇有声，皮肤黑者）。用赤小豆三升，白茅根一握，水煮食豆，以消为度。（《肘后》）

辟禳瘟疫。五行书云：正月朔旦及十五日，以赤小豆二七枚，麻子七枚，投井中，辟瘟疫甚效。又：正月七日，新布囊盛赤小豆置井中，三日取出，男吞七枚，女吞二七枚，竟年无病也。（《肘后方》）

下部卒痛（如鸟啄之状）。用小豆、大豆各一升，蒸熟，作二囊，更互坐之，即止。（《肘后方》）

水谷痢疾。小豆一合，熔蜡三两，顿服取效。（《必效方》）

热毒下血（或因食热物发动）。赤小豆末，水服方寸匕。（《梅师方》）

肠痔有血。小豆二升，苦酒五升，煮熟日干，再浸至酒尽乃止，为末。酒服一钱，日三服。（《肘后方》）

舌上出血（如簪孔）。小豆一升，杵碎，水三升和，绞汁服。（《肘后方》）

热淋血淋（不拘男女）。用赤小豆三合，慢火炒为末，煨葱一茎，擂酒热调二钱服。（《修真秘旨》）

小儿不语（四五岁不语者）。赤小豆末，酒和，敷舌下。（《千金》）

牙齿疼痛。红豆末，擦牙吐涎，及吹鼻中。一方入铜青少许。一方入花硷少许。（《家宝方》）

中酒呕逆。赤小豆煮汁，徐徐饮之。（《食鉴本草》）

频致堕胎。赤小豆末，酒服方寸匕，日二服。（《千金》）

妇人难产。《产宝》：用赤小豆生吞七枚，佳。《集验》治难产日久气乏：用赤小豆一升，以水九升，煮取汁，入炙过黄明胶一两，同煎少时。一服五合，不过三四服，即产。

产后目闭（心闷）。赤小豆生研，东流水服方寸匕。不瘥更服。（《肘后方》）

产后闷满（不能食）。用小豆三七枚，烧研，冷水顿服佳。（《千金方》）

乳汁不通。赤小豆煮汁饮之。（《产书》）

妇人乳肿。小豆、莽草等分，为

末，苦酒和敷佳。（《梅师》）

金疮烦满。赤小豆一升，苦酒浸一日，熬燥再浸，满三日，令黑色，为末。每服方寸匕，日三服。（《千金》）

小便频数。小豆叶一斤，入豉汁中煮，调和作羹食之。（《心镜》）

小儿遗尿。小豆叶捣汁服之。（《千金》）

醋

《别录》下品

释名 酢、醯、苦酒。〔时珍曰〕刘熙《释名》云：醋，措也。能措置食毒也。古方多用酢字也。

集解 〔时珍曰〕米醋：三伏时用仓米一斗，淘净蒸饭，摊冷盦黄，晒簸，水淋净。别以仓米二斗蒸饭，和匀入瓮，以水淹过，密封暖处，三七日成矣。糯米醋：秋社日，用糯米一斗淘蒸，和六月六日造成小麦大麴和匀，用水二斗，入瓮封酿，三七日成矣。粟米醋：用陈粟米一斗，淘浸七日，再蒸淘熟，入瓮密封，日夕搅之，七日成矣。小麦醋：用小麦水浸三日，蒸熟盦黄，入瓮水淹，七七日成矣。大麦醋：用大麦米一斗，水浸蒸饭，盦黄晒干，水淋过，再以麦饭二斗和匀，入水封闭，三七日成矣。饧醋：用饧一斤，水三升煎化，入白麴末二两，瓶封晒成。其余糟、糠等醋，皆不入药，不能尽纪也。

米醋

【气味】酸、苦，温，无毒。

【主治】消痈肿，散水气，杀邪毒。（《别录》）

治产后血运，除癥块坚积，消食，杀恶毒，破结气、心中酸水痰饮。（藏器）

下气除烦，治妇人心痛血气，并产后及伤损金疮出血昏运，杀一切鱼、肉、菜毒。（《日华》）

玉蜀黍

《纲目》

释名 玉高粱。

集解 〔时珍曰〕玉蜀黍种出西土，种者亦罕。其苗叶俱似蜀黍而肥矮，亦似薏苡。苗高三四尺。六、七月开花成穗如秕麦状。苗心别出一苞，如棕鱼形，苞上出白须垂垂。久则苞拆子出，颗颗攒簇。子亦大如棕子，黄白色。可炸炒食之。炒拆白花，如炒拆糯谷之状。

米

【气味】甘，平，五毒。

【主治】调中开胃。（时珍）

根叶

【主治】小便淋沥沙石，痛不可忍，煎汤频饮。（时珍）

籼

《纲目》

释名 占稻、早稻。〔时珍曰〕籼，亦粳属之先熟而鲜明之者，故谓之籼。种自占城国，故谓之占。俗作粘者，非矣。

集解 〔时珍曰〕籼似粳而粒小，始自闽入，得种于占城国。宋真宗遣使就闽取三万斛，分给诸道为种，故今各处皆有之。高仰处俱可种，其熟最早，六、七月可收。品类亦多，有赤、白二色，与粳大同小异。

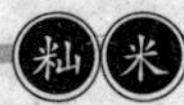

籼米

【气味】甘，温，无毒。

【主治】温中益气，养胃和脾，除湿止泄。（时珍）

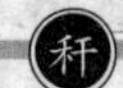

秆

【主治】反胃，烧灰淋汁温服，令吐。盖胃中有虫，能杀之也。（《普济》）

酒

《别录》中品

释名 〔时珍曰〕按许氏《说文》云：酒，就也。所以就人之善恶也。一说：酒字篆文，像酒在卣中之状。《饮膳》标题云：酒之清者曰酿，浊者曰盎；厚曰醇，薄曰醨；重酿曰酎，一宿曰醴；美曰醑，未榨曰醅；红曰醍，绿曰醽，白曰醝。

集解 〔恭曰〕酒有秫、黍、粳、糯、粟、麹、蜜、葡萄等色。凡作酒醴须麹，而葡萄、蜜等酒独不用麹。诸酒醇醨不同，唯米酒入药用。

〔藏器曰〕凡好酒欲熟时，皆能候风潮而转，此是合阴阳也。

〔时珍曰〕东阳酒即金华酒，古兰陵也，李太白诗所谓"兰陵美酒郁金香"即此，常饮、入药俱良。山西襄陵酒、蓟州薏苡酒皆清烈，但麹中亦有药物。黄酒有灰。秦、蜀有咂嘛酒，用稻、麦、黍、秫、药麹，小罂封酿而成，以筒吸饮。谷气既杂，酒不清美，并不可入药。

米酒

【气味】苦、甘、辛，大热，有毒。

【主治】行药势，杀百邪恶毒气。（《别录》）

通血脉，厚肠胃，润皮肤，散湿气，消忧发怒，宣言畅意。（藏器）

养脾气，扶肝，除风下气。（孟诜）

解马肉、桐油毒，丹石发动诸病，热饮之甚良。（时珍）

糟底酒（三年腊糟下取之）开胃下食，暖水脏，温肠胃，消宿食，御风寒，杀一切蔬菜毒。（《日华》）

止呕哕，摩风瘙、腰膝疼痛。（孙思邈）

老酒（腊月酿造者，可经数十年不坏）和血养气，暖胃辟寒，发痰动火。（时珍）

春酒（清明酿造者，亦可经久）常服令人肥白。（孟诜）

蠼螋尿疮，饮之至醉，须臾虫出如米也。（李绛《兵部手集》）

治小儿语迟，纳口中佳。又以喷屋四角，辟蚊子。（藏器）

附方

咽伤声破。酒一合，酥一匕，干姜末二匕，和服，日二次。（《十便良方》）

卅年耳聋。酒三升，渍牡荆子一升，七日去滓，任性饮之。（《千金方》）

产后血闷。清酒一升，和生地黄汁煎服。（《梅师》）

断酒不饮。酒七升，朱砂半两，瓶浸紧封，安猪圈内，任猪摇动，七日取出，顿饮。又方：正月一日酒五升，淋碓头杵下，取饮之。（《千金方》）

丈夫脚冷（不随，不能行者）。用淳酒三斗，水三斗，入瓮中，灰火温之，渍脚至膝。常着灰火，勿令冷，三日止。（《千金方》）

海水伤裂。凡人为海水咸物所伤，及风吹裂，痛不可忍。用蜜半斤，水酒三十斤，防风、当归、羌活、荆芥各二两。为末，煎汤浴之，一夕即愈。（《使琉球录》）

蚕豆

《食物》

释名 胡豆。〔时珍曰〕豆荚状如老蚕，故名。王祯《农书》谓其蚕时始熟故名，亦通。

集解 〔时珍曰〕蚕豆南土种之，蜀中尤多。八月下种，冬生嫩苗可茹。方茎中空。叶状如匙头，本圆末尖，面绿背白，柔厚，一枝三叶。二月开花如蛾状，紫白色，又如豇豆花。结角连缀如大豆，颇似蚕形。蜀人收其子以备荒歉。

【气味】甘、微辛，平，无毒。

【主治】快胃，和脏腑。（汪颖）

【发明】〔时珍曰〕蚕豆本草失载。万表《积善堂方》言：一女子误吞针入腹。诸医不能治。一人教令煮蚕豆同韭菜食之，针自大便同出。此亦可验其性之利脏腑也。

【气味】苦、微甘，温。

【主治】酒醉不醒，油盐炒熟，煮汤灌之，效。（颖）

荞麦

宋《嘉祐》

释名 莜麦、乌麦、花荞。〔时珍曰〕荞麦之茎弱而翘然，易长易收，磨面如麦，故曰荞莜，而与麦同名也。俗亦呼为甜荞，以别苦荞。杨慎《丹铅录》指乌麦为燕麦，盖未读《日用本草》也。

集解 〔炳曰〕荞麦作饭，须蒸使气馏，烈日暴令开口，舂取米仁作之。

〔时珍曰〕荞麦南北皆有。立秋前后下种，八、九月收刈，性最畏霜。苗高一二尺，赤茎绿叶，如乌桕树叶。开小白花，繁密粲粲然。结实累累如羊蹄，实有三棱，老则乌黑色。王祯《农书》云：北方多种。磨而为面，作煎饼，配蒜食。或作汤饼，谓之河漏，以供常食，滑细如粉，亚于麦面。南方亦种，但作粉饵食，乃农家居冬谷也。

【气味】甘，平，寒，无毒。

【主治】实肠胃，益气力，续精神，能炼五脏滓秽。（孟诜）

作饭食，压丹石毒，甚良。（萧炳）

以醋调粉，涂小儿丹毒赤肿热疮。（吴瑞）

降气宽肠，磨积滞，消热肿风痛，除白浊白带，脾积泄泻。以砂糖水调炒面二钱服，治痢疾。炒焦，热水冲服，治绞肠沙痛。（时珍）

【发明】〔颖曰〕本草言荞麦能炼五脏滓秽。俗言一年沉积在肠胃者，食之亦消去也。

〔时珍曰〕荞麦最降气宽肠，故能炼肠胃滓滞，而治浊带泄痢腹痛上气之疾，气盛有湿热者宜之。若脾胃虚寒人食之，则大脱元气而落须眉，非所宜矣。孟诜云益气力者，殆未然也。按杨起《简便方》云：肚腹微微作痛，出即泻，泻亦不多，日夜数行者。用荞麦面一味作饭，连食三四次即愈。予壮年患此两月，瘦怯尤甚。用消食化气药俱不效，一僧授此而愈，转用皆效，此可征其炼积滞之功矣。《普济》治小儿天吊及历节风方中亦用之。

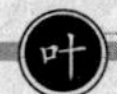

【主治】作茹食，下气，利耳目。多食即微泄。（士良）

【主治】烧灰淋汁取硷熬干，同石灰等分，蜜收。能烂痈疽，蚀恶肉，去靥痣，最良。穰作荐，辟壁虱。（时珍）

附方

咳嗽上气。荞麦粉四两，茶末二钱，生蜜二两，水一碗，顺手搅千下。饮之，良久下气不止，即愈。（《儒门事亲》）

十水肿喘。生大戟一钱，荞麦面二钱，水和作饼，炙熟为末。空心茶服，以大小便利为度。（《圣惠》）

男子白浊。魏元君济生丹：用莜麦炒焦为末，鸡子白和，丸梧子大。每服五十丸，盐汤下，日三服。

赤白带下。方同上。

禁口痢疾。荞麦面每服二钱，砂糖水调下。（《坦仙方》）

痈疽发背（一切肿毒）。麦面、硫黄各二两，为末，井华水和作饼，晒收。每用一饼，磨水敷之。痛则令不痛，不痛则令痛，即愈。（《直指》）

汤火伤灼。用荞麦面，炒黄研末，水和敷之，如神。（《奇效方》）

头风风眼。荞麦作钱大饼，贴眼四角，以米大艾炷灸之，即效如神。

染发令黑。荞麦、针砂各二钱，醋和，先以浆水洗净涂之，荷叶包至一更，洗去。再以无食子、诃子皮各二两为末，每用二钱，大麦面二钱，醋和浆水调涂之，荷叶包至天明，洗去即黑。（《普济》）

绞肠沙痛。荞麦面一撮，炒黄，水烹服。（《简便方》）

小肠疝气。荞麦仁（炒去尖）、胡芦巴（酒浸晒干）各四两，小茴香（炒）一两，为末，酒糊丸梧子大。每空心盐酒下五十丸。两月大便出白脓，去根。（孙天仁《集效方》）

噎食。荞麦秸烧灰淋汁，入锅内煎取白霜一钱，入蓬砂一钱，研末。每酒服半钱。（《海上方》）

绿豆

宋《开宝》

释名 〔时珍曰〕绿以色名也。

集解 〔时珍曰〕绿豆处处种之。三、四月下种，苗高尺许，叶小而有毛，至秋开小花，荚如赤豆荚。粒粗而色鲜者为官绿；皮薄而粉多、粒小而色深者为油绿；皮厚而粉少早种者，呼为摘绿，可频摘也；迟种呼为拔绿，一拔而已。北人用之甚广，可作豆粥、豆饭、豆酒，炒食、麸食，磨而为面，澄滤取粉，可以作饵顿糕，荡皮搓索，为食中要物。以水浸湿生白芽，又为菜中佳品。牛马之食亦多赖之。真济世之良谷也。

【气味】甘，寒，无毒。

【主治】煮食，消肿下气，压热解毒。生研绞汁服，治丹毒烦热风疹，药石发动，热气奔豚。（《开宝》）

治寒热热中，止泄痢卒澼，利小便胀满。（思邈）

厚肠胃。作枕，明目，治头风头痛。除吐逆。（《日华》）

补益元气，和调五脏，安精神，行十二经脉，去浮风，润皮肤，宜常食之。煮汁，止消渴。（孟诜）

解一切药草、牛马、金石诸毒。（宁原）

【发明】〔时珍曰〕绿豆肉平皮寒，解金石、砒霜、草木一切诸毒，宜连皮生研水服。按《夷坚志》云：有人服附子酒多，头肿如斗、唇裂血流。急求绿豆、黑豆各数合嚼食，并煎汤饮之，乃解也。

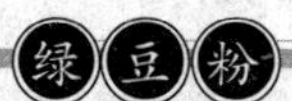

【气味】甘，凉、平，无毒。

【主治】解诸热，益气，解酒食诸毒，治发背痈疽疮肿，及汤火伤灼。（吴瑞）

痘疮湿烂不结痂疕者，干扑之良。（宁原）

新水调服，治霍乱转筋，解诸药毒死，心头尚温者。（时珍）

解菰菌、砒毒。（汪颖）

【发明】〔时珍曰〕绿豆色绿，小豆之属木者也，通于厥阴、阳明。其性稍平，消肿治痘之功虽同赤豆，而压热解毒之力过之。且益气，厚肠胃，通经脉，无久服枯人之忌。但以作凉粉，造豆酒，或偏于冷，或偏于热，能致人病，皆人所为，非豆之咎也。豆粉须以绿色黏腻者为真。外科治痈疽有内托护心散，极言其神效，丹溪朱氏有论发挥。

〔震亨曰〕《外科精要》谓内托散，一日至三日进十数服，可免毒气内攻脏腑。窃详绿豆解丹毒，治石毒，味甘，入阳明，性寒能补，为君。以乳香去恶肿，入少阴，性温善窜为佐。甘草性缓，解五金、八石、百药毒为使。想此方专为服丹石发疽者设也。若夫年老者、病深者、证备者、体虚者，绿豆虽补，将有不胜其任之患。五香连翘汤亦非必用之剂。必当助气壮胃，使根本坚固，而行经活血为佐，参以经络时令，使毒气外发，此则内托之本意，治施之早，可以内消也。

豆皮

【气味】甘，寒，无毒。

【主治】解热毒，退目翳。（时珍）

豆芽

【气味】甘，平，无毒。

【主治】解酒毒热毒，利三焦。（时珍）

【发明】〔时珍曰〕诸豆生芽皆腥韧不堪，唯此豆之芽白美独异。今人视为寻常，而古人未知者也。但受湿热郁浥之气，故颇发疮动气，与绿豆之性稍有不同。

豆叶

【主治】霍乱吐下，绞汁和醋少许，温服。（《开宝》）

豆荚

【主治】赤痢经年不愈，蒸熟，随意食之，良。（时珍）

附方

防痘入眼。用绿豆七粒，令儿自投井中，频视七遍，乃还。

小儿丹肿。绿豆五钱，大黄二钱，为末，用生薄荷汁入蜜调涂。（《全幼心鉴》）

赤痢不止。以大麻子，水研滤汁，煮绿豆食之，极效。粥食亦可。（《必效方》）

老人淋痛。青豆二升，橘皮二

两，煮豆粥，下麻子汁一升。空心渐食之，并饮其汁，甚验。（《养老书》）

心气疼痛。绿豆廿一粒，胡椒十四粒。同研，白汤调服即止。

多食易饥。绿豆、黄麦、糯米各一升，炒熟磨粉。每以白汤服一杯，三五日见效。

十种水气。用绿豆二合半，大附子一只（去皮脐，切作两片），水三碗，煮熟，空心卧时食豆。次日将附子两片作四片，再以绿豆二合半，如前煮食。第三日别以绿豆、附子如前煮食。第四日如第二日法煮食。水从小便下，肿自消。未消再服。忌生冷、毒物、盐、酒六十日，无不效者。（朱氏《集验方》）

护心散（又名内托散、乳香万全散）。凡有疽疾，一日至三日之内，宜连进十余服，方免变证，使毒气出外。服之稍迟，毒气内攻，渐生呕吐，或鼻生疮菌，不食即危矣。四五日后，亦宜间服之。用真绿豆粉一两，乳香半两，灯心同研和匀，以生甘草浓煎汤调下一钱，时时呷之。若毒气冲心，有呕逆之证，大宜服此。盖绿豆压热下气，消肿解毒。乳香消诸痈肿毒。服至一两，则香彻疮孔中，真圣药也。（李嗣立《外科方》）

疮气呕吐。绿豆粉三钱，干胭脂半钱，研匀。新汲水调下，一服立止。（《普济》）

霍乱吐利。绿豆粉、白糖各二两，新汲水调服，即愈。（《生生编》）

解烧酒毒。绿豆粉荡皮，多食之即解。

解鸩酒毒。绿豆粉三合，水调服。

解砒石毒。绿豆粉、寒水石等分，以蓝根汁调服三五钱。（《卫生易简》）

解诸药毒（已死，但心头温者）。用绿豆粉调水服。（《卫生易简方》）

打扑损伤。用绿豆粉新铫炒紫，新汲井水调敷，以杉木皮缚定，其效如神。此汀人陈氏梦传之方。（《澹寮方》）

杖疮疼痛。绿豆粉，炒研，以鸡子白和涂之，妙。（《生生编》）

一切肿毒。初起。用绿豆粉（炒黄黑色），猪牙皂荚一两，为末，用米醋调敷之。皮破者油调之。（邵真人《经验方》）

豌豆

《拾遗》

释名 胡豆、戎菽、回鹘豆、毕豆、青小豆、青斑豆、麻累。〔时珍曰〕胡豆，豌豆也。其苗柔弱宛宛，故得豌名。种出胡戎，嫩时青色，老则斑麻，故有胡、戎、青斑、麻累诸名。陈藏器《拾遗》虽有胡豆，但云苗似豆，生田野间，米中往往有之。然豌豆、蚕豆皆有胡豆之名。陈氏所云，盖豌豆也。

集解 〔时珍曰〕豌豆种出西胡，今北土甚多。八、九月下种，苗生柔弱如蔓，有须。叶似蒺藜叶，两两对生，嫩时可食。三、四月开小花如蛾形，淡紫色。结荚长寸许，子圆如药丸，亦似甘草子。出胡地者大如杏仁。煮、炒皆佳，磨粉面甚白细腻。百谷之中，最为先登。

【气味】甘，平，无毒。

【主治】消渴，淡煮食之，良。（藏器）

治寒热热中，除吐逆，止泄痢澼下，利小便、腹胀满。（思邈）

调营卫，益中平气。煮食，下乳汁。可作酱用。（瑞）

煮饮，杀鬼毒心病，解乳石毒发。研末，涂痈肿痘疮。作澡豆，去䵟黯，令人面光泽。（时珍）

【发明】〔时珍曰〕豌豆属土，故其所主病多系脾胃。元时饮膳，每用此豆捣去皮，同羊肉治食，云补中益气。今为日用之物，而唐、宋本草见遗，可谓缺典矣。《千金》《外台》洗面澡豆方，盛用毕豆面，亦取其白腻耳。

附方

四圣丹。治小儿痘中有疔，或紫黑而大，或黑坏而臭，或中有黑线，此症十死八九，唯牛都御史得秘传此方，点之最妙。用豌豆四十九粒（烧存性），头发灰三分，真珠十四粒。炒研为末，以油燕脂同杵成膏。先以簪挑疔破，咂去恶血，以少许点之，即时变红活色。

服石毒发。胡豆半升捣研，以水八合绞汁饮之，即愈。（《外台》）

霍乱吐利。豌豆三合，香薷三两，为末，水三盏，煎一盏，分二服。（《圣惠》）

大豆

《本经》中品

释名 尗俗作菽。〔时珍曰〕豆、尗皆荚谷之总称也。篆文尗，像荚生附茎下垂之形。豆像子在荚中之形。《广雅》云：大豆，菽也。小豆，荅也。角曰荚，叶曰藿，茎曰萁。

集解 〔《别录》曰〕大豆生太山平泽，九月采之。

〔颂曰〕今处处种之。有黑白二种，入药用黑者。紧小者为雄，用之尤佳。

〔时珍曰〕大豆有黑、白、黄、褐、青、斑数色：黑者名乌豆，可入药及充食，作豉；黄者可作腐，榨油，造酱；余但可作腐及炒食而已。皆以夏至前后下种，苗高三四尺，叶团有尖，秋开小白花成丛，结荚长寸余，经霜乃枯。

黑大豆

【气味】甘，平，无毒。

【主治】生研，涂痈肿。煮汁

饮，杀鬼毒，止痛。（《本经》）

逐水胀，除胃中热痹，伤中淋露，下瘀血，散五脏结积内寒。杀乌头毒，炒为屑，主胃中热，除痹去肿，止腹胀消谷。（《别录》）

煮食，治温毒水肿。（《蜀本》）

调中下气，通关脉，制金石药毒，治牛马温毒。（《日华》）

煮汁，解礜石、砒石、甘遂、天雄、附子、射罔、巴豆、芫青、斑蝥、百药之毒及蛊毒。入药，治下痢脐痛。冲酒，治风痉及阴毒腹痛。牛胆贮之，止消渴。（时珍）

炒黑，热投酒中饮之，治风痹瘫缓口噤，产后头风。食罢生吞半两，去心胸烦热，热风恍惚，明目镇心，温补。久服，好颜色，变白不老。煮食性寒，下热气肿，压丹石烦热。汁，消肿。（藏器）

主中风脚弱，产后诸疾。同甘草煮汤饮，去一切热毒气，治风毒脚气。煮食，治心痛筋挛膝痛胀满。同桑柴灰汁煮食，下水鼓腹胀。和饭捣，涂一切毒肿。疗男女阴肿，以绵裹纳之。（孟诜）

治肾病，利水下气，制诸风热，活血，解诸毒。（时珍）

【发明】〔颂曰〕《仙方》修治末服之，可以辟谷度饥。然多食令人体重，久则如故也。

〔时珍曰〕按《养老书》云：李守愚每晨水吞黑豆二七枚，谓之五脏谷，到老不衰。夫豆有五色，各治五脏。唯黑豆属水性寒，为肾之谷，入肾功多，故能治水消胀下气，制风热而活血解毒，所谓同气相求也。又按：古方称大豆解百药毒，予每试之大不然；又加甘草，其验乃奇。如此之事，不可不知。

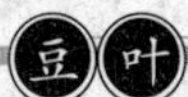

【主治】捣敷蛇咬，频易即瘥。（时珍）

【主治】主目盲，翳膜。（时珍）

附方

服食大豆。令人长肌肤，益颜色，填骨髓，加气力，补虚能食，不过两剂。大豆五升，如作酱法，取黄捣末，以猪肪炼膏和，丸梧子大。每服五十丸至百丸，温酒下。神验秘方也。肥人不可服之。（《延年秘录》）

颈项强硬（不得顾视）。大豆一升，蒸变色，囊裹枕之。（《千金》）

风入脏中（治新久肿，风入脏中）。以大豆一斗，水五斗，煮取一斗二升，去滓。入美酒斗半，煎取九升。旦服三升取汗，神验。（《千金翼》）

风毒攻心（烦躁恍惚）。大豆半升淘净，以水二升，煮取七合，食后服之。（《心镜》）

卒风不语。大豆煮汁，煎稠如

饴，含之，并饮汁。（《肘后方》）

卒然中恶。大豆二七枚，鸡子黄一个，酒半升，和匀顿服。（《千金》）

一切下血。雄黑豆紧小者，以皂角汤微浸，炒熟去皮为末，炼猪脂和，丸梧子大。每服三十丸，陈米饮下。（华佗《中藏经》）

肾虚消渴（难治者）。黑大豆（炒）、天花粉等分，为末，面糊丸梧子大。每黑豆汤下七十丸，日二。名救活丸。（《普济方》）

消渴饮水。乌豆置牛胆中，阴干百日，吞尽即瘥。（《肘后方》）

昼夜不眠。以新布火炙熨目，并蒸大豆，更番囊盛枕之，冷即易，终夜常枕之，即愈。（《肘后方》）

酒食诸毒。大豆一升，煮汁服，得吐即愈。（《广记》）

小儿头疮。黑豆炒存性研，水调敷之。（《普济方》）

染发令乌。醋煮黑大豆，去豆煎稠，染之。（《千金》）

牙齿不生（不拘大人、小儿，年多者）。用黑豆三十粒，牛粪火内烧令烟尽，研入麝香少许。先以针挑破血出，以少许揩之。不得见风，忌酸咸物。（《经验方》）

牙齿疼痛。黑豆煮酒，频频漱之，良。（周密《浩然斋视听抄》）

月经不断。用前紫汤服之，佳。

妊娠腰痛。大豆一升，酒三升，煮七合，空心饮之。（《心镜》）

子死腹中（月数未足，母欲闷绝者）。用大豆三升，以醋煮浓汁，顿服，立出。（《产乳》）

肝虚目暗（迎风下泪）。用腊月牯牛胆，盛黑豆悬风处。取出，每夜吞三七粒，久久自明。（《龙木论》）

小儿胎热。黑豆二钱，甘草一钱，入灯心七寸，淡竹叶一片，水煎，不拘时候服。（《全幼心鉴》）

止渴急方。大豆苗（嫩者）三五十茎，涂酥炙黄为末。每服二钱，人参汤下。（《圣济总录》）

小便血淋。大豆叶一把，水四升，煮二升，顿服。（《千金方》）

菜部

李时珍曰：凡草木之可茹者谓之菜。韭、薤、葵、葱、藿，五菜也。《素问》云：五谷为养，五菜为充。所以辅佐谷气，疏通壅滞也。古者三农生九谷，场圃蓺草木，以备饥馑，菜固不止于五而已。我国初周定王图草木之可济生者四百余种，为《救荒本草》，厥有旨哉。夫阴之所生，本在五味；阴之五宫，伤在五味。谨和五味，脏腑以通，气血以流，骨正筋柔，腠理以密，可以长久。是以《内则》有训，食医有方，菜之于人，补非小也。但五气之良毒各不同，五味之所入有偏胜，民生日用而不知。

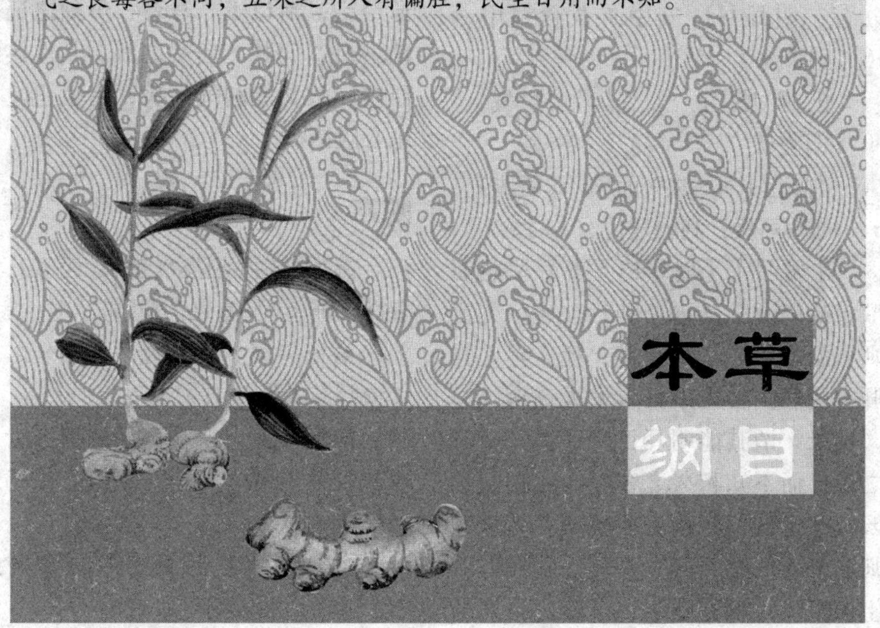

芥

《别录》上品

释名 〔时珍曰〕按王祯《农书》云：其气味辛烈，菜中之介然者，食之有刚介之象，故字从介。

集解 〔时珍曰〕芥有数种：青芥，又名刺芥，似白菘，有柔毛。有大芥，亦名皱叶芥，大叶皱纹，色尤深绿。味更辛辣。二芥宜入药用。有马芥，叶如青芥。有花芥，叶多缺刻，如萝卜英。有紫芥，茎叶皆紫如苏。有石芥，低小。

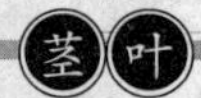

【气味】辛，温，无毒。

【主治】归鼻，除肾经邪气，利九窍，明耳目，安中。久食温中。（《别录》）

止咳嗽上气，除冷气。（《日华》）

主咳逆下气，去头面风。（孟诜）

通肺豁痰，利膈开胃。（时珍）

【发明】〔时珍曰〕芥性辛热而散，故能通肺开胃，利气豁痰。久食则积温成热，辛散太盛，耗人真元，肝木受病，昏人眼目，发人疮痔；而《别录》谓其能明耳目者，盖知暂时之快，而不知积久之害也。《素问》云：辛走气，气病无多食辛。多食辛则筋急而爪枯，此类是矣。陆佃云：望梅生津，食芥堕泪，五液之自外至也。慕而涎垂，愧而汗出，五液之自内生也。

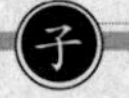

【气味】辛，热，无毒。

【主治】归鼻，去一切邪恶疰气，喉痹。（弘景）

疰气发无常处，及射工毒，丸服之，或捣末醋和涂之，随手有验。（苏恭）

治风毒肿及麻痹，醋研敷之。扑损瘀血，腰痛肾冷，和生姜研涂贴之。又治心痛，酒调服之。（《日华》）

温中散寒，豁痰利窍，治胃寒吐食，肺寒咳嗽，风冷气痛，口噤唇紧，消散痈肿瘀血。（时珍）

【发明】〔时珍曰〕芥子功与菜同。其味辛，其气散，故能利九窍，通经络，治口噤、耳聋、鼻衄之证，消瘀血、痈肿、痛痹之邪。其性热而温中，故又能利气豁痰，治嗽止吐，主心腹诸痛。

附方

牙龈肿烂（出臭水者）。芥菜秆烧存性，研末，频敷之，即愈。

痔疮肿痛。芥叶捣饼，频坐之。（谈野翁《经效方》）

感寒无汗。水调芥子末填脐内，以热物隔衣熨之，取汗出妙。（杨起《简便单方》）

身体麻木。芥菜子末，醋调涂之。（《济生秘览》）

中风口噤（舌本缩者）。用芥菜

子一升研，入醋二升，煎一升，敷颔颏下，效。（《圣惠方》）

雀目不见。真紫芥菜子，炒黑为末，用羊肝一具，分作八服。每用芥末三钱，捻肝上，笋箨裹定，煮熟冷食，以汁送下。（《圣济总录》）

眉毛不生。芥菜子、半夏等分，为末，生姜自然汁调搽，数次即生。（孙氏《集效方》）

反胃吐食。芥子末，酒服方寸匕，日三服。（《千金方》）

腰脊胀痛。芥子末酒调，贴之立效。（《摘玄方》）

五种瘘疾。芥子末，以水、蜜和敷，干即易之。（《广济方》）

芜菁

《别录》上品

释名 蔓菁、九英菘、诸葛菜。

集解 〔时珍曰〕蔓菁六月种者，根大而叶蠹；八月种者，叶美而根小；唯七月初种者，根叶俱良。拟卖者纯种九英，九英根大而味短，削净为菹甚佳。今燕京人以瓶腌藏，谓之闭瓮菜。

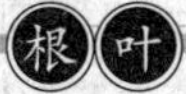

【气味】苦，温，无毒。

【主治】利五脏，轻身益气，可长食之。（《别录》）

常食通中，令人肥健。（苏颂）

消食，下气治嗽，止消渴，去心腹冷痛，及热毒风肿，乳痈妒乳寒热。（孟诜）

【发明】〔诜曰〕九英菘出河西，叶大根亦粗长。和羊肉食甚美，常食都不见发病。冬日作菹煮羹食，消宿食，下气治嗽。诸家商略其性冷，而本草云温，恐误也。

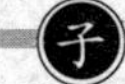

【气味】苦、辛，平，无毒。

【主治】明目。（《别录》）

疗黄疸，利小便。水煮汁服，主癥瘕积聚。少少饮汁，治霍乱心腹胀。末服之，主目暗。为油入面膏，去黑䵟皱文。（苏恭）

压油涂头，能变蒜发。（孟诜）

入丸药服，令人肥健。尤宜妇人。（萧炳）

【发明】〔时珍曰〕蔓菁子可升可降，能汗能吐，能下能利小便，又能明目解毒，其功甚伟，而世罕知用之何哉？夏初采子，炒过榨油，同麻油炼熟一色无异，西人多食之。点灯甚明，但烟亦损目。北魏祖珽囚地窖中，因芜菁子油灯伤明，即此也。

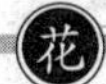

【气味】辛，平，无毒。

【主治】虚劳眼暗。久服长生，可夜读书。三月三日采花，阴干为末，每服二钱，空心井华水下。（慎微）

附方

预禳时疾。立春后遇庚子日，温蔓菁汁，合家大小并服之，不限多少，一年可免时疾。（《神仙教子法》）

大醉不堪（连日病困者）。蔓菁菜入少米煮熟，去滓，冷饮之良。（《肘后方》）

阴肿如斗。生蔓菁根捣封之，治人所不能治者。（《集疗方》）

明目益气。芜菁子一升，水九升，煮汁尽，日干。如此三度，研细。水服方寸匕，日三。亦可研水和米煮粥食。（《外台秘要》）

小儿头秃。蔓菁子末，和酢敷之。一日三上。（《千金方》）

眉毛脱落。蔓菁子四两，炒研，醋和涂之。（《圣惠》）

补肝明目。芜菁子（淘过）一斤、黄精二斤同和，九蒸九晒为末。每空心米饮服二钱，日再服。又方：蔓菁子二升、决明子一升和匀，以酒五升煮干，曝为末。每服二钱，温水调下，日二。（并《圣惠》）

莱菔

《唐本草》

释名 芦萉、萝卜、雹突、紫花菘、温菘、土酥。〔颂曰〕紫花菘、温菘，皆南人所呼。吴人呼楚菘。广南人呼秦菘。

集解 〔时珍曰〕莱菔，今天下通有之。大抵生沙壤者脆而甘，生瘠地者坚而辣。根、叶皆可生可熟，可菹可酱，可豉可醋，可糖可腊，可饭，乃蔬中之最有利益者。

【气味】根：辛、甘。叶：辛、苦，温，无毒。

【主治】利关节，理颜色，练五脏恶气，制面毒，行风气，去邪热气。（萧炳）

消痰止咳，治肺痿吐血，温中补不足。同羊肉、银鱼煮食，治劳瘦咳嗽。（《日华》）

同猪肉食，益人。生捣服，治禁口痢。（汪颖）

宽胸膈，利大小便。生食，止渴宽中；煮食，化痰消导。（宁原）

主吞酸，化积滞，解酒毒，散瘀血，甚效。末服，治五淋。丸服，治白浊。煎汤，洗脚气。饮汁，治下痢及失音，并烟熏欲死。生捣，涂打扑、汤火伤。（时珍）

【发明】〔时珍曰〕莱菔根、叶同功，生食升气，熟食降气。苏、寇二氏言其下气速，孙真人言久食涩营卫，亦不知其生则噫气，熟则泄气，升降之不同也。大抵入太阴、阳明、少阳气分，故所主皆肺、脾、肠、胃、三焦之病。李九华云：莱菔多食渗人血。则其白人髭发，盖亦由此，非独因其下气、涩营卫也。按《洞微志》云：齐州有人病狂，云梦中见红裳女子引入宫殿中，小姑令歌，每日遂歌云：五灵楼阁晓玲珑，天府由来是此中。惆怅闷怀言不尽，一丸萝卜火吾官。有一道士云：此犯大麦毒也。少女心神，小姑脾神。《医经》言萝卜制面毒，故曰火吾宫。火者，毁也。遂以药并萝卜治之果愈。

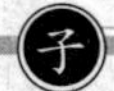

【气味】辛、甘，平，无毒。

【主治】下气定喘治痰，消食除胀，利大小便，止气痛，下痢后重，发疮疹。（时珍）

【发明】〔时珍曰〕莱菔子之功，长于利气。生能升，熟能降。升则吐风痰，散风寒，发疮疹；降则定痰喘咳嗽，调下痢后重，止内痛，皆是利气之效。予曾用，果有殊绩。

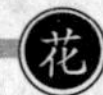

【主治】用糟下酒藏，食之甚美，明目。（士良）

附方

消渴饮水。独胜散：用出了子萝卜三枚，净洗切片，日干为末。每服二钱，煎猪肉汤澄清调下，日三服，渐增至三钱。生者捣汁亦可，或以汁煮粥食之。（《图经本草》）

肺痿咳血。萝卜和羊肉或鲫鱼，煮熟频食。（《普济方》）

脚气走痛。萝卜煎汤洗之。仍以萝卜晒干为末，铺袜内。（《圣济总录》）

满口烂疮。萝卜自然汁，频漱去涎，妙。（《濒湖集简方》）

汤火伤灼。生萝卜捣涂之。子亦可。（《圣济总录》）

上气痰嗽（喘促唾脓血）。以莱菔子一合，研细煎汤，食上服之。（《食医心镜》）

久嗽痰喘。萝卜子（炒）、杏仁（去皮尖，炒）等分，蒸饼丸麻子大。每服三五丸，时时津咽。（《医学集成》）

高年气喘。萝卜子炒，研末，蜜丸梧子大。每服五十丸，白汤下。（《济生秘览》）

韭

《别录》中品

释名 草钟乳、起阳草。〔颂曰〕按许慎《说文》：韭字像叶出地上形。一种而久生，故谓之韭。一岁三四割，其根不伤，至冬壅培之，先春复生，信乎久生者也。〔藏器曰〕俗谓韭是草钟乳，言其温补也。

集解 〔时珍曰〕韭丛生丰本，长叶青翠。可以根分，可以子种。其性内生，不得外长。叶高三寸便剪，剪忌日中。一岁不过五剪，收子者只可一剪。八月开花成丛，收取腌藏供馔，谓之长生韭，言剪而复生，久而不乏也。

【气味】辛、微酸，温，涩，无毒。

【主治】归心，安五脏，除胃中热，利病人，可久食。（《别录》）

叶：煮鲫鱼鲊食，断卒下痢。根：入生发膏用。（弘景）

根、叶：煮食，温中下气，补虚益阳，调和脏腑，令人能食，止泄血脓，腹中冷痛。生捣汁服，主胸痹骨痛不可触者，又解药毒，疗狂狗咬人数发者，亦涂诸蛇虺、蝎虿、恶虫毒。（藏器）

饮生汁，主上气喘息欲绝，解肉脯毒。煮汁饮，止消渴盗汗。熏产妇血运，洗肠痔脱肛。（时珍）

【发明】〔弘景曰〕此菜殊辛臭，虽煮食之，便出犹熏灼，不如葱、薤，熟即无气，最是养生所忌。

〔时珍曰〕韭，叶热根温，功用相同。生则辛而散血，熟则甘而补中。入足厥阴经，乃肝之菜也。《素问》言心病宜食韭，《食鉴本草》言归肾，文虽异而理则相贯。盖心乃肝之子，肾乃肝之母，母能令子实，虚则补其母也。道家目为五荤之一，谓其能昏人神而动虚阳也。有一贫叟病噎膈，食入即吐，胸中刺痛。或令取韭汁，入盐、梅、卤汁少许，细呷，得入渐加，忽吐稠涎数升而愈。此亦仲景治胸痹用薤白，皆取其辛温能散胃脘痰饮恶血之义也。

附方

夜出盗汗。韭根四十九根，水二升，煮一升，顿服。（《千金方》）

消渴引饮。韭苗日用三五两，或炒或作羹，勿入盐，入酱无妨。吃至十斤即住，极效。过清明勿吃。有人病此，引饮无度，得此方而愈。（秦运副方）

脱肛不收。生韭一斤（切），以酥拌炒熟，绵裹作二包，更互熨之，以入为度。（《圣惠》）

小儿胎毒。初生时，以韭汁少许灌之，即吐出恶水恶血，永无诸疾。（《四声本草》）

小儿腹胀。韭根捣汁，和猪肪煎服一合。间日一服，取愈。（《秘录》）

五般疮癣。韭根炒存性，捣末，以猪脂和涂之。数度愈。（《经验方》）

聤耳出汁。韭汁日滴三次。（《圣惠方》）

生姜

《别录》中品

释名 〔时珍曰〕王安石《字说》云：姜能疆御百邪，故谓之姜。初生嫩者其尖微紫，名紫姜，或作子姜；宿根谓之母姜也。

集解 〔时珍曰〕姜宜原湿沙地。四月取母姜种之。五月生苗如初生嫩芦，而叶稍阔似竹叶，对生，叶亦辛香。秋社前后新芽顿长，如列指状，采食无筋，谓之子姜。

【气味】辛，微温，无毒。

【主治】久服去臭气，通神明。（《本经》）

归五脏，除风邪寒热，伤寒头痛鼻塞，咳逆上气，止呕吐，去痰下气。（《别录》）

去水气满，疗咳嗽时疾。和半夏，主心下急痛。又汁和杏仁作煎，下一切结气实，心胸拥隔冷热气，神效。捣汁和蜜服，治中热呕逆不能下食。（甄权）

散烦闷，开胃气。汁作煎服，下一切结实，冲胸膈恶气，神验。（孟诜）

破血调中，去冷气。汁，解药毒。（藏器）

除壮热，治痰喘胀满，冷痢腹痛，转筋心满，去胸中臭气、狐臭，杀腹内长虫。（张鼎）

益脾胃，散风寒。（元素）

生用发散，熟用和中。解食野禽中毒成喉痹。浸汁，点赤眼。捣汁和黄明胶熬，贴风湿痛甚妙。（时珍）

葱

《本经》中品

释名 芤、菜伯、和事草、鹿胎。〔时珍曰〕葱从囱。外直中空，有囱通之象也。芤者，草中有孔也，故字从孔，芤脉象之。葱初生曰葱针，叶曰葱青，衣曰葱袍，茎曰葱白，叶中涕曰葱苒。诸物皆宜，故云菜伯、和事。

集解 〔恭曰〕葱有数种，山葱曰茖葱，疗病似胡葱。其人间食葱有二种：一种冻葱，经冬不死，分茎栽莳而无子；一种汉葱，冬即叶枯。食用入药，冻葱最善，气味亦佳也。

〔颂曰〕入药用山葱、胡葱，食品用冬葱、汉葱。又有一种楼葱，亦冬葱类，江南人呼为龙角葱，荆楚间多种之，其皮赤，每茎上出歧如八角，故云。

〔时珍曰〕冬葱即慈葱，或名太官葱。谓其茎柔细而香，可以经冬，太官上供宜之，故有数名。汉葱一名木葱，其茎粗硬，故有木名。冬葱无子。汉葱春末开花成丛，青白色。其子味辛色黑，有皱纹，作三瓣状。收取阴干，勿令浥郁，可种可栽。

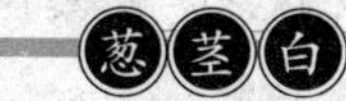

【气味】辛，平。叶：温。根须：平。并无毒。

【主治】作汤，治伤寒寒热，中风面目浮肿，能出汗。（《本经》）

伤寒骨肉碎痛，喉痹不通，安胎，归目益目睛，除肝中邪气，安中利五脏，杀百药毒。根：治伤寒头痛。（《别录》）

主天行时疾，头痛热狂，霍乱转筋，及奔豚气、脚气，心腹痛，目眩，止心迷闷。（《大明》）

通关节，止衄血，利大小便。（孟诜）

治阳明下痢、下血。（李杲）

达表和里，止血。（宁原）

除风湿，身痛麻痹，虫积心痛，止大人阳脱、阴毒腹痛，小儿盘肠内钓，妇人妊娠溺血，通乳汁，散乳

痈，利耳鸣，涂制犬伤，制蚯蚓毒。（时珍）

杀一切鱼、肉毒。（士良）

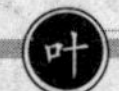

【主治】煨研，敷金疮水入皲肿。盐研，敷蛇、虫伤及中射工、溪毒。（《日华》）

主水病足肿。（苏颂）

利五脏，益目精，发黄疸。（思邈）

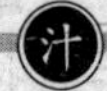

【气味】辛，温，滑，无毒。

【主治】溺血，饮之。解藜芦及桂毒。（《别录》）

散瘀血，止衄止痛，治头痛耳聋，消痔漏，解众药毒。（时珍）

能消桂为水，化五石，《仙方》所用。（弘景）

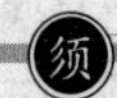

【主治】通气。（孟诜）

疗饱食房劳，血渗入大肠，便血肠澼成痔，日干，研末，每服二钱，温酒下。（时珍）

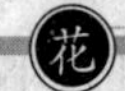

【主治】心脾痛如锥刀刺，腹胀。用一升，同吴茱萸一升，水一大升八合，煎七合，去滓，分三服，立效。（颂）

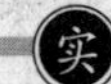

【气味】辛，大温，无毒。

【主治】明目，补中气不足。（《本经》）

温中益精。（《日华》）

宜肺，归头。（思邈）

附方

感冒风寒（初起）。即用葱白一握，淡豆豉半合，泡汤服之，取汗。（《濒湖集简方》）

伤寒头痛（如破者）。连须葱白半斤，生姜二两，水煮温服。（《活人书》）

时疾头痛（发热者）。以连根葱白二十根，和米煮粥，入醋少许，热食取汗即解。（《济生秘览》）

数种伤寒（初起一二日，不能分别者）。用上法取汗。

伤寒劳复（因交接者，腹痛卵肿）。用葱白捣烂，苦酒一盏，和服之。（《千金方》）

风湿身痛。生葱擂烂，入香油数点，水煎，调川芎䓖、郁金末一钱服，取吐。（《丹溪心法》）

妊娠伤寒（赤斑变为黑斑，尿血者）。以葱白一把，水三升，煮热服汁，食葱令尽，取汗。（《伤寒类要》）

六月孕动（困笃难救者）。葱白一大握，水三升，煎一升，去滓顿服。（杨氏《产乳》）

胎动下血（病痛抢心）。杨氏

《产乳》方：用葱白煮浓汁饮之。未死即安，已死即出。未效再服。一方：加川芎。一方：用银器同米煮粥及羹食。（《梅师方》）

卒心急痛（牙关紧闭欲绝）。以老葱白五茎去皮须，捣膏，以匙送入咽中，灌以麻油四两，但得下咽即苏。少顷，虫积皆化黄水而下，永不再发。累得救人。（《瑞竹堂方》）

霍乱烦躁（坐卧不安）。葱白二十茎，大枣二十枚，水三升，煎二升，分服。（《梅师方》）

腹皮麻痹不仁者。多煮葱白食之，即自愈。（危氏方）

小便闭胀（不治杀人）。葱白三斤，剉炒帕盛，二个更互熨小腹，气透即通也。（许学士《本事方》）

大小便闭。捣葱白和酢，封小腹上。仍灸七壮。（《外台秘要》）

小便淋涩（或有血者）。以赤根楼葱近根截一寸许，安脐中，以艾灸七壮。（《经验方》）

阴囊肿痛。葱白、乳香捣涂，即时痛止肿消。又方：用煨葱入盐，杵如泥，涂之。

小便溺血。葱白一握，郁金一两，水一升，煎二合，温服。一日三次。（《普济方》）

赤白下痢。葱白一握细切，和米煮粥，日日食之。（《食医心镜》）

水病足肿。葱茎叶煮汤渍之，日三五次妙。（韦宙《独行方》）

小便不通。葱白连叶捣烂，入蜜，合外肾上，即通。（《永类钤方》）

疮伤风水（肿痛）。取葱青叶和干姜、黄柏等分，煮汤浸洗，立愈。（《食疗》）

金疮出血（不止）。取葱炙热，挼汁涂之即止。（《梅师方》）

火焰丹毒（从头起者）。生葱汁涂之。

痔瘘作痛。葱涎、白蜜和涂之，先以木鳖子煎汤熏洗，其冷如冰即效。一人苦此，早间用之，午刻即安也。（唐仲举方）

喉中肿塞（气不通者）。葱须阴干为末，每用二钱，入蒲州胆矾末一钱，和匀。每用一字，吹之。（《杜壬方》）

苋

《本经》上品

释名〔时珍曰〕按陆佃《埤雅》云：苋之茎叶，皆高大而易见，故其字从见，指事也。

集解〔《别录》曰〕苋实，一名莫实，细苋亦同。生淮阳川泽及田中。叶如蓝。十一月采。

〔弘景曰〕苋实当是白苋。所以云细苋亦同，叶如蓝也。细苋即是糠苋，食之乃胜，而并冷利。被霜乃熟，故云十一月采。又有赤苋，茎纯紫，不堪食。马苋别一种，布地生，实至微细，俗呼马齿苋，恐非苋实也。

〔时珍曰〕苋并三月撒种。六月以后不堪食。老则抽茎如人长，开细花成穗。穗中细子，扁而光黑，与青葙子、鸡冠子无别，九月收之。细苋即野苋也，北人呼为糠苋，柔茎细叶，生即结子，味比家苋更胜。俗呼青葙苗为鸡冠苋，亦可食。

【气味】甘，冷利，无毒。

【主治】白苋：补气除热，通九窍。（孟诜）

赤苋：主赤痢，射工、沙虱。（苏恭）

紫苋：杀虫毒，治气痢。（藏器）

六苋：并利大小肠，治初痢，滑胎。（时珍）

【发明】〔弘景曰〕人苋、细苋并冷利。赤苋疗赤下而不堪食。方用苋菜甚稀，断谷方中时用之。

〔诜曰〕五月五日收苋菜，和马齿苋为细末，等分，与妊娠人常服，令易产也。

〔震亨曰〕红苋入血分善走，故与马苋同服，能下胎。或煮食之，令人易产。

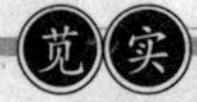

【气味】甘，寒，无毒。

【主治】青盲，明目除邪，利大小便，去寒热。久服益气力，不饥轻身。（《本经》）

治白翳，杀蛔虫。（《别录》）

益精。（《大明》）

肝风客热，翳目黑花。（时珍）

【发明】〔时珍曰〕苋实与青葙子同类异种，故其治目之功亦仿佛也。

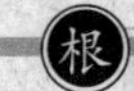

【主治】阴下冷痛，入腹则肿满杀人，捣烂敷之。（时珍）

附方

产后下痢（赤白者）。用紫苋菜一握切煮汁，入粳米三合，煮粥，食之立瘥也。（《寿亲养老书》）

蜈蚣螫伤。取灰苋叶擦之即止。（谈野翁方）

诸蛇螫人。紫苋捣汁饮一升，以滓涂之。（《集验方》）

利大小便。苋实（为末）半两，分二服，新汲水下。（《圣惠》）

牙痛。苋根晒干，烧存性为末，揩之。再以红灯笼草根煎汤漱之。（孙氏《集效方》）

胡萝卜

《纲目》

释名 〔时珍曰〕元时始自胡地来，气味微似萝卜，故名。

集解 〔时珍曰〕胡萝卜今北土、山东多莳之，淮、楚亦有种者。八月下种，生苗如邪蒿，肥茎有白毛，辛臭如蒿，不可食。冬月掘根，生、熟皆可啖，兼果、蔬之用。

根

【气味】甘、辛，微温，无毒。

【主治】下气补中，利胸膈肠胃，安五脏，令人健食，有益无损。（时珍）

子

【主治】久痢。（时珍）

蒲公英

《唐本草》

释名 耩耨草、金簪草、黄花地丁。

集解 〔时珍曰〕地丁江之南北颇多，他处亦有之，岭南绝无。小科布地，四散而生，茎、叶、花、絮并似苦苣，但小耳。嫩苗可食。

苗

【气味】甘，平，无毒。

【主治】妇人乳痈肿，水煮汁饮及封之，立消。（恭）

解食毒，散滞气，化热毒，消恶肿、结核、丁肿。（震亨）

【发明】〔震亨曰〕此草属土，开黄花，味甘。解食毒，散滞气，可入阳明、太阴经。化热毒，消肿核，有奇功。同忍冬藤煎汤，入少酒佐服，治乳痈，服罢欲睡，是其功也。睡觉微汗，病即安矣。

〔时珍曰〕萨谦斋《瑞竹堂方》有擦牙乌须发还少丹，甚言此草之功，盖取其能通肾也。故东垣李氏言其为少阴本经必用之药，而著本草者不知此义。

附方

乳痈红肿。蒲公英一两，忍冬藤二两，捣烂。水二钟，煎一钟，食前服。睡觉病即去矣。（《积德堂方》）

疳疮疔毒。蒲公英捣烂覆之，即黄花地丁也。别更捣汁，和酒煎服，取汗。（唐氏方）

多年恶疮。蒲公英捣烂贴。（《救急方》）

蕨

《拾遗》

释名 虌。〔时珍曰〕陆佃《埤雅》云：蕨初生无叶，状如雀足之拳，又如人足之蹶，故谓之蕨。

集解 〔时珍曰〕蕨，处处山中有之。二、三月生芽，拳曲状如小儿拳。长则展开如凤尾，高三四尺。其茎嫩时采取，以灰汤煮去涎滑，晒干作蔬，味甘滑，亦可醋食。其根紫色，皮内有白粉，捣烂再三洗澄，取粉作粔籹，荡皮作线食之，色淡紫，而甚滑美也。

萁及根

【气味】甘，寒，滑，无毒。

【主治】去暴热，利水道，令人

睡。（藏器）

【发明】〔藏器曰〕多食消阳气，故令人睡、弱人脚。四皓食芝而寿，夷齐食蕨而夭，固非良物。

〔时珍曰〕蕨之无益，为其性冷而滑，能利水道，泄阳气，降而不升，耗人真元也。四皓采芝而心逸，夷齐采蕨而心忧，其寿其夭，于蕨何与焉？陈公之言，可谓迂哉。然饥人濒死，赖蕨延活，又不无济世之功。

附方

肠风热毒。蕨菜花焙，为末。每服二钱，米饮下。（《圣惠》）

薯蓣

《本经》上品

释名 土东进、山藷、山藷、山药、玉延。〔宗奭曰〕薯蓣，因唐代宗名预，避讳改为薯药；又因宋英宗讳署，改为山药，尽失当日本名。恐岁久以山药为别物，故详著之。

集解 〔时珍曰〕薯蓣入药，野生者为胜；若供馔，则家种者为良。四月生苗延蔓，紫茎绿叶。叶有三尖，似白牵牛叶而更光润。五、六月开花成穗，淡红色。结荚成簇，荚凡三棱合成，坚而无仁。其子别结于一旁，状似雷丸，大小不一，皮色土黄而肉白，煮食甘滑，与其根同。

根

【气味】甘，温、平，无毒。

【主治】伤中，补虚羸，除寒热邪气，补中，益气力，长肌肉，强阴。久服，耳目聪明，轻身不饥延年。（《本经》）

主头面游风，头风眼眩，下气，止腰痛，治虚劳羸瘦，充五脏，除烦热。（《别录》）

补五劳七伤，去冷风，镇心神，安魂魄，补心气不足，开达心孔，多记事。（甄权）

生捣贴肿硬毒，能消散。（震亨）

【发明】〔李杲曰〕山药入手太阴。张仲景八味丸用干山药，以其凉而能补也。亦治皮肤干燥，以此润之。

〔时珍曰〕按吴绶云：山药入手、足太阴二经，补其不足，清其虚热。又按王履《溯洄集》云：山药虽入手太阴，然肺为肾之上源，源既有滋，流岂无益，此八味丸所以用其强阴也。又按曹毗《杜兰香传》云：食薯蓣可以辟雾露。

附方

补益虚损。益颜色，补下焦虚冷，小便频数，瘦损无力。用薯蓣于沙盆中研细，入铫中，以酒一大匙熬令香，旋添酒一盏煎搅令匀，空心饮之。每旦一服。（《圣惠方》）

脾胃虚弱（不思饮食）。山芋、白术各一两，人参七钱半，为末，水

糊丸小豆大，每米饮下四五十丸。（《普济方》）

湿热虚泄。山药、苍术等分，饭丸，米饮服。大人小儿皆宜。（《濒湖经验方》）

项后结核（或赤肿硬痛）。以生山药一挺（去皮），蓖麻子二个同研，贴之如神。（《救急易方》）

心腹虚胀。手足厥逆，或饮苦寒之剂多，未食先呕，不思饮食。山药半生半炒，为末。米饮服二钱，一日二服，大有功效。忌铁器、生冷。（《普济方》）

莳萝

宋《开宝》

释名 慈谋勒、小茴香。〔时珍曰〕莳萝、慈谋勒，皆番言也。

集解 〔藏器曰〕莳萝生佛誓国，实如马芹子，辛香。

〔颂曰〕今岭南及近道皆有之。三月、四月生苗，花实大类蛇床而簇生，辛香，六、七月采实。今人多用和五味，不闻入药用。

〔时珍曰〕其子簇生，状如蛇床子而短，微黑，气辛臭，不及茴香。

〔嘉谟曰〕俗呼莳萝椒。内有黑子，但皮薄色褐不红耳。

【气味】辛，温，无毒。

【主治】下气利膈。（时珍）

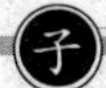

【气味】辛，温，无毒。

【主治】小儿气胀，霍乱呕逆，腹冷不下食，两肋痞满。（藏器）

健脾，开胃气，温肠，杀鱼、肉毒，补水脏，治肾气，壮筋骨。（《日华》）

附方

闪挫腰痛。莳萝作末，酒服二钱匕。（《永类钤方》）

牙齿疼痛。舶上莳萝、芸薹子、白芥子等分，研末。口中含水，随左右嗃鼻，神效。（《圣惠方》）

百合

《本经》中品

释名 强瞿、蒜脑藷。〔时珍曰〕百合之根，以众瓣合成也。或云专治百合病故名，亦通。

集解 〔时珍曰〕百合一茎直上，四向生叶。叶似短竹叶，不似柳叶。五、六月茎端开大白花，长五寸，六出，红蕊四垂向下，色亦不红。红者叶似柳，乃山丹也。

【气味】甘，平，无毒。

【主治】邪气腹胀心痛，利大小便，补中益气。（《本经》）

除浮肿胪胀，痞满寒热，通身疼痛，及乳难喉痹，止涕泪。（《别录》）

安心定胆益志，养五脏，治颠邪狂叫惊悸，产后血狂运，杀蛊毒气，胁痈乳痈发背诸疮肿。（《大明》）

温肺止嗽。（元素）

【发明】〔颂曰〕张仲景治百合病，有百合知母汤、百合滑石代赭汤、百合鸡子汤、百合地黄汤，凡四方。病名百合而用百合治之，不识其义。

〔颖曰〕百合新者，可蒸可煮，和肉更佳；干者作粉食，最益人。

〔时珍曰〕按王维诗云：冥搜到百合，真使当重肉。果堪止泪无，欲纵望江目。盖取本草百合止涕泪之说。

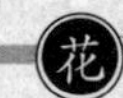

【主治】小儿天疱湿疮，暴干研末，菜籽油涂，良。（时珍）

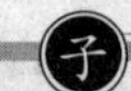

【主治】酒炒微赤，研末汤服，治肠风下血。（思邈）

附方

肺脏壅热（烦闷咳嗽者）。新百合四两，蜜和蒸软，时时含一片，吞津。（《圣惠方》）

肺病吐血。新百合捣汁，和水饮之。亦可煮食。（《卫生易简》）

耳聋耳痛。干百合为末，温水服二钱，日二服。（《胜金方》）

冬瓜

《本经》上品

释名 白瓜、水芝、地芝。〔时珍曰〕冬瓜，以其冬熟也。

集解 〔时珍曰〕冬瓜三月生苗引蔓，大叶团而有尖，茎叶皆有刺毛。六、七月开黄花，结实大者径尺余，长三四尺，嫩时绿色有毛，老则苍色有粉，其皮坚厚，其肉肥白。其瓤谓之瓜练，白虚如絮，可以浣练衣服。

白冬瓜

【气味】甘，微寒，无毒。

【主治】小腹水胀，利小便，止渴。（《别录》）

捣汁服，止消渴烦闷，解毒。（弘景）

益气耐老，除心胸满，去头面热。（孟诜）

消热毒痈肿。切片摩痱子，甚良。（《大明》）

【发明】〔诜曰〕热者食之佳，冷者食之瘦人。煮食练五脏，为其下气故也。欲得体瘦轻健者，则可长食之；若要肥，则勿食也。

〔宗奭曰〕凡患发背及一切痈疽者，削一大块置疮上，热则易之，分散热毒气甚良。

〔震亨曰〕冬瓜性走而急。寇氏谓其分散热毒气，盖亦取其走而性急也。久病者、阴虚者忌之。孙真人言：九月勿食，令人反胃。须被霜食之乃佳。

附方

消渴不止。冬瓜一枚削皮，埋湿地中，一月取出，破开取清水日饮之。或烧熟绞汁饮之。（《圣济总录》）

消渴骨蒸。大冬瓜一枚去瓤，入黄连末填满，安瓮内，待瓜消尽，同研，丸梧子大。每服三四十丸，煎冬瓜汤下。（《经验》）

面黑令白。冬瓜一个，竹刀去皮切片，酒一升半，水一升，煮烂滤去滓，熬成膏，瓶收，每夜涂之。（《圣济总录》）

苜蓿

《别录》上品

释名 木粟、光风草。〔时珍曰〕苜蓿，郭璞作牧宿。谓其宿根自生，可饲牧牛马也。又罗愿《尔雅翼》作木粟，言其米可炊饭也。

集解 〔时珍曰〕《杂记》言苜蓿原出大宛，汉使张骞带归中国。然今处处田野有之，陕、陇人亦有种者，年年自生。刈苗作蔬，一年可三刈。二月生苗，一科数十茎，茎颇似灰藋。一枝三叶，叶似决明叶，而小如指顶，绿色碧艳。入夏及秋，开细黄花。结小荚圆扁，旋转有刺，数荚累累，老则黑色。内有米如穄米，可为饭，亦可酿酒，罗愿以此为鹤顶草，误矣。鹤顶，乃红心灰藋也。

【气味】苦，平，涩，无毒。

【主治】安中利人，可久食。（《别录》）

利五脏，轻身健人，洗去脾胃间邪热气，通小肠诸恶热毒，煮和酱食，亦可作羹。（孟诜）

利大小肠。（宗奭）

干食益人。（苏颂）

壶卢

《日华》

释名 瓠瓜、匏瓜。〔时珍曰〕壶，酒器也。卢，饭器也。此物各象其形，又可为酒饭之器，因以名之。

集解 〔时珍曰〕长瓠、悬瓠、壶卢、匏瓜、蒲卢，名状不一，其实一类各色也。处处有之，但有迟早之殊。

【气味】甘，平，滑，无毒。

【主治】消渴恶疮，鼻口中肉烂痛。（思邈）

消热，服丹石人宜之。（孟诜）

除烦，治心热，利小肠，润心肺，治石淋。（《大明》）

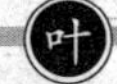

【气味】甘，平，无毒。

【主治】为茹耐饥。（思邈）

蔓须花

【主治】解毒。（时珍）

子

【主治】齿断或肿或露，齿摇疼痛，用八两同牛膝四两，每服五钱，煎水含漱，日三四次。（《御药院方》）

附方

腹胀黄肿。用亚腰壶卢连子烧存性，每服一个，食前温酒下。不饮酒者，白汤下。十余日见效。（《简便方》）

预解胎毒。七、八月，或三伏日，或中秋日，剪壶卢（须如环子脚者）阴干，于除夜煎汤浴小儿，则可免出痘。（唐瑶《经验方》）

茄

宋《开宝》

释名 落苏、昆仑瓜、草鳖甲。〔颂曰〕按段成式云：茄（音加），乃莲茎之名。今呼茄菜，其音若伽，未知所自也。

集解 〔颂曰〕茄子处处有之。其类有数种：紫茄、黄茄，南北通有；白茄、青水茄，唯北土有之。入药多用黄茄，其余唯可作菜茹尔。江南一种藤茄，作蔓生，皮薄似壶卢，亦不闻中药。

〔宗奭曰〕新罗国出一种茄，形如鸡子，淡光微紫色，蒂长味甘。今中国已遍有之。

〔时珍曰〕茄种宜于九月黄熟时收取，洗净曝干，至二月下种移栽。株高二三尺，叶大如掌。自夏至秋，开紫花，五瓣相连，五棱如缕，黄蕊绿蒂，蒂包其茄。茄中有瓤，瓤中有子，子如脂麻。其茄有团如瓜蒌者，长四五寸者。有青茄、紫茄、白茄。白茄亦名银茄，更胜青者。诸茄至老皆黄，苏颂以黄茄为一种，似未深究也。

【气味】甘，寒，无毒。

【主治】寒热，五脏劳。（孟诜）

老裂者烧灰，治乳裂。（震亨）

散血止痛，消肿宽肠。（时珍）

【发明】〔宗奭曰〕蔬圃中唯此无益。《开宝本草》并无主治，止说损人。后人虽有处治之法，终与正文相失。圃人又下于暖处，厚加粪壤，遂于小满前后求贵价以售。既不以时，损人益多。不时不食，乌可忽也。

〔震亨曰〕茄属土，故甘而喜降，大肠易动者忌之。老实治乳头裂，茄根煮汤渍冻疮，折蒂烧灰治口疮，俱获奇效，皆甘以缓火之意也。

〔时珍曰〕段成式《酉阳杂俎》言茄厚肠胃，动气发疾。盖不知茄之性滑，不厚肠胃也。

蒂

【主治】烧灰，米饮服二钱，治肠风下血不止及血痔。（吴瑞）

烧灰，治口齿疮䘌。生切，擦癜风。（时珍）

【发明】〔时珍曰〕治癜风，用茄蒂蘸硫、附末掺之，取其散血也。白癜用白茄蒂，紫癜用紫茄蒂，亦各从其类耳。

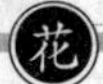

【主治】金疮牙痛。（时珍）

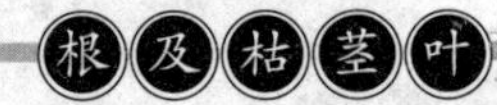

【主治】冻疮皴裂，煮汤渍之，良。（《开宝》）

散血消肿，治血淋下血，血痢阴挺，齿䘌口蕈。（时珍）

附方

久患下血。大茄种三枚，每用一枚，湿纸包煨熟，安瓶内，以无灰酒一升半沃之，蜡纸封闭三日，去茄暖饮。（《普济方》）

大风热痰。用黄老茄子（大者）不计多少，以新瓶盛，埋土中，经一年尽化为水，取出入苦参末，同丸梧子大。食已及卧时酒下三十丸，甚效。此方出江南人传。（苏颂《图经本草》）

腰脚拘挛（腰脚风血积冷，筋急拘挛疼痛者）。取茄子五十斤切洗，以水五斗煮取浓汁，滤去滓，更入小铛中，煎至一斗以来，即入生粟粉同煎，令稀稠得所，取出搜和，更入麝香、朱砂末，同丸如梧子大。每旦用秫米酒送下三十丸，近暮再服，一月乃瘥。男子、女人通用皆验。（《图经本草》）

磕扑青肿。老黄茄极大者，切片如一指厚，新瓦焙研为末。欲卧时温酒调服二钱匕，一夜消尽，无痕迹也。（《胜金》）

坠损跌扑（散血止痛）。重阳日收老茄子百枚，去蒂四破切之，消石十二两捣碎，以不津器先铺茄子一重，乃下消石一重，如此间铺令尽，以纸数层密封，安置净处，上下以新砖承覆，勿犯地气。至正月后取出，去纸两重，日中曝之。逐日如此，至二、三月，度茄已烂，开瓶倾出，滤去滓，别入新器中，以薄绵盖头，又曝，至成膏乃可用。每以酒调半匙，空腹饮之，日再，恶血散则痛止而愈矣。若膏久干硬，即以饭饮化动用之。（《图经本草》）

热毒疮肿。生茄子一枚，割去二分，去瓤二分，似罐子形，合于疮上即消也。如已出脓，再用取瘥。（《圣济总录》）

喉痹肿痛。糟茄或酱茄，细嚼咽汁。（《德生堂方》）

牙痛。秋茄花干之，旋烧研涂痛处，立止。（《海上名方》）

风蛀牙痛。茄蒂烧灰掺之。或加细辛末等分，日用之。（《仁存方》）

血淋疼痛。茄叶熏干为末，每服二钱，温酒或盐汤下。隔年者尤佳。（《经验良方》）

女阴挺出。茄根烧存性，为末。油调在纸上，卷筒安入内。一日一上。（《乾坤生意》）

口中生蕈。用醋漱口，以茄母（烧灰）、飞盐等分，米醋调稀，时时擦之。（《摘玄方》）

牙齿䘌痛。茄根捣汁，频涂之。陈茄树烧灰敷之。先以露蜂房煎汤漱过。（《海上名方》）

夏月趾肿（不能行走者）。九月收茄根悬檐下，逐日煎汤洗之。（《简便》）

果部

李时珍曰：木实曰果，草实曰蓏。熟则可食，干则可脯。丰俭可以济时，疾苦可以备药。辅助粒食，以养民生。故《素问》云：五果为助。五果者，以五味、五色应五脏，李、杏、桃、栗、枣是矣。《占书》欲知五谷之收否，但看五果之盛衰。李主小豆，杏主大麦，桃主小麦，栗主稻，枣主禾。《礼记·内则》列果品菱、椇、榛、瓜之类。《周官》职方氏辨五地之物，山林宜皂物，柞、栗之属。川泽宜膏物，菱、芡之属。丘陵宜核物，梅、李之属。甸师掌野果蓏。场人树果蓏珍异之物，以时藏之。观此，则果蓏之土产常异，性味良毒，岂可纵嗜欲而不知物理乎？

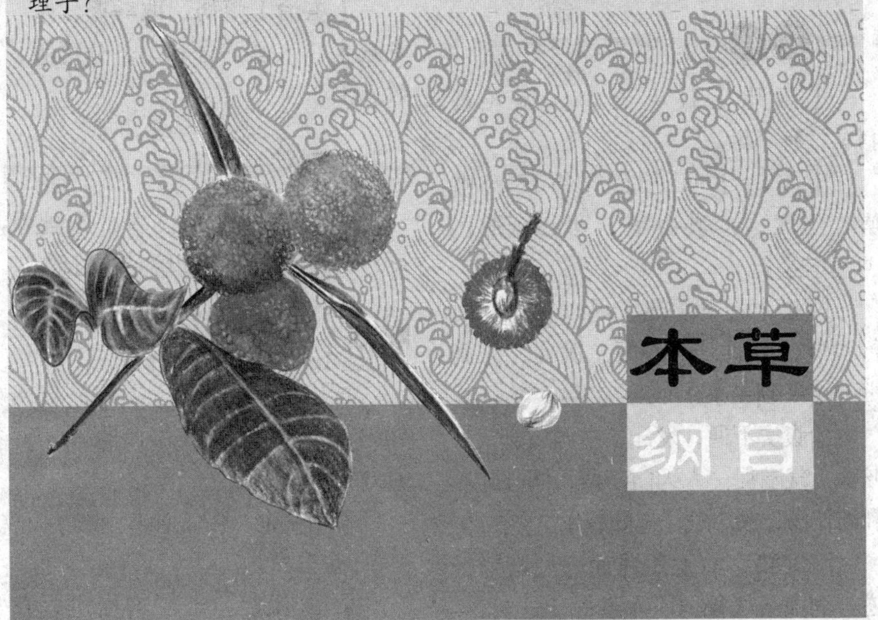

杏

《本经》下品

释名 甜梅。〔时珍曰〕杏字篆文像子在木枝之形。或云从口及从可者，并非也。《江南录》云：杨行密改杏名甜梅。

集解 〔时珍曰〕诸杏，叶皆圆而有尖，二月开红花，亦有千叶者，不结实。甘而有沙者为沙杏，黄而带酢者为梅杏，青而带黄者为柰杏。其金杏大如梨，黄如橘。《西京杂记》载蓬莱杏花五色，盖异种也。

【气味】酸，热，有小毒。

【主治】曝脯食，止渴，去冷热毒。心之果，心病宜食之。（思邈）

核仁

【气味】甘（苦），温（冷利），有小毒。

【主治】咳逆上气雷鸣，喉痹，下气，产乳金疮，寒心奔豚。（《本经》）

惊痫，心下烦热，风气往来。时行头痛，解肌，消心下急满痛，杀狗毒。（《别录》）

治腹痹不通，发汗，主温病脚气，咳嗽上气喘促。入天门冬煎，润心肺。和酪作汤，润声气。（甄权）

除肺热，治上焦风燥，利胸膈气逆，润大肠气秘。（元素）

【发明】〔元素曰〕杏仁气薄味厚，浊而沉坠，降也、阴也。入手太阴经。其用有三：润肺也，消食积也，散滞气也。

〔时珍曰〕杏仁能散能降，故解肌散风、降气润燥、消积治伤损药中用之。治疮杀虫，用其毒也。

花

【气味】苦，温，无毒。

【主治】补不足，女子伤中，寒热痹厥逆。（《别录》）

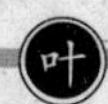

【主治】人卒肿满，身面洪大，煮浓汁热渍，亦少少服之。（《肘后》）

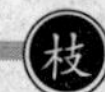

【主治】堕伤，取一握，水一升煮减半，入酒三合和匀，分再服，大效。（苏颂）

根

【主治】食杏仁多，致迷乱将死，切碎煎汤服，即解。（时珍）

附方

耳出脓汁。杏仁炒黑，捣膏绵裹纳入，日三四易之，妙。（《梅师方》）

鼻中生疮。杏仁研末，乳汁和敷。（《千金方》）

白癜风斑。杏仁连皮尖，每早嚼二七粒，揩令赤色。夜卧再用。

（《圣济总录》）

粉滓面皯。杏花、桃花各一升，东流水浸七日，洗面三七遍，极妙。（《圣济总录》）

坠扑瘀血（在内，烦闷者）。用东引杏树枝三两，细锉微熬，好酒二升煎十余沸，分二服。（《塞上方》）

梅

《本经》中品

释名 〔时珍曰〕梅，古文作槑，像子在木上之形。

集解 〔时珍曰〕按陆机《诗疏》云：梅，杏类也。树、叶皆略似杏。叶有长尖，先众木而花。其实酢，曝干为脯，入羹臛齑中，又含之可以香口。子赤者材坚，子白者材脆。

实

【气味】酸，平，无毒。

【发明】〔宗奭曰〕食梅则津液泄者，水生木也。津液泄则伤肾，肾属水，外为齿故也。

〔时珍曰〕梅，花开于冬而实熟于夏，得木之全气，故其味最酸，所谓曲直作酸也。肝为乙木，胆为甲木。人之舌下有四窍，两窍通胆液，故食梅则津生者，类相感应也。故《素问》云：味过于酸，肝气以津。又云：酸走筋，筋病无多食酸。不然，物之味酸者多矣，何独梅能生津耶？

乌梅

【气味】酸，温、平，涩，无毒。

【主治】下气，除热烦满，安心，止肢体痛，偏枯不仁，死肌，去青黑痣，蚀恶肉。（《本经》）

去痹，利筋脉，止下痢，好唾口干。（《别录》）

止渴调中，去痰治疟瘴，止吐逆霍乱，除冷热痢。（藏器）

治虚劳骨蒸，消酒毒，令人得睡。和建茶、干姜为丸服，止休息痢，大验。（《大明》）

敛肺涩肠，止久嗽泻痢，反胃噎膈，蛔厥吐利，消肿涌痰，杀虫，解鱼毒、马汗毒、硫黄毒。（时珍）

桃

《本经》下品

释名 〔时珍曰〕桃性早花，易植而子繁，故字从木、兆。十亿曰兆，言其多也。或云从兆谐声也。

集解 〔时珍曰〕桃品甚多，易于栽种，且早结实。五年宜以刀劚其皮，出其脂液，则多延数年。

实

【气味】辛、酸、甘，热，微毒。

【主治】作脯食，益颜色。（《大明》）

肺之果，肺病宜食之。（思邈）

核仁

【气味】苦、甘，平，无毒。

【主治】瘀血血闭，癥瘕邪气，杀小虫。（《本经》）

止咳逆上气，消心下坚硬，除卒暴击血，通月水，止心腹痛。（《别录》）

治血结、血秘、血燥，通润大便，破畜血。（元素）

杀三虫，又每夜嚼一枚和蜜，涂手、面良。（孟诜）

主血滞风痹骨蒸，肝疟寒热，鬼注疼痛，产后血病。（时珍）

【发明】〔杲曰〕桃仁苦重于甘，气薄味厚，沉而降，阴中之阳，手、足厥阴经血分药也。苦以泄滞血，甘以生新血，故破凝血者用之。其功有四：治热入血室，一也；泄腹中滞血，二也；除皮肤血热燥痒，三也；行皮肤凝聚之血，四也。

〔成无已曰〕肝者血之源，血聚则肝气燥，肝苦急，急食甘以缓之。桃仁之甘以缓肝散血，故张仲景抵当汤用之，以治伤寒八九日，内有畜血，发热如狂，小腹满痛，小便自利者。又有当汗失汗，热毒深入，吐血及血结胸，烦躁谵语者，亦以此汤主之。与虻虫、水蛭、大黄同用。

桃毛

【气味】辛，平，微毒。

【主治】破血闭，下血瘕，寒热积聚，无子，带下诸疾。（《别录》）

疗崩中，破癖气。（《大明》）

附方

延年去风（令人光润）。用桃仁五合去皮，用粳米饭浆同研，绞汁令尽，温温洗面，极妙。（《千金翼》）

上气咳嗽（胸满气喘）。桃仁三两去皮尖，以水一大升研汁，和粳米二合煮粥食之。（《心镜》）

小儿聤耳。桃仁炒研绵裹，日日塞之。（《千金方》）

大便不快（里急后重）。用桃仁三两（去皮），吴茱萸二两，食盐一两，同炒熟，去盐、茱，每嚼桃仁五七粒。（《总录》）

梨

《别录》下品

释名 快果、果宗、玉乳、蜜父。〔震亨曰〕梨者，利也。其性下行流利也。〔弘景曰〕梨种殊多，并皆冷利，多食损人，故俗人谓之快果，不入药用。

集解 〔时珍曰〕梨树高二三丈，尖叶光腻有细齿，二月开白花如雪六出。上巳无风则结实必佳。故古语云：上巳有风梨有蠹，中秋无月蚌无胎。贾思勰言梨核每颗有十余子，种之唯一二子生梨，余皆生杜，此亦一异也。杜即棠梨也。梨品甚多，必须棠梨、桑树接过者，则结子早而佳。梨有青、黄、红、紫四色。乳梨即雪梨，鹅梨即绵梨，消梨即香水梨也。俱为上品，可以治病。御儿梨即玉乳梨之讹。或云御儿一作语儿，地名也，在苏州嘉兴县，见《汉书·注》。其他青皮、早谷、半斤、沙糜诸梨，皆粗涩不堪，止可蒸煮及切烘为脯尔。一种醋梨，易水煮熟，则甜美不损人也。昔人言梨，皆以常山真定、山阳钜野、梁国睢阳、齐国临淄、钜鹿、弘农、京兆、邺都、洛阳为称。盖好梨多产于北土，南方唯宣城者为胜。

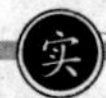

实

【气味】甘、微酸，寒，无毒。

【主治】热嗽，止渴。切片贴汤火伤，止痛不烂。（苏恭）

治客热，中风不语，治伤寒热发，解丹石热气、惊邪，利大小便。（《开宝》）

除贼风，止心烦气喘热狂。作浆，吐风痰。（《大明》）

卒暗风不语者，生捣汁频服。胸中痞塞热结者，宜多食之。（孟诜）

润肺凉心，消痰降火，解疮毒、酒毒。（时珍）

【发明】〔时珍曰〕《别录》著梨，止言其害，不著其功。陶隐居言梨不入药。盖古人论病多主风寒，用药皆是桂、附，故不知梨有治风热、润肺凉心、消痰降火、解毒之功也。今人痰病、火病，十居六七。梨之有益，盖不为少，但不宜过食尔。

附方

消渴饮水。用香水梨（或鹅梨或江南雪梨皆可）取汁以蜜汤熬成瓶收。无时以热水或冷水调服，愈乃止。（《普济方》）

卒得咳嗽。崔元亮《海上方》：用好梨去核，捣汁一碗，入椒四十粒，煎一沸去滓，纳黑饧一大两，消讫，细细含咽立定。（颂）

暗风失音。生梨，捣汁一盏饮之，日再服。（《食疗本草》）

小儿风热（昏懵躁闷，不能食）。用消梨三枚切破，以水二升，煮取汁一升，入粳米一合，煮粥食之。（《圣惠方》）

赤眼肿痛。鹅梨一枚（捣汁），黄连末半两，腻粉一字，和匀绵裹浸梨汁中，日日点之。（《圣惠》）

反胃转食（药物不下）。用大雪梨一个，以丁香十五粒刺入梨内，湿纸包四五重，煨熟食之。（《总录》）

山楂

《唐本草》

释名 赤爪子、鼠楂、猴楂、茅楂。〔时珍曰〕山楂味似楂子，故亦名楂。

集解 〔时珍曰〕赤爪、棠梂、山楂，一物也。古方罕用，故《唐本》虽有赤爪，后人不知即此也。自丹溪朱氏始著山楂之功，而后遂为要药。

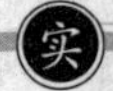

【气味】酸，冷，无毒。

【主治】煮汁服，止水痢。沐头洗身，治疮痒。

（《唐本》）

煮汁洗漆疮，多瘥。（弘景）

治腰痛有效。（苏颂）

消食积，补脾，治小肠疝气，发小儿疮疹。（吴瑞）

健胃，行结气。治妇人产后儿枕痛，恶露不尽，煎汁入砂糖服之，立效。（震亨）

化饮食，消内积癥瘕，痰饮痞满吞酸，滞血痛胀。（时珍）

化血块气块，活血。（宁原）

【发明】〔震亨曰〕山楂大能克化饮食。若胃中无食积，脾虚不能运化，不思食者，多服之，则反克伐脾胃生发之气也。

〔时珍曰〕凡脾弱食物不克化，胸腹酸刺胀闷者，于每食后嚼二三枚，绝佳。但不可多用，恐反克伐也。按《物类相感志》言：煮老鸡、硬肉，入山楂数颗即易烂。则其消肉积之功，益可推矣。

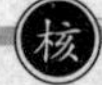

【主治】吞之，化食磨积，治癞疝。（时珍）

附方

偏坠疝气。山棠梂肉、茴香（炒）各一两为末，糊丸梧子大。每服一百丸，空心白汤下。（《卫生易简方》）

老人腰痛（及腿痛）。用棠梂子、鹿茸（炙）等分，为末，蜜丸梧子大。每服百丸，日二服。

难产。山楂核七七粒，百草霜为衣，酒吞下。（《海上方》）

橘

《本经》上品

释名 〔时珍曰〕橘，从矞（音鹬），谐声也。又云，五色为庆，二色为矞。橘实外赤内黄，剖之香雾纷郁，有似乎矞云。橘之从矞，又取此意也。

集解 〔时珍曰〕夫橘、柚、柑三者相类而不同。橘实小，其瓣味微酢，其皮薄而红，味辛而苦。柑大于橘，其瓣味甘，其皮稍厚而黄，味辛而甘。柚大小皆如橙，其瓣味酢，其皮最厚而黄，味甘而不甚辛。

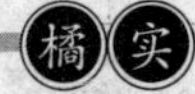

【气味】甘、酸，温，无毒。

【主治】甘者润肺，酸者聚痰。（藏器）

【发明】〔时珍曰〕橘皮下气消痰，其肉生痰聚饮，表里之异如此，凡物皆然。今人以蜜煎橘充果食甚佳，亦可酱菹也。

柚

《日华》

释名 条、壶柑、臭橙、朱栾。〔时珍曰〕柚，色油然，其状如卣，故名。壶亦象形。今人呼其黄而小者为蜜筒，正此意也。其大者谓之朱栾，亦取团栾之象。最大者谓之香栾。

集解 〔恭曰〕柚皮厚味甘，不似橘皮薄味辛而苦。其肉亦如橘，有甘有酸，酸者名壶柑。今俗人谓橙为柚，非矣。案《吕氏春秋》云：果之美者，江浦之橘，云梦之柚。郭璞云：柚出江南，似橙而实酢，大如橘。《禹贡》云：扬州厥包橘、柚。孔安国云：小曰橘，大曰柚，皆为柑也。

〔颂曰〕闽中、岭外、江南皆有柚，比橘黄白色而大。襄、唐间柚，色青黄而实小。其味皆酢，皮厚，不堪入药。

〔时珍曰〕柚，树、叶皆似橙。其实有大、小二种：小者如柑如橙；大者如瓜如升，有围及尺余者，亦橙之类也。今人呼为朱栾，形色圆正，都类柑、橙。但皮厚而粗，其味甘，其气臭，其瓣坚而酸恶不可食，其花甚香。

【气味】酸，寒，无毒。

【主治】消食，解酒毒，治饮酒人口气，去肠胃中恶气，疗妊妇不思食口淡。（《大明》）

皮

【气味】甘、辛，平，无毒。

【主治】下气。宜食，不入药。（弘景）

叶

【主治】头风痛，同葱白捣，贴太阳穴。（时珍）

花

【主治】蒸麻油作香泽面脂，长发润燥。（时珍）

附方

痰气咳嗽。用香栾去核切，砂瓶内浸酒，封固一夜，煮烂，蜜拌匀，时时含咽。

枣

《本经》上品

释名 〔时珍曰〕按陆佃《埤雅》云：大曰枣，小曰棘。棘，酸枣也。

集解 〔《别录》曰〕枣生河东平泽。

〔弘景曰〕世传河东猗氏县枣特异。今青州出者形大而核细，多膏甚甜。郁州互市者亦好，小不及耳。江东临沂、金城枣形大而虚，少脂，好者亦可用之。南枣大恶，不堪啖。

〔颂曰〕近北州郡皆出枣，唯青州之种特佳。晋州、绛州者虽大，而不及青州肉厚也。江南出者，坚燥少脂。今园圃种莳者，其种甚多。美者有水菱枣、御枣之类，皆不堪入药，盖肌肉轻虚故也。南郡人煮而曝干，皮薄而皱，味更甘于他枣，谓之天蒸枣，亦不入药。

〔宗奭曰〕大枣先青州，次晋州，皆可晒曝入药，益脾胃。余者止可充食用耳。青州人以枣去皮核，焙干为枣圈，以为奇果。有御枣，甘美轻脆，后众枣熟而易生虫，今人所谓扑落酥者是也。又有牙枣，先众枣熟，亦甘美，微酸而尖长。二枣皆可啖，不堪收曝。

〔时珍曰〕枣木赤心有刺。四月生小叶，尖觥光泽。五月开小花，白色微青。南北皆有，唯青、晋所出者肥大甘美，入药为良。其类甚繁，《尔雅》所载之外，郭义恭《广志》有狗牙、鸡心、牛头、羊矢、猕猴、细腰、赤心、三星、骈白之名，又有木枣、氐枣、桂枣、夕枣、灌枣、墟枣、蒸枣、白枣、棠枣，及安邑、信都诸枣。谷城紫枣长二寸，羊角枣长三寸。密云所出小枣，脆润核细，味亦甘美，皆可充果食，不堪入药。入药t须用青州及晋地晒干大枣为良。

大枣

【释名】干枣、美枣、良枣。

【气味】甘，平，无毒。

【主治】心腹邪气，安中，养脾气，平胃气，通九窍，助十二经，补少气、少津液、身中不足，大惊四肢重，和百药。久服轻身延年。（《本经》）

补中益气，坚志强力，除烦闷，疗心下悬，除肠澼。久服不饥神仙。（《别录》）

润心肺，止嗽，补五脏，治虚损，除肠胃癖气。和光粉烧，治疳痢。（《大明》）

和阴阳，调荣卫，生津液。（李杲）

【发明】〔弘景曰〕道家方药，以枣为佳饵。其皮利，肉补虚，所以合汤皆擘之也。

〔杲曰〕大枣气味俱厚，阳也。温以补不足，甘以缓阴血。

〔成无己曰〕邪在营卫者，辛甘以解之。故用姜、枣以和营卫，生发脾胃升腾之气。张仲景治奔豚，用大枣滋脾土以平肾气也。治水饮胁痛有十枣汤，益土而胜水也。

〔震亨曰〕枣属土而有火，味甘性缓。甘先入脾，补脾者未尝用甘。故今人食甘多者，脾必受病也。

〔时珍曰〕《素问》言枣为脾之果，脾病宜食之。谓治病和药，枣为脾经血分药也。若无故频食，则生虫损齿，贻害多矣。

三岁陈枣核中仁

【气味】燔之，苦，平，无毒。

【主治】恶气卒疰忤。（孟诜）

核烧研，掺胫疮良。（时珍）

【发明】〔时珍曰〕按《刘根别传》云：道士陈孜如痴人，江夏袁仲阳敬事之。孜曰：今春当有疾，可服枣核中仁二十七枚。后果大病，服之而愈。又云：常服枣仁，百邪不复干也。仲阳服之有效，则枣果有治邪之说矣。又《道书》云：常含枣核治气，令口行津液，咽之佳。谢承《后汉书》亦云：孟节能含枣核，不食可至十年也。此皆藉枣以生津受气，而咽之又能达黄宫，以交离坎之义耳。

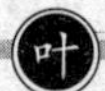

【气味】甘，温，微毒。

【主治】覆麻黄，能令出汗。（《本经》）

和葛粉，揩热痱疮，良。（《别录》）

治小儿壮热，煎汤浴之。（《大明》）

木心

【气味】甘，涩，温，有小毒。

【主治】中蛊腹痛，面目青黄，淋露骨立。锉取一斛，水淹三寸，煮至二斗澄清，煎五升，旦服五合，取吐即愈。又煎红水服之，能通经脉。（时珍）

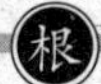

【主治】小儿赤丹从脚趺起，煎汤频浴之。（时珍）

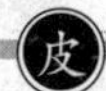

【主治】同老桑树皮，并取北向者，等分，烧研。每用一合，井水煎，澄取清，洗目。一月三洗，昏者复明。忌荤、酒、房事。（时珍）

附方

调和胃气。以干枣去核，缓火逼燥为末。量多少入少生姜末，白汤点服。调和胃气甚良。（《衍义》）

小肠气痛。大枣一枚去核，用斑蝥一枚去头、足、翅，入枣内，纸包煨熟，去蝥食枣，以桂心、荜澄茄汤下。（《直指》）

伤寒热病（后口干咽痛，喜唾）。大枣二十枚，乌梅十枚，捣入蜜丸。含如杏核大，咽汁甚效。（《千金方》）

妊娠腹痛。大红枣十四枚，烧焦为末，以小便服之。（《梅师》）

大便燥塞。大枣一枚去核，入轻粉半钱缚定，煨熟食之，仍以枣汤送下。（《直指》）

烦闷不眠。大枣十四枚，葱白七茎，水三升，煮一升，顿服。（《千金》）

上气咳嗽。治伤中筋脉急，上气咳嗽者。用枣二十枚去核，以酥四两微火煎，入枣肉中泣尽酥，取收之。常含一枚，微微咽之取瘥。（《圣惠方》）

肺疽吐血。因啖辛辣、热物致伤者。用红枣（连核烧存性）、百药煎（煅过）等分，为末。每服二钱，米饮下。（《三因》）

耳聋鼻塞（不闻音声、香臭者）。取大枣十五枚（去皮核），蓖

麻子三百枚（去皮），和捣。绵裹塞耳、鼻，日一度。三十余日，闻声及香臭也。先治耳，后治鼻，不可并塞。（孟诜《食疗》）

久服香身。用大枣肉和桂心、白瓜仁、松树皮为丸，久服之。（《食疗本草》）

走马牙疳。新枣肉一枚，同黄柏烧焦为末，油和敷之。若加砒少许更妙。（王氏《博济》）

诸疮（久坏不愈者）。枣膏三升，煎水频洗，取愈。（《千金》）

痔疮疼痛。大肥枣一枚剥去皮，取水银掌中，以唾研令极熟，敷枣瓤上，纳入下部，良。（《外台》）

下部虫痒。蒸大枣取膏，以水银和捻，长三寸，以绵裹，夜纳下部中，明日虫皆出也。（《肘后》）

小儿伤寒（五日已后热不退）。用枣叶半握，麻黄半两，葱白、豆豉各一合，童子小便二钟，煎一钟，分二服，取汗。（《总录》）

反胃呕哕。干枣叶一两，藿香半两，丁香二钱半，每服二钱，姜三片，水一盏煎服。（《圣惠方》）

令发易长。取东行枣根三尺，横安甑上蒸之，两头汗出，收取敷发，即易长。（《圣惠方》）

栗

《别录》上品

释名 〔时珍曰〕栗，《说文》作㮚，从卤（音条），像花实下垂之状也。梵书名笃迦。

集解 〔时珍曰〕栗但可种成，不可移栽。

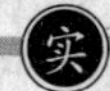

【气味】咸，温，无毒。

【主治】益气，厚肠胃，补肾气，令人耐饥。（《别录》）

疗筋骨断碎，肿痛瘀血，生嚼涂之，有效。（苏恭）

杨梅

宋《开宝》

释名 杭子（音求）。〔时珍曰〕其形如水杨子而味似梅，故名。段氏《北户录》名杭子。扬州人呼白杨梅为圣僧。

集解 〔志曰〕杨梅生江南、岭南山谷。树若荔枝树，而叶细阴青。子形似水杨子，而生青熟红，肉在核上，无皮壳。四月、五月采之。南人腌藏为果，寄至北方。

〔时珍曰〕杨梅树叶如龙眼及紫瑞香，冬月不凋。二月开花结实，形如楮实子，五月熟，有红、白、紫三种，红胜于白，紫胜于红，颗大则核细，盐藏、蜜渍、糖收皆佳。东方朔《林邑记》云：邑有杨梅，其大如杯碗，青时极酸，熟则如蜜。用以酿酒，号为梅香酎，甚珍重之。赞宁《物类相感志》云：桑上接杨梅则不酸。杨梅树生癞，以甘草钉钉之则无。皆物理之妙也。

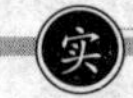

【气味】酸、甘，温，无毒。

【主治】盐藏食，去痰止呕哕，消食下酒。干作屑，临饮酒时服方寸匕，止吐酒。（《开宝》）

止渴，和五脏，能涤肠胃，除烦愦恶气。烧灰服，断下痢甚验。盐者常含一枚，咽汁，利五脏下气。（诜）

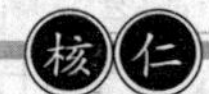

【主治】脚气。（时珍）

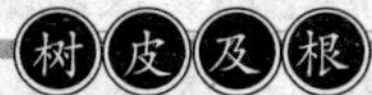

【主治】煎汤，洗恶疮疥癣。（《大明》）

煎水，漱牙痛。服之，解砒毒。烧灰油调，涂汤火伤。（时珍）

附方

头风作痛。杨梅为末，每食后薄荷茶服二钱。或以消风散同煎服。或同捣末，以白梅肉和，丸弹子大，每食后葱茶嚼下一丸。（朱氏《集验》）

一切损伤（止血生肌，令无瘢痕）。用盐藏杨梅和核捣如泥，做成挺子，以竹筒收之。凡遇破伤，研末敷之，神圣绝妙。（《经验方》）

中砒毒。心腹绞痛，欲吐不吐，面青肢冷。用杨梅树皮煎汤二三碗，服之即愈。（王硕《易简方》）

风虫牙痛。《普济方》：用杨梅根（皮厚者，焙）一两，川芎䓖五钱，麝香少许，研末。每用半钱，鼻内嗃之，口中含水，涎出痛止。《摘要方》：用杨梅根皮、韭菜根、厨案上油泥等分捣匀，贴于两腮上，半时辰，其虫从眼角出也。屡用有效之方。

柹

《别录》中品

集解 〔颂曰〕柹南北皆有之，其种亦多。红柹所在皆有。黄柹生汴、洛诸州。朱柹出华山，似红柹而圆小，皮薄可爱，味更甘珍。椑柹色青，可生啖。诸柹食之皆美而益人。又有一种小柹，谓之软枣，俗呼为牛奶柹。世传柹有七绝：一多寿，二多阴，三无鸟巢，四无虫蠹，五霜叶可玩，六嘉宾，七落叶肥滑，可以临书也。

〔时珍曰〕柹高树大叶，圆而光泽。四月开小花，黄白色。结实青绿色，八、九月乃熟。生柹置器中自红者谓之烘柹，日干者谓之白柹，火干者谓之乌柹，水浸藏者谓之醂柹。其核形扁，状如木鳖子仁而硬坚。其根甚固，谓之柹盘。案《事类合璧》云：柹，朱果也。大者如碟，八棱稍扁；其次如拳；小或如鸡子、鸭子、牛心、鹿心之状。一种小而如折二钱者，谓之猴枣。皆以核少者为佳。

烘柿

【气味】甘，寒，涩，无毒。

【主治】通耳鼻气，治肠澼不足。解酒毒，压胃间热，止口干。（《别录》）

续经脉气。（诜）

【发明】〔藏器曰〕饮酒食红柿，令人易醉或心痛欲死。《别录》言解酒毒，失之矣。

白柿柿霜

【气味】甘，平，涩，无毒。

【主治】补虚劳不足，消腹中宿血，涩中厚肠，健脾胃气。（诜）

开胃涩肠，消痰止渴，治吐血，润心肺，疗肺痿心热咳嗽，润声喉，杀虫。（《大明》）

霜：清上焦心肺热，生津止渴，化痰宁嗽，治咽喉口舌疮痛。（时珍）

【发明】〔震亨曰〕干柿属金而有土，属阴而有收意。故止血治咳，亦可为助也。

〔时珍曰〕柿乃脾、肺血分之果也。其味甘而气平，性涩而能收，故有健脾涩肠、治嗽止血之功。盖大肠者，肺之合而胃之子也。真正柿霜，乃其精液，入肺病上焦药尤佳。

乌柿

【气味】甘，温，无毒。

【主治】杀虫，疗金疮、火疮，生肉止痛。（《别录》）

治狗啮疮，断下痢。（弘景）

服药口苦及呕逆者，食少许即止。（藏器）

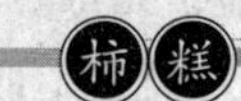

【主治】作饼及糕与小儿食，治秋痢。（诜）

黄柿和米粉作糗蒸，与小儿食，止下痢、下血有效。（藏器）

柿蒂

【气味】涩，平，无毒。

【主治】咳逆哕气，煮汁服。（诜）

【发明】〔震亨曰〕人之阴气，依胃为养。土伤则木挟相火，直冲清道而上作咳逆。古人以为胃寒，概用丁香、柿蒂，不知其孰为补虚，孰为降火？不能清气利痰，唯有助火而已。

〔时珍曰〕咳逆者，气自脐下冲脉直上至咽膈，作呃忒蹇逆之声也。朱肱《南阳书》以哕为咳逆，王履《溯洄集》以咳嗽为咳逆，皆误矣。哕者干呕有声也。咳逆有伤寒吐下后，及久病产后，老人虚人，阴气大亏，阳气暴逆，自下焦逆至上焦而不能出者。有伤寒失下，及平人痰气抑遏而然者。当视其虚实阴阳，或温或补，或泄热，或降气，或吐或下可也。古方单用柿蒂煮汁饮之，取其苦温能降逆气也。

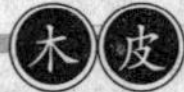

【主治】下血。晒焙研末，米饮

服二钱，两服可止。（颂）

汤火疮，烧灰，油调敷。（时珍）

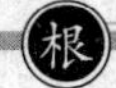

【主治】血崩，血痢，下血。（时珍）

附方

热淋涩痛。干柿、灯心等分，水煎日饮。（朱氏方）

小儿秋痢。以粳米煮粥，熟时入干柿末，再煮三两沸食之。奶母亦食之。（《食疗》）

反胃吐食。干柿三枚，连蒂捣烂，酒服甚效。切勿以他药杂之。

腹薄食减(凡男女脾虚腹薄，食不消化，面上黑点者)。用干柿三斤，酥一斤，蜜半斤，以酥、蜜煎匀，下柿煮十余沸，用不津器贮之。每日空腹食三五枚，甚良。（孟诜《食疗》）

痰嗽带血。青州大柿饼，饭上蒸熟批开。每用一枚，掺真青黛一钱，卧时食之，薄荷汤下。（《丹溪纂要》）

产后咳逆（气乱心烦）。用干柿切碎，水煮汁呷。（《产宝》）

妇人蒜发。干柿五枚，以茅香（煮熟）、枸杞子（酒浸，焙研）各等分，捣丸梧子大。每服五十丸，茅香汤下，日三。（《普济》）

鼻窒不通。干柿同粳米煮粥，日食。（《圣济》）

耳聋鼻寒。干柿三枚细切，以粳米三合，豆豉少许煮粥，日日空心食之。（《圣惠》）

臁胫烂疮。用柿霜、柿蒂等分烧研，敷之甚效。（笔峰《杂兴》）

咳逆不止。《济生》柿蒂散：治咳逆胸满。用柿蒂、丁香各二钱，生姜五片，水煎服。或为末，白汤点服。洁古加人参一钱，治虚人咳逆。《三因》加良姜、甘草等分。《卫生宝鉴》加青皮、陈皮。王氏《易简》加半夏、生姜。

银杏

《日用》

释名 白果、鸭脚子。〔时珍曰〕原生江南，叶似鸭掌，因名鸭脚。宋初始入贡，改呼银杏，因其形似小杏而核色白也。今名白果。梅尧臣诗：鸭脚类绿李，其名因叶高。欧阳修诗“绛囊初入贡，银杏贵中州”，是矣。

集解 〔时珍曰〕银杏生江南，以宣城者为胜。树高二三丈。叶薄纵理，俨如鸭掌形，有刻缺，面绿背淡。二月开花成簇，青白色，二更开花，随即卸落，人罕见之。一枝结子百十，状如楝子，经霜乃熟烂，去肉取核为果。其核两头尖，三棱为雄，二棱为雌。其仁嫩时绿色，久则黄。须雌雄同种，其树相望，乃结实；或雌树临水亦可；或凿一孔，内雄木一块，泥之，亦结。阴阳相感之妙如此。其树耐久，肌理白腻。术家取刻符印，云能召使也。

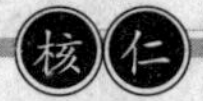

【气味】甘、苦，平，涩，无毒。

【主治】生食引疳解酒，熟食益人。（李鹏飞）

熟食温肺益气，定喘嗽，缩小便，止白浊。生食降痰，消毒杀虫。嚼浆涂鼻面手足，去皻疱䵟黯皴皱，及疥癣疳䘌阴虱。（时珍）

【发明】〔时珍曰〕银杏宋初始著名，而修本草者不收。近时方药亦时用之。其气薄味厚，性涩而收，色白属金。故能入肺经，益肺气，定喘嗽，缩小便。生捣能浣油腻，则其去痰浊之功，可类推矣。其花夜开，人不得见，盖阴毒之物，故又能杀虫消毒。然食多则收令太过，令人气壅胪胀昏顿。

附方

寒嗽痰喘。白果七个煨熟，以熟艾作七丸，每果入艾一丸，纸包再煨香，去艾吃。（《秘韫》方）

哮喘痰嗽。鸭掌散：用银杏五个，麻黄二钱半，甘草（炙）二钱，水一钟半，煎八分，卧时服。又金陵一铺治哮喘，白果定喘汤，服之无不效者，其人以此起家。其方：用白果二十一个（炒黄），麻黄三钱，苏子二钱，款冬花、法制半夏、桑白皮（蜜炙）各二钱，杏仁（去皮尖）、黄芩（微炒）各一钱半，甘草一钱，水三钟，煎二钟，随时分作二服。不用姜。（《摄生方》）

咳嗽失声。白果仁四两，白茯苓、桑白皮二两，乌豆半升（炒），沙蜜半斤。煮熟日干为末，以乳汁半碗拌湿，九蒸九晒，丸如绿豆大。每服三五十丸，白汤下，神效。（余居士方）

赤白带下（下元虚惫）。白果、莲肉、江米各五钱，胡椒一钱半，为末。用乌骨鸡一只，去肠盛药，瓦器煮烂，空心食之。（《集简方》）

牙齿虫䘌。生银杏，每食后嚼一二个，良。（《永类钤方》）

鼻面酒皻。银杏、酒浮糟同嚼烂，夜涂旦洗。（《医林集要》）

头面癣疮。生白果仁切断，频擦取效。（邵氏《经验方》）

下部疳疮。生白果杵，涂之。（赵原阳）

阴虱作痒。阴毛际肉中生虫如虱，或红或白，痒不可忍者。白果仁嚼细，频擦之，取效。（刘长春方）

乳痈溃烂。银杏半斤，以四两研酒服之，以四两研敷之。（《救急易方》）

水疔暗疔。水疔色黄，麻木不痛；暗疔疮凸色红，使人昏狂。并先刺四畔，后用银杏（去壳）浸油中年久者，捣盦之。（《普济方》）

榛

宋《开宝》

释名 〔时珍曰〕关中甚多此果。关中，秦地也。榛之从秦，盖取此意。

集解 〔时珍曰〕按陆机《诗疏》云：榛有两种：一种大小枝叶皮树皆如栗，而子小，形如橡子，味亦如栗，枝茎可以为烛，一种高丈余，枝叶如木蓼，子作胡桃味，辽、代、上党甚多，久留亦易油坏者也。

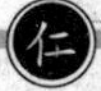

【气味】甘，平，无毒。

【主治】益气力，实肠胃，令人不饥，健行。（《开宝》）

止饥，调中开胃，甚验。（《大明》）

荔枝

宋《开宝》

释名 离枝、丹荔。〔时珍曰〕司马相如《上林赋》作离支。按白居易云：若离本枝，一日色变，三日味变。则离支之名，又或取此义也。

集解 〔时珍曰〕荔枝炎方之果，性最畏寒，易种而根浮。其木甚耐久，有经数百年犹结实者。其实生时肉白，干时肉红。日晒火烘，卤浸蜜煎，皆可致远。成朵晒干者谓之荔锦。

实

【气味】甘，平，无毒。

【主治】止渴，益人颜色。（《开宝》）

食之止烦渴，头重心躁，背膊劳闷。（李珣）

治瘰疬瘤赘，赤肿疔肿，发小儿痘疮。（时珍）

【发明】〔震亨曰〕荔枝属阳，主散无形质之滞气，故消瘤赘赤肿者用之。苟不明此，虽用之无应。

核

【气味】甘，温，涩，无毒。

【主治】心痛、小肠气痛，以一枚煨存性，研末，新酒调服。（宗奭）

【发明】〔时珍曰〕荔枝核入厥阴，行散滞气，其实双结而核肖睾丸，故其治㿗疝卵肿，有述类象形之义。

壳

【主治】痘疮出不爽快，煎汤饮之。又解荔枝热，浸水饮。（时珍）

花及皮根

【主治】喉痹肿痛，用水煮汁。细细含咽，取瘥止。（苏颂）

附方

痘疮不发。荔枝肉浸酒饮，并食之。忌生冷。（闻人规《痘疹论》）

风牙疼痛。用荔枝连壳烧存性，研末，擦牙即止。（《普济》）

呃逆不止。荔枝七个，连皮核烧存性，为末。白汤调下，立止。（杨拱《医方摘要》）

脾痛不止。荔枝核为末，醋服二钱。数服即愈。（《卫生易简方》）

妇人血气（刺痛）。用荔枝核（烧存性）半两，香附子（炒）一两，为末。每服二钱，盐汤、米饮任下。名蠲痛散。（《妇人良方》）

赤白痢。荔枝壳、橡斗壳（炒）、石榴皮（炒）、甘草（炙）各等分。每以半两，水一盏半，煎七分，温服，日二服。（《普济方》）

龙眼

《本经》中品

释名 龙目、圆眼、益智。〔时珍曰〕龙眼、龙目，象形也。

集解 〔时珍曰〕龙眼正圆，《别录》、苏恭比之槟榔，殊不类也。其木性畏寒，白露后方可采摘，晒焙令干，成朵干者名龙眼锦。

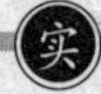

【气味】甘，平，无毒。

【主治】五脏邪气，安志厌食。久服强魂聪明，轻身不老，通神明。（《本经》）

开胃益脾，补虚长智。（时珍）

【发明】〔时珍曰〕食品以荔枝为贵，而资益则龙眼为良。盖荔枝性热，而龙眼性和平也。（严用和《济生方》）

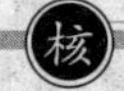

【主治】狐臭。六枚，同胡椒二七枚研，遇汗出即擦之。（时珍）

附方

归脾汤。治思虑过度，劳伤心脾，健忘怔忡，虚烦不眠，自汗惊悸。用龙眼肉、酸枣仁（炒）、黄芪（炙）、白术（焙）、茯神各一两，木香半两，炙甘草二钱半，㕮咀。每服五钱，姜三片，枣一枚，水二钟，煎一钟。温服。（《济生方》）

槟榔

《别录》中品

释名 宾门、仁频。〔时珍曰〕宾与郎皆贵客之称。嵇含《南方草木状》言：交、广人凡贵胜族客，必先呈此果。若邂逅不设，用相嫌恨。则槟榔名义，盖取于此。

集解 〔时珍曰〕槟榔树初生若笋竿积硬，引茎直上。茎干颇似桄榔、椰子而有节，旁无枝柯，条从心生。端顶有叶如甘蕉，条派开破，风至则如羽扇扫天之状。三月叶中肿起一房，因自折裂，出穗凡数百颗，大如桃李。又生刺重累于下，以护卫其实。五月成熟，剥去其皮，煮其肉而干之。皮皆筋丝，与大腹皮同也。

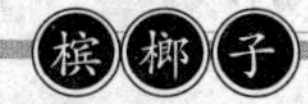

【气味】苦、辛，温，涩，无毒。

【主治】治腹胀，生捣末服，利水谷道。敷疮，生肌肉止痛。烧灰，敷口吻白疮。（苏恭）

宣利五脏六腑壅滞，破胸中气，下水肿，治心痛积聚。（甄权）

除一切风，下一切气，通关节，利九窍，补五劳七伤，健脾调中，除烦，破癥结。（《大明》）

主贲豚膀胱诸气，五膈气，风冷气，脚气，宿食不消。（李珣）

治冲脉为病，气逆里急。（好古）

治泻痢后重，心腹诸痛，大小便气秘，痰气喘急，疗诸疟，御瘴疠。（时珍）

【发明】〔元素曰〕槟榔味厚气轻，沉而降，阴中阳也。苦以破滞，辛以散邪，泄胸中至高之气，使之下行，性如铁石之沉重，能坠诸药至于下极，故治诸气、后重如神也。

〔时珍曰〕按罗大经《鹤林玉露》云：岭南人以槟榔代茶御瘴，其功有四：一曰醒能使之醉，盖食之久，则熏然颊赤，若饮酒然，苏东坡所谓“红潮登颊醉槟榔”也。二曰醉能使之醒，盖酒后嚼之，则宽气下痰，余酲顿解，朱晦庵所谓“槟榔收得为祛痰”也。三曰饥能使之饱。四曰饱能使之饥。盖空腹食之，则充然气盛如饱；饱后食之，则饮食快然易消。又且赋性疏通而不泄气，禀味严正而更有余甘，是有德故有是功也。

附方

膀胱诸气。槟榔二枚，一生一熟，为末。酒煎服之，良。此太医秦鸣鹤方也。（《海药本草》）

脚气胀满（非冷非热，或老人、弱人病此）。用槟榔仁为末，以槟榔壳煎汁或茶饮、苏汤或豉汁调服二钱，甚利。（《外台秘要》）

大肠湿闷（肠胃有湿，大便秘塞）。大槟榔一枚，麦门冬煎汤磨汁温服。或以蜜汤调末二钱服，亦可。（《普济》）

大小便闷。槟榔为末，蜜汤调服二钱。或以童子小便、葱白同煎，服之亦良。（《普济方》）

小儿头疮。水磨槟榔，晒取粉，和生油涂之。（《圣惠方》）

椰子

宋《开宝》

释名 越王头、胥余。〔时珍曰〕按嵇含《南方草木状》云：相传林邑王与越王有怨，使刺客乘其醉，取其首，悬于树，化为椰子，其核犹有两眼，故俗谓之越王头，而其浆犹如酒也。此说虽谬，而俗传以为口实。南人称其君长为爷，则椰名盖取于爷义也。相如《上林赋》作胥余，或作胥耶。

集解 〔时珍曰〕椰子乃果中之大者。其树初栽时，用盐置根下则易发。木至斗大方结实，大者三四围，高五六丈，木似桄榔、槟榔之属，通身无枝。其叶在木顶，长四五尺，直耸指天，状如棕榈，势如凤尾。二月着花成穗，出于叶间，长二三尺，大如五斗器。仍连着实，一穗数枚，小者如瓜蒌，大者如寒瓜，长七八寸，径四五寸，悬着树端。六、七月熟，有粗皮包之。皮内有核，圆而黑润，甚坚硬，厚二三分。壳内有白肉瓤如凝雪，味甘美如牛乳。瓤肉空处，有浆数合，钻蒂倾出，清美如酒。若久者，则混浊不佳矣。其壳磨光，有斑缬点纹，横破之可作壶爵，纵破之可作瓢杓也。

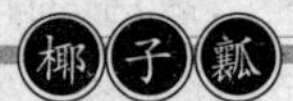

【气味】甘，平，无毒。

【主治】益气。（《开宝》）

食之不饥，令人面泽。（时珍，出《异物志》）

椰子浆

【气味】甘，温，无毒。

【主治】止消渴。涂头，益发令黑。（《开宝》）

【发明】〔震亨曰〕椰子生海南极热之地，土人赖此解夏月毒渴，天之生物，各因其材也。

椰子皮

【气味】苦，平，无毒。

【主治】止血，疗鼻衄，吐逆霍乱，煮汁饮之。（《开宝》）

治卒心痛，烧存性，研，以新汲水服一钱，极验。（时珍）

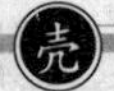

【主治】杨梅疮筋骨痛。烧存性，临时炒热，以滚酒泡服二三钱，暖覆取汗，其痛即止，神验。（时珍）

橄榄

宋《开宝》

释名 青果、忠果、谏果。〔时珍曰〕橄榄名义未详。此果虽熟，其色亦青，故俗呼青果。

集解 〔时珍曰〕橄榄树高，将熟时以木钉钉之，或纳盐少许于皮内，其实一夕自落，亦物理之妙也。

【气味】酸、甘，温，无毒。

【主治】生啖、煮汁，能解诸毒。（苏颂）

开胃下气，止泻。（《大明》）

生津液，止烦渴，治咽喉痛。咀嚼咽汁，能解一切鱼、鳖毒。（时珍）

【发明】〔时珍曰〕按《名医录》云：吴江一富人，食鳜鱼被鲠，横在胸中，不上不下，痛声动邻里，半月余几死。忽遇渔人张九，令取橄榄与食。时无此果，以核研末，急流水调服，骨遂下而愈。张九云：我父老相传，橄榄木作取鱼棹篦，鱼触着即浮出，所以知鱼畏橄榄也。今人煮河豚、团鱼，皆用橄榄，乃知橄榄能治一切鱼、鳖之毒也。

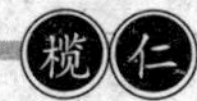

榄仁

【气味】甘，平，无毒。

【主治】唇吻燥痛，研烂敷之。（《开宝》）

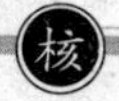

核

【气味】甘，涩，温，无毒。

【主治】磨汁服，治诸鱼骨鲠，及食鲙成积，又治小儿痘疮倒黡。烧研服之，治下血。（时珍）

附方

初生胎毒。小儿落地时，用橄榄一个（烧研），朱砂末五分和匀，嚼生脂麻一口，吐唾和药，绢包如枣核大，安儿口中，待咂一个时顷，方可与乳。此药取下肠胃秽毒，令儿少疾，及出痘稀少也。（孙氏《集效方》）

牙齿风疳（脓血有虫）。用橄榄烧研，入麝香少许，贴之。（《圣惠方》）

耳足冻疮。橄榄核烧研，油调涂之。（《乾坤生意》）

胡椒

《唐本草》

释名 昧履支。〔时珍曰〕胡椒，因其辛辣似椒，故得椒名，实非椒也。

集解 〔时珍曰〕胡椒，今南番诸国及交趾、滇南、海南诸地皆有之。蔓生附树及作棚引之。叶如扁豆、山药辈。正月开黄白花，结椒累累，缠藤而生，状如梧桐子，亦无核，生青熟红，青者更辣。四月熟，五月采收，曝干乃皱。今遍中国食品，为日用之物也。

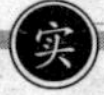

实

【气味】辛，大温，无毒。

【主治】下气温中去痰，除脏腑中风冷。（《唐本》）

去胃口虚冷气，宿食不消，霍乱气逆，心腹卒痛，冷气上冲。（李珣）

调五脏，壮肾气，治冷痢，杀一切鱼、肉、鳖、蕈毒。（《大明》）

【发明】〔时珍曰〕胡椒大辛热，纯阳之物，肠胃寒湿者宜之。热病人食之，动火伤气，阴受其害。时珍自少嗜之，岁岁病目，而不疑及也。后渐知其弊，遂痛绝之，目病亦止。才食一二粒，即便昏涩。此乃昔人所未试者。盖辛走气，热助火，此物气味俱厚故也。病咽喉口齿者，亦宜忌之。近医每以绿豆同用，治病有效。盖豆寒椒热，阴阳配合得宜，且以豆制椒毒也。按张从正《儒门事亲》云：噎膈之病，或因酒得，或因气得，或因胃火。医氏不察，火里烧姜，汤中煮桂；丁香未已，豆蔻继之；荜茇未已，胡椒继之。虽曰和胃，胃本不寒；虽曰补胃，胃本不虚。况三阳既结，食必上潮，止宜汤丸小小润之可也。时珍窃谓此说虽是，然亦有食入反出、无火之证，又有痰气郁结、得辛热暂开之证，不可执一也。

附方

反胃吐食。戴原礼方：用胡椒醋浸，日干，如此七次，为末，酒糊丸梧子大。每服三四十丸，醋汤下。《圣惠方》：用胡椒七钱半，煨姜一两，水煎，分二服。

伤寒咳逆。日夜不止，寒气攻胃也。胡椒三十粒打碎，麝香半钱，酒一钟，煎半钟，热服。(《圣惠方》)

无花果

《食物》

释名 映日果、优昙钵、阿驵。〔时珍曰〕无花果凡数种，此乃映日果也。即广中所谓优昙钵，及波斯所谓阿驵也。

集解 〔时珍曰〕无花果出扬州及云南，今吴、楚、闽、越人家，亦或折枝插成。枝柯如枇杷树，三月发叶如花构叶。五月内不花而实，实出枝间，状如木馒头，其内虚软。采以盐渍，压实令扁，日干充果食。熟则紫色，软烂甘味如柿而无核也。按《方舆志》云：广西优昙钵不花而实，状如枇杷。又段成式《酉阳杂俎》云：阿驵出波斯，拂林人呼为底珍树。长丈余，枝叶繁茂，叶有五丫如蓖麻，无花而实，色赤类椑柿，一月而熟，味亦如柿。二书所说，皆即此果也。

【气味】甘，平，无毒。

【主治】开胃，止泄痢。(汪颖)治五痔，咽喉痛。(时珍)

【气味】甘、微辛，平，有小毒。

【主治】五痔肿痛，煎汤频熏洗之，取效。(震亨)

木部

李时珍曰：木乃植物，五行之一。性有土宜，山谷原隰。肇由气化，爰受形质。乔条苞灌，根叶华实。坚脆美恶，各具太极。色香气味，区辨品类。食备果蔬，材充药器。寒温毒良，宜有考汇。李时珍曰：木乃植物，五行之一。性有土宜，山谷原隰。肇由气化，爰受形质。乔条苞灌，根叶华实。坚脆美恶，各具太极。色香气味，区辨品类。食备果蔬，材充药器。寒温毒良，宜有考汇。

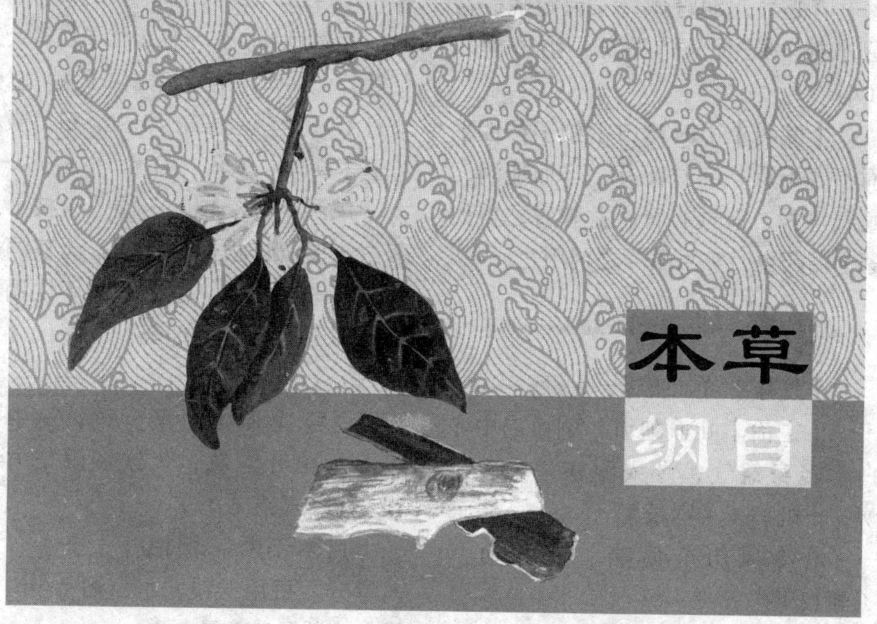

柏

《本经》上品

集解 〔时珍曰〕《史记》言：松柏为百木之长。其树耸直，其皮薄，其肌腻，其花细琐，其实成梂，状如小铃，霜后四裂，中有数子，大如麦粒，芬香可爱。

柏实

【气味】甘，平，无毒。

【主治】惊悸益气，除风湿痹，安五脏。久服，令人润泽美色，耳目聪明，不饥不老，轻身延年。（《本经》）

疗恍惚，虚损吸吸，历节腰中重痛，益血止汗。（《别录》）

养心气，润肾燥，安魂定魄，益智宁神。烧沥，泽头发，治疥癣。（时珍）

【发明】〔时珍曰〕柏子仁性平而不寒不燥，味甘而补，辛而能润，其气清香，能透心肾，益脾胃，盖仙家上品药也，宜乎滋养之剂用之。

柏叶

【气味】苦，微温，无毒。

【主治】吐血衄血，痢血崩中赤白，轻身益气，令人耐寒暑，去湿痹，止饥。（《别录》）

治冷风历节疼痛，止尿血。（甄权）

【发明】〔时珍曰〕柏性后凋而耐久，禀坚凝之质，乃多寿之木，所以可入服食。道家以之点汤常饮，元旦以之浸酒辟邪，皆有取于此。

枝节

【主治】煮汁酿酒，去风痹、历节风。烧取湓油，疗瘑疥及虫癞良。（苏恭）

脂

【主治】身面疣目，同松脂研匀涂之，数夕自失。（《圣惠》）

根白皮

【气味】苦，平，无毒。

【主治】火灼烂疮，长毛发。（《别录》）

附方

老人虚秘。柏子仁、松子仁、大麻仁等分，同研，溶蜜蜡丸梧子大。以少黄丹汤，食前调服二三十丸，日二服。（寇宗奭）

中风不省。柏叶一握（去枝），葱白一握（连根研如泥），无灰酒一升，煎一二十沸，温服。如不饮酒，分作四五服，方进他药。（杨氏《家藏方》）

忧恚呕血（烦满少气，胸中疼痛）。柏叶为散，米饮调服二方寸匕。（《圣惠方》）

月水不断。侧柏叶（炙）、芍药等分。每用三钱，水、酒各半，煎服。（《圣济总录》）

汤火烧灼。柏叶生捣涂之，系定二三日，止痛灭瘢。（《本草图经》）

鼠瘘核痛（未成脓）。以柏叶捣涂，熬盐熨之，令热气下即消。（姚僧垣《集验方》）

头发黄赤。生柏叶末一升，猪膏一斤，和丸弹子大，每以布裹一丸，纳泔汁中化开，沐之。一月，色黑而润矣。（《圣惠方》）

霍乱转筋。以暖物裹脚，后以柏木片煮汤淋之。（《经验后方》）

恶疮有虫（久不愈者）。以柏枝节烧沥取油敷之。三五次，无不愈。亦治牛马疥。（陈承《本草别说》）

热油灼伤。柏白皮，以腊猪脂煎油，涂疮上。（《肘后方》）

松

《本经》上品

释名 〔时珍曰〕按王安石《字说》云：松柏为百木之长。松犹公也，柏犹伯也。故松从公，柏从白。

集解 〔时珍曰〕松树磥砢修耸多节，其皮粗厚有鳞形，其叶后凋。二、三月抽蕤生花，长四五寸，采其花蕊为松黄。结实状如猪心，叠成鳞砌，秋老则子长鳞裂。然叶有二针、三针、五针之别。三针者为栝子松，五针者为松子松。

松脂

【别名】松膏、松肪、松胶、松香、沥青。

【气味】苦、甘，温，无毒。

【主治】痈疽恶疮，头疡白秃，疥瘙风气，安五脏，除热。久服，轻身不老延年。（《本经》）

除胃中伏热，咽干消渴，风痹死肌。炼之令白。其赤者，主恶痹。（《别录》）

除邪下气，润心肺，治耳聋。古方多用辟谷。（《大明》）

【发明】〔弘景曰〕松、柏皆有脂润，凌冬不凋，理为佳物，服食多用，但人多轻忽之尔。

〔时珍曰〕松叶、松实，服饵所须；松节、松心，耐久不朽。松脂则又树之津液精华也。在土不朽，流脂日久，变为琥珀，宜其可以辟谷延龄。

松节

【气味】苦，温，无毒。

【主治】百节久风，风虚脚痹疼痛。（《别录》）

炒焦，治筋骨间病，能燥血中之湿。（震亨）

治风蛀牙痛，煎水含漱，或烧灰日揩，有效。（时珍）

【发明】〔时珍曰〕松节，松之骨也。质坚气劲，久亦不朽，故筋骨间风湿诸病宜之。

松花

【气味】甘，温，无毒。

【主治】润心肺，益气，除风止血。亦可酿酒。（时珍）

【发明】〔恭曰〕松花即松黄，拂取正似蒲黄，酒服令轻身，疗病胜似皮、叶及脂也。

〔颂曰〕花上黄粉，山人及时拂取，作汤点之甚佳。但不堪停久，故鲜用寄远。

〔时珍曰〕今人收黄和白砂糖印为饼膏，充果饼食之，且难久收。恐轻身疗病之功，未必胜脂、叶也。

附方

疥癣湿疮。松胶香研细，少入轻粉。先以油涂疮，糁末在上，一日便干。顽者三二度愈。（刘涓子《鬼遗方》）

历节风痛（四肢如解脱）。松节酒：用二十斤，酒五斗，浸三七日。每服一合，日五六服。（《外台》）

阴毒腹痛。油松木七块，炒焦，冲酒二钟，热服。（《集简方》）

桂

《别录》上品

释名 梫。〔时珍曰〕按范成大《桂海志》云：凡木叶心皆一纵理，独桂有两道如圭形，故字从圭。

集解 〔《别录》曰〕桂生桂阳，牡桂生南海山谷。二月、八月、十月采皮，阴干。

〔时珍曰〕桂有数种，以今参访：牡桂，叶长如枇杷叶，坚硬有毛及锯齿，其花白色，其皮多脂。菌桂，叶如柿叶，而尖狭光净，有三纵文而无锯齿，其花有黄有白，其皮薄而卷。今商人所货，皆此二桂。但以卷者为菌桂，半卷及板者为牡桂，即自明白。

【气味】甘、辛，大热，有小毒。

【主治】利肝肺气，心腹寒热冷疾，霍乱转筋，头痛腰痛出汗，止烦止唾，咳嗽鼻齆，堕胎，温中，坚筋骨，通血脉，理疏不足，宣导百药，无所畏。久服，神仙不老。（《别录》）

补下焦不足，治沉寒痼冷之病，渗泄止渴，去营卫中风寒，表虚自汗。春夏为禁药，秋冬下部腹痛，非此不能止。（元素）

补命门不足，益火消阴。（好古）

治寒痹风喑，阴盛失血，泻痢惊痫。（时珍）

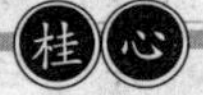

桂心

【气味】苦、辛，无毒。

【主治】九种心痛，腹内冷气痛不可忍，咳逆结气壅痹，脚痹不仁，止下痢，杀三虫，治鼻中瘜肉，破血，通利月闭，胞衣不下。（甄权）

治一切风气，补五劳七伤，通九窍，利关节，益精明目，暖腰膝，治

风痹骨节挛缩，续筋骨，生肌肉，消瘀血，破痃癖癥瘕，杀草木毒。（《大明》）

治风僻失音喉痹，阳虚失血，内托痈疽痘疮，能引血化汗化脓，解蛇蝮毒。（时珍）

【主治】捣碎浸水，洗发，去垢除风。（时珍）

附方

中风逆冷（吐清水，宛转啼呼）。桂一两，水一升半，煎半升，冷服。（《肘后方》）

中风失音。桂着舌下，咽汁。又方：桂末三钱，水二盏，煎一盏服，取汗。（《千金方》）

偏正头风（天阴风雨即发）。桂心末一两，酒调如膏，涂敷额角及顶上。（《圣惠方》）

暑月解毒。桂苓丸：用肉桂（去粗皮，不见火）、茯苓（去皮）等分，为细末，炼蜜丸龙眼大。每新汲水化服一丸。（《和剂方》）

桂浆渴水。夏月饮之，解烦渴，益气消痰。桂末一大两，白蜜一升，以水二斗，先煎取一斗。待冷，入新瓷瓶中，乃下二物，搅二三百转。先以油纸一重覆上，加七重封之。每日去纸一重，七日开之，气香味美，格韵绝高，今人多作之。（《图经本草》）

丁香

宋《开宝》

释名 丁子香、鸡舌香。〔藏器曰〕鸡舌香与丁香同种，花实丛生，其中心最大者为鸡舌（击破有顺理而解为两向，如鸡舌，故名），乃是母丁香也。

集解 〔恭曰〕鸡舌香树叶及皮并似栗，花如梅花，子似枣核，此雌树也，不入香用。其雄树虽花不实，采花酿之以成香。出昆仑及交州、爱州以南。

鸡舌香

【气味】辛，微温，无毒。

【主治】风水毒肿，霍乱心痛，去恶气。（《别录》）

吹鼻，杀脑疳。入诸香中，令人身香。（甄权）

丁香

【气味】辛，温，无毒。

【主治】温脾胃，止霍乱拥胀，风毒诸肿，齿疳䘌。能发诸香。（《开宝》）

疗呕逆，甚验。（保昇）

去胃寒，理元气。气血盛者勿服。（元素）

治虚哕，小儿吐泻，痘疮胃虚，灰白不发。（时珍）

【发明】〔好古曰〕丁香与五味子、广茂同用，治奔豚之气。亦能泄肺，能补胃，大能疗肾。

〔时珍曰〕宋末太医陈文中，治小儿痘疮不光泽，不起发，或胀或泻，或渴或气促，表里俱虚之证。并用木香散、异攻散，倍加丁香、官桂。甚者丁香三五十枚，官桂一二钱。亦有服之而愈者。

丁皮

即树皮也。似桂皮而厚。

【气味】同香。

【主治】齿痛。（李珣）

心腹冷气诸病。方家用代丁香。（时珍）

根

【气味】辛，热，有毒。

【主治】风热毒肿。不入心腹之用。（《开宝》）

附方

暴心气痛。鸡舌香末，酒服一钱。（《肘后方》）

干霍乱痛（不吐不下）。丁香十四枚，研末，以沸汤一升和之，顿服。不瘥更作。（思邈《千金方》）

小儿吐泻。丁香、橘红等分，炼蜜丸黄豆大。米汤化下。（刘氏《小儿方》）

小儿呕吐（不止）。丁香、生半夏各一钱，姜汁浸一夜，晒干为末，姜汁打面糊丸黍米大。量大小，用姜汤下。（《全幼心鉴》）

胃冷呕逆（气厥不通）。母丁香三个，陈橘皮一块（去白，焙），水煎，热服。（《十便良方》）

反胃吐食。用母丁香、神麴（炒）等分，为末。米饮服一钱。（《圣惠方》）

伤寒呃逆（及哕逆不定）。丁香一两，干柿蒂（焙）一两，为末。每服一钱，煎人参汤下。（《简要济众方》）

妇人产难。母丁香三十六粒，滴乳香三钱六分，为末，同活兔胆和杵下，丸作三十六丸。每服一丸，好酒化下，立验。名如意丹。（《颐真堂经验方》）

辛夷

《本经》上品

释名 辛雉、侯桃、迎春。〔藏器曰〕辛夷花未发时，苞如小桃子，有毛，故名侯桃。初发如笔头，北人呼为木笔。其花最早，南人呼为迎春。

集解 〔《别录》曰〕辛夷生汉中、魏兴、梁州川谷。其树似杜仲，高丈余。子似冬桃而小。九月采实，暴干，去心及外毛。毛射人肺，令人咳。

〔弘景曰〕今出丹阳近道。形如桃子，小时气味辛香。

〔恭曰〕此是树花未开时收之。正月、二月好采。云九月采实者，恐误也。

〔宗奭曰〕辛夷，处处有之，人家园亭亦多种植，先花后叶，即木笔花也。其花未开时，苞上有毛，光长如笔，故取象而名。花有桃红、紫色二种，入药当用紫者，须未开时收之，已开者不佳。

〔时珍曰〕辛夷花，初出枝头，苞长半寸，而尖锐俨如笔头，重重有青黄茸毛顺铺，长半分许。及开则似莲花而小如盏，紫苞红焰，作莲及兰花香。亦有白色者，人呼为玉兰。又有千叶者。诸家言苞似小桃者，比类欠当。

【气味】辛，温，无毒。

【主治】　五脏身体寒热，风头脑痛面䵟。久服下气，轻身明目，增年耐老。（《本经》）

温中解肌，利九窍，通鼻塞涕出，治面肿引齿痛，眩冒身兀兀如在车船之上者，生须发，去白虫。（《别录》）

鼻渊鼻鼽，鼻窒鼻疮，及痘后鼻疮，并用研末，入麝香少许，葱白蘸入数次，甚良。（时珍）

【发明】〔时珍曰〕鼻气通于天。天者头也，肺也。肺开窍于鼻，而阳明胃脉环鼻而上行。脑为元神之府，而鼻为命门之窍，人之中气不足，清阳不升，则头为之倾，九窍为之不利。辛夷之辛温走气而入肺，其体轻浮，能助胃中清阳上行通于天，所以能温中，治头面目鼻九窍之病。轩岐之后，能达此理者，东垣李杲一人而已。

杜仲

《本经》上品

释名 思仲、思仙、木绵、檰。〔时珍曰〕昔有杜仲服此得道，因以名之。

集解 〔《别录》曰〕杜仲生上虞山谷及上党、汉中。二月、五月、六月、九月采皮。

【气味】辛，平，无毒。

【主治】腰膝痛，补中益精气，坚筋骨，强志，除阴下痒湿，小便余沥。久服，轻身耐老。（《本经》）

【发明】〔时珍曰〕杜仲，古方只知滋肾，唯王好古言是肝经气分药，润肝燥，补肝虚，发昔人所未发也。盖肝主筋，肾主骨。肾充则骨强，肝充则筋健。屈伸利用，皆属于筋。杜仲色紫而润，味甘微辛，其气温平。甘温难补，微辛能润。故能入肝而补肾，子能令母实也。

附方

肾虚腰痛。用杜仲（去皮，炙黄）一大斤，分作十剂。每夜取一剂，以水一大升，浸至五更，煎三分减一，取汁，以羊肾三四枚切下，再煮三五沸，如作羹法，和以椒、盐，空腹顿服。（崔元亮《海上集验方》）

椿樗

《唐本草》

释名 虎目树、大眼桐。〔时珍曰〕椿樗易长而多寿考，故有椿、栲之称。《庄子》言“大椿以八千岁为春秋”，是矣。椿香而樗臭，故椿字又作櫄，其气熏也。

集解 〔恭曰〕椿、樗二树形相似，但樗木疏、椿木实为别也。

〔颂曰〕二木南北皆有之。形干大抵相类，但椿木实而叶香可啖，樗木疏而气臭，膳夫亦能熬去气，并采无时。樗木最为无用，《庄子》所谓“吾有大木，人谓之樗，其本拥肿不中绳墨，小枝曲拳不中规矩”者。《尔雅》云：栲，山樗。郭璞注云：栲似樗，色小白，生山中，因名。亦类漆树。俗语云：櫄、樗、栲、漆，相似如一。陆机《诗疏》云：山樗与田樗无异，叶差狭尔。吴人以叶为茗。

〔时珍曰〕椿、樗、栲，乃一木三种也。椿木皮细肌实而赤，嫩叶香甘可茹。樗木皮粗肌虚而白，其叶臭恶，歉年人或采食。栲木即樗之生山中者，木亦虚大，梓人亦或用之。然爪之如腐朽，故古人以为不材之木。不似椿木坚实，可入栋梁也。

叶

【气味】苦，温，有小毒。

【主治】煮水，洗疮疥风疽。樗木根、叶尤良。（《唐本》）

白秃不生发，取椿、桃、楸叶心捣汁，频涂之。（时珍）

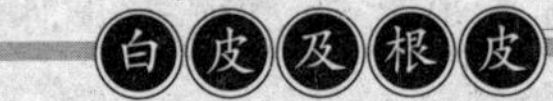

白皮及根皮

【气味】苦，温，无毒。

【主治】得地榆，止疳痢。（萧炳）

止女子血崩，产后血不止，赤带，肠风泻血不住，肠滑泻，缩小便。蜜炙用。（《大明》）

治赤白浊，赤白带，湿气下痢，精滑梦遗，燥下湿，去肺胃陈积之痰。（震亨）

【发明】〔时珍曰〕椿皮色赤而香，樗皮色白而臭，多服微利人。盖椿皮入血分而性涩，樗皮入气分而性利，不可不辨。其主治之功虽同，而涩利之效则异，正如茯苓、芍药，赤、白颇殊也。凡血分受病不足者，宜用椿皮；气分受病有郁者，宜用樗皮，此心得之微也。

附方

小儿疳疾。椿白皮（日干）二两为末，以粟米淘净研浓汁和，丸梧子大。十岁三四丸，米饮下，量人加减。仍以一丸纳竹筒中，吹入鼻内，三度良。（《子母秘录》）

女人白带。椿根白皮、滑石等分，为末，粥丸梧子大。每空腹白汤下一百丸。（《丹溪方》）

樟脑

《纲目》

释名 韶脑。

集解 〔时珍曰〕樟脑出韶州、漳州。状似龙脑，白色如雪，樟树脂膏也。胡演升《炼方》云，煎樟脑法：用樟木新者切片，以井水浸三日三夜，入锅煎之，柳木频搅。待汁减半，柳上有白霜，即滤去滓，倾汁入瓦盆内。经宿，自然结成块也。他处虽有樟木，不解取脑。又炼樟脑法：用铜盆，以陈壁土为粉糁之，却糁樟脑一重，又糁壁土，如此四五重。以薄荷安土上，再用一盆覆之，黄泥封固，于火上款款炙之。须以意度之，不可太过、不及。勿令走气。候冷取出，则脑皆升于上盆。如此升两三次，可充片脑也。

【气味】辛，热，无毒。

【主治】通关窍，利滞气，治中恶邪气，霍乱心腹痛，寒湿脚气，疥癣风瘙，龋齿，杀虫辟蠹。着鞋中，去脚气。（时珍）

【发明】〔时珍曰〕樟脑纯阳，与焰消同性，水中生火，其焰益炽，今丹炉及烟火家多用之。辛热香窜，禀龙火之气，去湿杀虫，此其所长。故烧烟熏衣筐席簟，能辟壁虱、虫蛀。李石《续博物志》云：脚弱病人，用杉木为桶濯足，排樟脑于两股间，用帛绷定，月余甚妙。王玺《医林集要》方：治脚气肿痛。用樟脑二两，乌头三两，为末，醋糊丸弹子大。每置一丸于足心踏之，下以微火烘之，衣被围覆，汗出如涎为效。

附方

小儿秃疮。韶脑一钱，花椒二钱，脂麻二两，为末。以退猪汤洗后，搽之。（《简便方》）

牙齿虫痛。用韶脑、朱砂等分，擦之神效。（《普济方》）

皂荚

《本经》下品

释名 皂角、鸡栖子、乌犀、悬刀。〔时珍曰〕荚之树皂，故名。《广志》谓之鸡栖子，曾氏方谓之乌犀，《外丹本草》谓之悬刀。

集解 〔时珍曰〕皂树高大。叶如槐叶，瘦长而尖。枝间多刺。夏开细黄花。结实有三种：一种小如猪牙；一种长而肥厚，多脂而黏；一种长而瘦薄，枯燥不黏。以多脂者为佳。

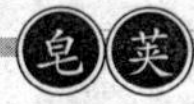

【气味】辛、咸，温，有小毒。

【主治】风痹死肌邪气，风头泪出，利九窍，杀精物。（《本经》）

疗腹胀满，消谷，除咳嗽囊结，妇人胞不落，明目益精，可为沐药，

不入汤。（《别录》）

搜肝风，泻肝气。（好古）

通肺及大肠气，治咽喉痹塞，痰气喘咳，风疠疥癣。（时珍）

【发明】〔时珍曰〕皂荚属金，入手太阴、阳明之经。金胜木，燥胜风，故兼入足厥阴，治风木之病。其味辛而性燥，气浮而散。吹之导之，则通上下诸窍；服之，则治风湿痰喘肿满，杀虫；涂之，则散肿消毒，搜风治疮。

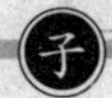

【气味】辛，温，无毒。

【主治】炒，舂去赤皮，以水浸软，煮熟，糖渍食之，疏导五脏风热壅。（宗奭）

核中白肉，入治肺药。核中黄心，嚼食，治膈痰吞酸。（苏颂）

治风热大肠虚秘，瘰疬肿毒疮癣。（时珍）

【发明】〔时珍曰〕皂荚味辛属金，能通大肠阳明燥金，乃辛以润之之义，非得湿则滑也。

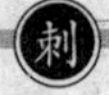

【气味】辛，温，无毒。

【主治】米醋熬嫩刺作煎，涂疮癣有奇效。（苏颂）

【发明】〔杨士瀛曰〕皂荚刺能引诸药性上行，治上焦病。

〔时珍曰〕皂荚刺治风杀虫，功与荚同，但其锐利直达病所为异耳。

附方

胸中痰结。皂荚三十挺（去皮，切），水五升浸一夜，挼取汁，慢熬至可丸，丸如梧子大。每食后，盐浆水下十丸。（《圣惠方》）

脚气肿痛。皂角、赤小豆为末，酒、醋调，贴肿处。（《永类方》）

小儿流涎（脾热有痰）。皂荚子仁半两，半夏（姜汤泡七次）一钱二分，为末，姜汁丸麻子大。每温水下五丸。（《圣济总录》）

小便淋闭。皂角刺（烧存性）、破故纸等分，为末。无灰酒服。（《圣济总录》）

妇人乳痈。皂角刺（烧存性）一两，蚌粉一钱，和研。每服一钱，温酒下。（《直指方》）

合欢

《本经》中品

释名 合昏、夜合、青裳、萌葛、乌赖树。〔藏器曰〕其叶至暮即合，故云合昏。

集解 〔颂曰〕今汴洛间皆有之，人家多植于庭除间。木似梧桐，枝甚柔弱。叶似皂角，极细而繁密，互相交结。每一风来，辄自相解了，不相牵缀。采皮及叶用，不拘时月。

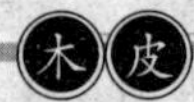

【气味】甘，平，无毒。

【主治】安五脏，和心志，令人

欢乐无忧。久服，轻身明目，得所欲。（《本经》）

杀虫。捣末，和铛下墨，生油调，涂蜘蛛咬疮。用叶，洗衣垢。（藏器）

折伤疼痛，花研末，酒服二钱匕。（宗奭）

附方

肺痈唾浊（心胸甲错）。取夜合皮一掌大，水三升，煮取一半，分二服。（韦宙《独行方》）

巴豆

《本经》下品

释名 巴菽、刚子、老阳子。〔时珍曰〕此物出巴蜀，而形如菽豆，故以名之。

集解 〔颂曰〕今嘉州、眉州、戎州皆有之。木高一二丈。叶如樱桃而厚大，初生青色，后渐黄赤，至十二月叶渐凋，二月复渐生，四月旧叶落尽，新叶齐生，即花发成穗，微黄色。五、六月结实作房，生青，至八月熟而黄，类白豆蔻，渐渐自落，乃收之。

〔时珍曰〕巴豆房似大风子壳而脆薄，子及仁皆似海松子。所云似白豆蔻者，殊不类。

【气味】辛，温，有毒。

【主治】伤寒温疟寒热，破癥瘕结聚坚积，留饮痰癖，大腹水胀，荡练五脏六腑，开通闭塞，利水谷道，去恶肉，除鬼毒蛊疰邪物，杀虫鱼。（《本经》）

疗女子月闭烂胎，金疮脓血，不利丈夫阴，杀斑蝥蛇虺毒。可练饵之，益血脉，令人色好，变化与鬼神通。（《别录》）

治十种水肿，痿痹，落胎。（《药性》）

通宣一切病，泄壅滞，除风补劳，健脾开胃，消痰破血，排脓消肿毒，杀腹脏虫，治恶疮瘜肉，及疥癞疔肿。（《日华》）

导气消积，去脏腑停寒，治生冷硬物所伤。（元素）

治泻痢惊痫，心腹痛疝气，风㖞耳聋，喉痹牙痛，通利关窍。（时珍）

【发明】〔元素曰〕巴豆乃斩关夺门之将，不可轻用。

〔从正曰〕伤寒风湿，小儿疮痘，妇人产后，用之下膈，不死亦危。奈何庸人畏大黄而不畏巴豆，以其性热而剂小耳。岂知以蜡匮之，犹能下后使人津液枯竭，胸热口燥，耗却天真，留毒不去，他病转生。故下药宜以为禁。

〔时珍曰〕巴豆峻用则有戡乱劫病之功，微用亦有抚缓调中之妙。譬之萧、曹、绛、灌，乃勇猛武夫，而用之为相，亦能辅治太平。

油

【主治】中风痰厥气厥，中恶喉痹，一切急病，咽喉不通，牙关紧闭。以研烂巴豆绵纸包，压取油用捻点灯，吹灭熏鼻中，或用热烟刺入喉内，即时出涎或恶血便苏。又舌上无故出血，以熏舌之上下，自止。（时珍）

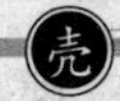

壳

【主治】消积滞，治泻痢。（时珍）

附方

一切积滞。巴豆一两，蛤粉二两，黄柏三两，为末，水丸绿豆大。每水下五丸。（《医学切问》）

食疟积疟。巴豆（去皮、心）二钱，皂荚（去皮、子）六钱，捣丸绿豆大。一服一丸，冷汤下。（《肘后方》）

一切恶疮。巴豆三十粒，麻油煎黑，去豆，以油调硫黄、轻粉末，频涂取效。（《普济》）

痢频脱肛（黑色坚硬）。用巴豆壳烧灰，芭蕉自然汁煮，入朴硝少许，洗软，用真麻油点火滴于上，以枯矾、龙骨少许为末，掺肛头上，以芭蕉叶托入。（危氏《得效方》）

桑

《本经》中品

释名 子名椹。〔时珍曰〕徐锴《说文解字》云：叒（音若），东方自然神木之名，其字象形。桑乃蚕所食，异于东方自然之神木，故加木于叒下而别之。

集解 〔颂曰〕方书称桑之功最神，在人资用尤多。《尔雅》云：桑辨有葚者栀。又云：女桑，桋桑。檿桑，山桑。郭璞云：辨，半也。葚与椹同。一半有椹，一半无椹，名栀。俗间呼桑之小而条长者，皆为女桑。其山桑似桑，材中弓弩；檿桑丝中琴瑟，皆材之美者也。他木鲜及之。

〔时珍曰〕桑有数种：有白桑，叶大如掌而厚；鸡桑，叶花而薄；子桑，先椹而后叶；山桑，叶尖而长。以子种者，不若压条而分者。桑生黄衣，谓之金桑。其木必将槁矣。《种树书》云：桑以构接则桑大。桑根下埋龟甲，则茂盛不蛀。

桑根白皮

【气味】甘，寒，无毒。

【主治】伤中，五劳六极，羸瘦，崩中绝脉，补虚益气。（《本经》）

去肺中水气，唾血热渴，水肿腹满胪胀，利水道，去寸白，可以缝金疮。（《别录》）

治肺气喘满，虚劳客热头痛，内补不足。（甄权）

煮汁饮，利五脏。入散用，下一切风气水气。（孟诜）

泻肺，利大小肠，降气散血。（时珍）

【发明】〔时珍曰〕桑白皮长于利小水，乃实则泻其子也。故肺中有水气及肺火有余者宜之。

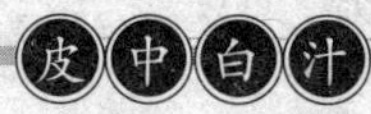

【主治】小儿口疮白漫漫，拭净涂之便愈。又涂金刃所伤燥痛，须臾血止，仍以白皮裹之。甚良。（苏颂）

取枝烧沥，治大风疮疥，生眉、发。（时珍）

桑椹

【主治】单食，止消渴。（苏恭）

利五脏关节，通血气，久服不饥，安魂镇神，令人聪明，变白不老。多收暴干为末。蜜丸日服。（藏器）

捣汁饮，解中酒毒。酿酒服，利水气消肿。（时珍）

【气味】苦、甘，寒，有小毒。

【主治】除寒热，出汗。（《本经》）

煎浓汁服，能除脚气水肿，利大小肠。（苏恭）

炙熟煎饮，代茶止渴。（孟诜）

煎饮，利五脏，通关节，下气。嫩叶煎酒服，治一切风。蒸熟捣，罯风痛出汗，并扑损瘀血。挼烂，涂蛇、虫伤。（《大明》）

治劳热咳嗽，明目长发。（时珍）

【发明】〔颂曰〕桑叶可常服。神仙服食方：以四月桑茂盛时采叶，又十月霜后三分，二分已落时，一分在者，名神仙叶，即采取，与前叶同阴干捣末，丸、散任服。或煎水代茶饮之。又霜后叶煮汤，淋渫手足，去风痹殊胜。又微炙和桑衣煎服。治痢及金疮诸损伤，止血。

〔时珍曰〕桑叶乃手、足阳明之药，汁煎代茗，能止消渴。

枝

【气味】苦，平。

【主治】遍体风痒干燥，水气脚气风气，四肢拘挛，上气眼运，肺气咳嗽，消食利小便，久服轻身，聪明耳目，令人光泽。疗口干及痈疽后渴，用嫩条细切一升，熬香煎饮，亦无禁忌。久服，终身不患偏风。（苏颂）

附方

金刃伤疮。新桑白皮烧灰，和马粪涂疮上，数易之。亦可煮汁服之。（《广利方》）

杂物眯眼。新桑根白皮洗净，捶烂入眼，拨之自出。（《圣惠方》）

产后下血。炙桑白皮，煮水饮之。（《肘后方》）

发鬓堕落。桑白皮（剉）二升。以水淹浸，煮五六沸，去滓，频频洗

沐，自不落也。(《千金方》)

发槁不泽。桑根白皮、柏叶各一斤，煎汁沐之即润。(《圣惠方》)

小儿鹅口。桑白皮汁，和胡粉涂之。(《子母秘录》)

解百毒气。桑白汁一合服之，须臾吐利自出。(《肘后方》)

破伤中风。桑沥、好酒，对和温服，以醉为度。醒服消风散。(《摘玄方》)

发白不生。黑熟桑椹，水浸日晒，搽涂，令黑而复生也。(《千金方》)

风眼下泪。腊月不落桑叶煎汤，日日温洗。或入芒硝。(《集简方》)

赤眼涩痛。桑叶为末，纸卷烧烟熏鼻取效，《海上方》也。(《普济方》)

头发不长。桑叶、麻叶煮泔水沐之。七次可长数尺。(《千金方》)

吐血不止。晚桑叶焙研，凉茶服三钱。只一服止，后用补肝肺药。(《圣济总录》)

小儿渴疾。桑叶不拘多少，逐片染生蜜，线系蒂上，绷，阴干细切，煎汁日饮代茶。(《胜金方》)

汤火伤疮。经霜桑叶烧存性，为末。油和敷之。三日愈。(《医学正传》)

手足麻木(不知痛痒)。霜降后桑叶煎汤，频洗。(《救急方》)

水气脚气。桑条二两，炒香，以水一升，煎二合，每日空心服之，亦无禁忌。(《圣济总录》)

风热臂痛。桑枝一小升切炒，水三升，煎二升，一日服尽。许叔微云：尝病臂痛，诸药不效，服此数剂寻愈。观《本草切用》及《图经》言其不冷不热，可以常服；《抱朴子》言，一切仙药，不得桑枝煎不服，可知矣。(《本事方》)

卮子

《本经》中品

释名 木丹、越桃、鲜支。花名薝卜。〔时珍曰〕卮，酒器也。卮子象之，故名。俗作栀。司马相如赋云：鲜支黄烁。注云：鲜支即支子也。佛书称其花为薝卜，谢灵运谓之林兰，曾端伯呼为禅友。或曰：薝卜金色，非栀子也。

集解 〔《别录》曰〕栀子生南阳川谷。九月采实，暴干。

〔弘景曰〕处处有之。亦两三种小异，以七棱者为良。经霜乃取，入染家用，于药甚稀。

〔时珍曰〕栀子叶如兔耳，厚而深绿，春荣秋瘁。入夏开花，大如酒杯，白瓣黄蕊，随即结实，薄皮细子有须，霜后收之。蜀中有红栀子，花烂红色，其实染物则赭红色。

【气味】苦，寒，无毒。

【主治】五内邪气，胃中热气，面赤酒疱皶鼻，白癞赤癞疮疡。(《本经》)

疗目赤热痛，胸心大小肠大热，心中烦闷。(《别录》)

解玉支毒。(弘景)

治心烦懊侬不得眠，脐下血滞而小便不利。(元素)

泻三焦火，清胃脘血，治热厥心痛，解热郁，行结气。(震亨)

治吐血衄血，血痢下血血淋，损伤瘀血，及伤寒劳复，热厥头痛，疝气，汤火伤。(时珍)

【主治】悦颜色，《千金翼》面膏用之。(时珍)

附方

鼻中衄血。山卮子烧灰吹之。屡用有效。(黎居士《易简方》)

血淋涩痛。生山卮子末、滑石等分，葱汤下。(《经验良方》)

小便不通。卮子仁十四个，独头蒜一个，沧盐少许，捣贴脐及囊，良久即通。(《普济方》)

下利鲜血。卮子仁烧灰。水服一钱匕。(《食疗本草》)

热毒血痢。卮子十四枚，去皮捣末，蜜丸梧子大。每服三丸，日三服，大效。亦可水煎服。(《肘后方》)

临产下痢。卮子烧研，空心热酒服一匙，甚者不过五服。(《胜金方》)

冷热腹痛(疞刺，不思饮食)。山卮子、川乌头等分，生研为末，酒糊丸如梧子大。每服十五丸，生姜汤下。小腹痛，茴香汤下。(《博济方》)

胃脘火痛。大山卮子七枚或九枚炒焦，水一盏，煎七分，入生姜汁饮之，立止。复发者，必不效。用玄明粉一钱服，立止。(《丹溪纂要》)

五脏诸气(益少阴血)。用卮子炒黑研末，生姜同煎，饮之甚捷。(《丹溪纂要》)

热病食复(及交接后发动欲死，不能语)。卮子三十枚，水三升，煎一升服，令微汗。(《梅师方》)

小儿狂躁(蓄热在下，身热狂躁，昏迷不食)。卮子仁七枚，豆豉五钱，水一盏，煎七分，服之。或吐或不吐，立效。(阎孝忠《集效方》)

风痰头痛(不可忍)。卮子末和蜜，浓敷舌上，吐即止。(《兵部手集》)

火焰丹毒。卮子捣，和水涂之。(《梅师方》)

火疮未起。卮子仁烧研，麻油和，封之。已成疮，烧白糖灰粉之。(《千金方》)

猘犬咬伤。卮子皮(烧研)、石硫黄等分，为末。敷之。日三。(《梅师方》)

汤烫火烧。卮子末和鸡子清，浓扫之。(《救急方》)

金樱子

《蜀本草》

释名 刺梨子、山石榴、山鸡头子。〔时珍曰〕金樱当作金罂，谓其子形如黄罂也。石榴、鸡头皆象形。又杜鹃花、小檗并名山石榴，非一物也。

集解 〔颂曰〕今南中州郡多有，而以江西、剑南、岭外者为胜。丛生郊野中，大类蔷薇，有刺。四月开白花。夏秋结实，亦有刺，黄赤色，形似小石榴，十一月、十二月采。江南、蜀中人熬作煎，酒服，云补治有殊效。宜州所供，云《本草》谓之营实。今校之，与营实殊别也。

〔时珍曰〕山林间甚多。花最白腻，其实大如指头，状如石榴而长。其核细碎而有白毛，如营实之核而味甚涩。

【气味】酸，涩，平，无毒。

【主治】脾泄下痢，止小便利，涩精气。久服，令人耐寒轻身。（《蜀本》）

【发明】〔时珍曰〕无故而服之，以取快欲则不可。若精气不固者服之，何咎之有？

【气味】同子。

【主治】止冷热痢，杀寸白、蛔虫等。和铁粉研匀，拔白发涂之，即生黑者。亦可染须。（《大明》）

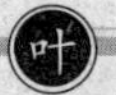

【主治】痈肿。嫩叶研烂，入少盐涂之，留头泄气。又金疮出血，五月五日采。同桑叶、苎叶等分，阴干研末敷之，血止口合，名军中一捻金。（时珍）

附方

补血益精。金樱子（即山石榴，去刺及子，焙）四两，缩砂二两，为末。炼蜜和，丸梧子大。每服五十丸，空心温酒服。（《奇效良方》）

久痢不止。严紧绝妙。方：罂粟壳（醋炒）、金樱（花、叶及子）等分，为末。蜜丸芡子大。每服五七丸，陈皮煎汤化下。（《普济方》）

相思子

《纲目》

释名 红豆。〔时珍曰〕按《古今诗话》云：相思子圆而红。故老言：昔有人殁于边，其妻思之，哭于树下而卒，因以名之。

集解 〔时珍曰〕相思子生岭南。树高丈余，白色。其叶似槐，其花似皂荚，其荚似扁豆。其子大如小豆，半截红色，半截黑色，彼人以嵌首饰。段公路《北户录》言有蔓生，用子收龙脑香相宜，令香不耗也。

【气味】苦，平，有小毒，吐人。

【主治】通九窍，去心腹邪气，止热闷头痛，风痰瘴疟，杀腹脏及皮肤内一切虫，除蛊毒。取二七枚研服，即当吐出。（时珍）

附方

瘴疟寒热。相思子十四枚，水研服，取吐立瘥。（《千金方》）

茯苓

《本经》上品

释名 伏灵、伏菟、松腴、不死面，抱根者名伏神。〔时珍曰〕茯苓，《史记·龟策传》作伏灵。盖松之神灵之气，伏结而成，故谓之伏灵、伏神也。

集解 〔时珍曰〕下有茯苓，则上有灵气如丝之状，山人亦时见之。茯苓有大如斗者，有坚如石者，绝胜。其轻虚者不佳，盖年浅未坚故尔。

【气味】甘，平，无毒。

【主治】止消渴好睡，大腹淋沥，膈中痰水，水肿淋结，开胸腑，调脏气，伐肾邪，长阴，益气力，保神守中。（《别录》）

开胃止呕逆，善安心神，主肺痿痰壅，心腹胀满，小儿惊痫，女人热淋。（甄权）

补五劳七伤，开心益志，止健忘，暖腰膝，安胎。（《大明》）

止渴，利小便，除湿益燥，和中益气，利腰脐间血。（元素）

逐水缓脾，生津导气，平火止泄，除虚热，开腠理。（李杲）

泻膀胱，益脾胃，治肾积奔豚。（好古）

赤茯苓

【主治】破结气。（甄权）

泻心、小肠、膀胱湿热，利窍行水。（时珍）

茯苓皮

【主治】水肿肤胀，开水道，开腠理。（时珍）

【发明】〔弘景曰〕茯苓白色者补，赤色者利。俗用甚多，仙方服食亦为至要。云其通神而致灵，和魂而炼魄，利窍而益肌，厚肠而开心，调营而理卫，上品仙药也。善能断谷不饥。

〔宗奭曰〕茯苓行水之功多，益心脾不可缺也。

神木

【主治】偏风，口面㖞斜，毒风，筋挛不语，心神惊掣，虚而健忘。（甄权）

治脚气痹痛，诸筋牵缩。（时珍）

【发明】〔弘景曰〕仙方止云茯苓而无茯神，为疗既同，用应无嫌。

酸枣

《本经》上品

释名 樲、山枣。

集解 〔《别录》曰〕酸枣生河东川泽。八月采实，阴干，四十日成。

〔弘景曰〕今出东山间，云即山枣树。子似武昌枣而味极酸，东人啖之以醒睡，与经文疗不得眠正相反。

【气味】酸，平，无毒。

【主治】心腹寒热，邪结气聚，四肢酸痛湿痹。久服，安五脏，轻身延年。（《本经》）

烦心不得眠，脐上下痛，血转久泄，虚汗烦渴，补中，益肝气，坚筋骨，助阴气，能令人肥健。（《别录》）

【发明】〔时珍曰〕酸枣实味酸性收，故主肝病，寒热结气，酸痹久泄，脐下满痛之证。其仁甘而润，故熟用疗胆虚不得眠、烦渴虚汗之证。生用疗胆热好眠，皆足厥阴、少阳药也。今人专以为心家药，殊昧此理。

附方

振悸不眠。《胡洽方》酸枣仁汤：用酸枣仁二升，茯苓、白术、人参、甘草各二两，生姜六两，水八升，煮三升，分服。（《图经》）

睡中汗出。酸枣仁、人参、茯苓等分，为末。每服一钱，米饮下。（《简便方》）

枸杞、地骨皮

《本经》上品

释名 枸檵（音计）、枸棘、苦杞、地骨。〔时珍曰〕枸、杞二树名。此物棘如枸之刺，茎如杞之条，故兼名之。

集解 〔时珍曰〕古者枸杞、地骨取常山者为上，其他丘陵阪岸者皆可用。后世唯取陕西者良，而又以甘州者为绝品。

【气味】枸杞，苦，寒，无毒。

【主治】枸杞，主五内邪气，热中消渴，周痹风湿。久服，坚筋骨，轻身不老，耐寒暑。（《本经》）

下胸胁气，客热头痛，补内伤大劳嘘吸，强阴，利大小肠。（《别录》）

补精气诸不足，易颜色，变白，明目安神，令人长寿。（甄权）

【发明】〔时珍曰〕此乃通指枸杞根、苗、花、实并用之功也。其单用之功，今列于下。

地骨皮

【气味】苦，寒。

【主治】细剉，拌面煮熟，吞之，去肾家风，益精气。（甄权）

泻肾火，降肺中伏火，去胞中火。退热，补正气。（好古）

去下焦肝肾虚热。（时珍）

枸杞子

【气味】苦，寒。〔权曰〕甘，平。

【主治】坚筋骨，耐老，除风，去虚劳。补精气。（孟诜）

主心病嗌干心痛，渴而引饮；肾病消中。（好古）

【发明】〔时珍曰〕枸杞之滋益不独子，而根亦不止于退热而已。但根、苗、子之气味稍殊，而主治亦未必无别。盖其苗乃天精，苦甘而凉，上焦心肺客热者宜之；根乃地骨，甘淡而寒，下焦肝肾虚热者宜之。此皆三焦气分之药，所谓热淫于内，泻以甘寒也。至于子则甘平而润，性滋而补，不能退热，止能补肾润肺，生精益气。此乃平补之药，所谓精不足者，补之以味也。分而用之，则各有所主；兼而用之，则一举两得。

附方

枸杞酒。用生枸杞子五升捣破，绢袋盛，浸好酒二斗中，密封勿泄气，二七日。服之任性，勿醉。（《外台秘要》）

面黯皯疱。枸杞子十斤，生地黄三斤，为末。每服方寸匕，温酒下，日三服。久则童颜。（《圣惠方》）

五劳七伤（庶事衰弱）。枸杞叶半斤（切），粳米二合，豉汁和，煮作粥。日日食之，良。（《经验后方》）

冬青

《纲目》

释名 冻青。〔藏器曰〕冬月青翠，故名冬青。江东人呼为冻青。

集解 〔时珍曰〕冻青亦女贞别种也，山中时有之。但以叶微团而子赤者为冻青，叶长而子黑者为女贞。按《救荒本草》云：冻青树高丈许，树似枸骨子树而极茂盛。又叶似椿子树叶而小，亦似椿叶微窄而头颇圆，不尖。五月开细白花，结子如豆大，红色。其嫩芽炸熟，水浸去苦味，淘洗，五味调之可食。

子及木皮

【气味】甘、苦，凉，无毒。

【主治】浸酒，去风虚，补益肌肤。皮之功同。（藏器）

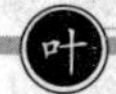

【主治】烧灰，入面膏，治皲瘃，灭瘢痕，殊效。（苏颂）

附方

痔疮。冬至日取冻青树子，盐酒浸一夜，九蒸九晒，瓶收。每日空心酒吞七十粒，卧时再服。（《集简方》）

厚朴

《本经》中品

释名 烈朴、赤朴、厚皮。树名榛，子名逐折。〔时珍曰〕其木质朴而皮厚，味辛烈而色紫赤，故有厚朴、烈、赤诸名。

集解 〔《别录》曰〕厚朴生交趾、冤句。三月、九月、十月采皮，阴干。

〔宗奭曰〕今伊阳县及商州亦有，但薄而色淡，不如梓州者厚而紫色有油。

〔时珍曰〕朴树肤白肉紫，叶如槲叶。五、六月开细花，结实如冬青子，生青熟赤，有核。七、八月采之，味甘美。

【气味】苦、温、无毒。

【主治】中风伤寒，头痛寒热惊悸，气血痹，死肌，去三虫。（《本经》）

温中益气，消痰下气，疗霍乱及腹痛胀满，胃中冷逆，胸中呕不止，泄痢淋露，除惊，去留热心烦满，厚肠胃。（《别录》）

健脾，治反胃，霍乱转筋，冷热气，泻膀胱及五脏一切气，妇人产前产后腹脏不安，杀肠中虫，明耳目，调关节。（《大明》）

治积年冷气，腹内雷鸣虚吼，宿食不消，去结水，破宿血，化水谷，止吐酸水，大温胃气，治冷痛，主病人虚而尿白。（甄权）

主肺气胀满，膨而喘咳。（好古）

【发明】〔宗奭曰〕厚朴，平胃散中用，最调中。至今此药盛行，既能温脾胃，又能走冷气，为世所须也。

〔元素曰〕厚朴之用有三：平胃，一也；去腹胀，二也；孕妇忌之，三也。虽除腹胀，若虚弱人，宜斟酌用之，误服脱人元气。唯寒胀大热药中兼用，乃结者散之之神药也。

〔震亨曰〕厚朴属土，有火。其气温，能泻胃中之实也，平胃散用之。佐以苍术，正为泻胃中之湿，平胃土之太过，以致于中和而已，非谓温补脾胃也。习以成俗，皆谓之补，哀哉！其治腹胀者，因其味辛以提其滞气，滞行则宜去之。若气实人，误服参、芪药多补气，胀闷或作喘，宜此泻之。

逐折

【气味】甘，温，无毒。

【主治】疗鼠瘘，明目益气。（《别录》）

附方

厚朴煎丸。孙兆尝：补肾不如补脾。脾胃气壮，则能饮食。饮食既进，则益营卫，养精血，滋骨髓。是以《素问》云：精不足者补之以味，形不足者补之以气。此药大补脾胃虚损，温中降气，化痰进食，去冷饮、呕吐、泄泻等证。用厚朴去皮剉片，用生姜二斤连皮切片，以水五升同煮干，去姜，焙朴。以干姜四两，甘草二两，再同厚朴以水五升煮干，去草，焙姜、朴为末。用枣肉、生姜同煮熟，去姜，捣枣和丸梧子大。每服五十丸，米饮下。一方：加熟附子。（王璆《百一选方》）

痰壅呕逆（心胸满闷，不下饮食）。厚朴一两，姜汁炙黄，为末。非时米饮调下二钱匕。（《圣惠方》）

腹胀脉数。厚朴三物汤：用厚朴半斤，枳实五枚，以水一斗二升，煎取五升，入大黄四两，再煎三升。温服一升，转动更服，不动勿服。（张仲景《金匮要略》）

腹痛胀满。厚朴七物汤：用厚朴半斤（制），甘草、大黄各三两，枣十枚，大枳实五枚，桂二两，生姜五两，以水一斗，煎取四升。温服八合，日三。呕者，加半夏五合。（《金匮要略》）

男女气胀。心闷，饮食不下，冷热相攻，久患不愈。厚朴（姜汁炙焦黑），为末。以陈米饮调服二钱匕，日三服。（《斗门方》）

小儿吐泻（胃虚及有痰惊）。梓朴散：用梓州厚朴一两，半夏（汤泡七次，姜汁浸半日，晒干），一钱，以米泔三升同浸一百刻，水尽为度。如未尽，少加火熬干。去厚朴，只研半夏。每服半钱或一字，薄荷汤调下。（钱乙《小儿直诀》）

下痢水谷（久不瘥者）。厚朴三两，黄连三两，水三升，煎一升，空心细服。（《梅师方》）

大肠干结。厚朴生研，猪脏（煮）捣和丸梧子大。每姜水下三十丸。（《十便良方》）

尿浑白浊（心脾不调，肾气浑浊）。用厚朴（姜汁炙）一两，白茯苓一钱，水、酒各一碗，煎一碗，温服。（《经验良方》）

月水不通。厚朴三两（炙，切），水三升，煎一升，分二服，空心饮。不过三四剂，神验。一加桃仁、红花。（《子母秘录》）

女贞

《本经》上品

释名 贞木、冬青、蜡树。〔时珍曰〕此木凌冬青翠，有贞守之操，故以贞女状之。

集解 〔时珍曰〕女贞、冬青、枸骨，三树也。女贞即今俗呼蜡树者，冬青即今俗呼冻青树者，枸骨即今俗呼猫儿刺者。东人因女贞茂盛，亦呼为冬青，与冬青同名异物，盖一类二种尔。

【气味】苦，平，无毒。

【主治】补中，安五脏，养精神，除百病。久服，肥健轻身不老。（《本经》）

强阴，健腰膝，变白发，明目。（时珍）

【发明】〔时珍曰〕女贞实乃上品无毒妙药，而古方罕知用者，何哉？《典术》云：女贞木乃少阴之精，故冬不落叶。观此，则其益肾之功，尤可推矣。

【气味】微苦，平，无毒。

【主治】除风散血，消肿定痛，治头目昏痛。诸恶疮肿，胻疮溃烂久者，以水煮乘热贴之，频频换易，米醋煮亦可。口舌生疮，舌肿胀出，捣汁含浸吐涎。（时珍）

附方

虚损百病。久服发白再黑，返老还童。用女贞实（十月上巳日收，阴干，用时以酒浸一日，蒸透晒干）一斤四两，旱莲草（五月收，阴干）十两，为末；桑椹子（三月收，阴干）十两，为末，炼蜜丸如梧子大。每服七八十丸，淡盐汤下。若四月收桑椹捣汁和药，七月收旱莲捣汁和药，即不用蜜矣。（《简便方》）

风热赤眼。冬青子不以多少，捣汁熬膏，净瓶收固，埋地中七日。每用点眼。（《济急仙方》）

风热赤眼。《普济方》：用冬青叶五斗捣汁，浸新砖数片，五日掘坑，架砖于内盖之，日久生霜，刮下，入脑子少许，点之。《简便方》：用雅州黄连二两，冬青叶四两，水浸三日夜，熬成膏收，点眼。

楝

《本经》下品

释名 苦楝。实名金铃子。〔时珍曰〕按罗愿《尔雅翼》云：楝叶可以练物，故谓之楝。其子如小铃，熟则黄色。名金铃，象形也。

集解 〔《别录》曰〕楝实生荆山山谷。

〔弘景曰〕处处有之。俗人五月五日取叶佩之，云辟恶也。

〔恭曰〕此有雌雄两种：雄者无子，根赤有毒，服之使人吐，不能止，时有至死者；雌者有子，根白微毒。入药当用雌者。

〔颂曰〕楝实以蜀川者为佳。木高丈余，叶密如槐而t长。三、四月开花，红紫色，芬香满庭。实如弹丸，生青熟黄，十二月采之。根采无时。

〔时珍曰〕楝长甚速，三五年即可作椽。其子正如圆枣，以川中者为良。

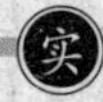

【气味】苦，寒，有小毒。

【主治】温疾伤寒，大热烦狂，杀三虫，疥疡，利小便水道。（《本经》）

主中大热狂，失心躁闷，作汤浴，不入汤使。（甄权）

入心及小肠，止上下部腹痛。（李杲）

泻膀胱。（好古）

治诸疝虫痔。（时珍）

【发明】〔元素曰〕热厥暴痛，非此不能除。

〔时珍曰〕楝实导小肠、膀胱之热，因引心包相火下行，故心腹痛及疝气为要药。甄权乃言不入汤使，则《本经》何以有治热狂、利小便之文耶？近方治疝，有四治、五治、七治诸法，盖亦配合之巧耳。

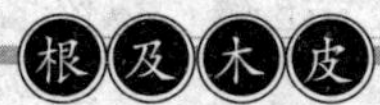

【气味】苦，微寒，微毒。

【主治】蛔虫，利大肠。（《别录》）

苦酒和，涂疥癣甚良。（弘景）

治游风热毒，风疹恶疮疥癞，小儿壮热，并煎汤浸洗。（《大明》）

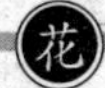

【主治】热痱，焙末掺之。铺席下，杀蚤、虱。（时珍）

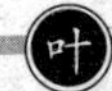

【主治】疝入囊痛，临发时煎酒饮。（时珍）

附方

热厥心痛（或发或止，身热足寒，久不愈者）。先灸太溪、昆仑，引热下行。内服金铃散：用金铃子、玄胡索各一两，为末。每服三钱，温酒调下。（洁古《活法机要》）

小儿冷疝（气痛，肤囊浮肿）。金铃子（去核）五钱，吴茱萸二钱半，为末。酒糊丸黍米大。每盐汤下二三十丸。（《全幼心鉴》）

小儿蛔虫。楝木皮削去苍皮，水煮汁，量大小饮之。《斗门方》：用为末，米饮服二钱。《集简方》：用根皮同鸡卵煮熟，空心食之。次日虫下。《经验方》抵圣散：用苦楝皮二两，白芜荑半两，为末。每以一二钱，水煎服之。《简便方》：用楝根白皮（去粗）二斤（切），水一斗，煮取汁三升，砂锅成膏。五更初，温酒服一匙，以虫下为度。

小儿诸疮。恶疮、秃疮、蠼螋疮、浸淫疮，并宜楝树皮或枝烧灰敷之。干者，猪脂调。（《千金方》）

榆

《本经》上品

释名 零榆。白者名枌。〔时珍曰〕按王安石《字说》云：榆渖俞柔，故谓之榆。其枌则有分之之道，故谓之枌。其荚飘零，故曰零榆。

集解 〔《别录》曰〕榆皮生颍川山谷。二月采皮，取白暴干。八月采实。并勿令中湿，湿则伤人。

〔藏器曰〕江东无大榆，有刺榆，秋实。故《经》云“八月采”

者，误也。刺榆，皮不滑利。

〔时珍曰〕邢昺《尔雅疏》云：榆有数十种，今人不能尽别，唯知荚榆、白榆、刺榆、榔榆数者而已。

白皮

【气味】甘，平，滑利，无毒。

【主治】大小便不通，利水道，除邪气。久服。断谷轻身不饥。其实尤良。（《本经》）

疗肠胃邪热气，消肿，治小儿头疮痂疕。（《别录》）

通经脉。捣涎，敷癣疮。（《大明》）

滑胎，利五淋，治齁喘，疗不眠。（甄权）

生皮捣，和三年醋滓，封暴患赤肿，女人妒乳肿，日六七易，效。（孟诜）

利窍，渗湿热，行津液，消痈肿。（时珍）

【发明】〔时珍曰〕榆皮、榆叶，性皆滑利下降，手足太阳、手阳明经药也。故大小便不通，五淋肿满，喘嗽不眠，经脉胎产诸证宜之。

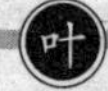

叶

【气味】甘，平，滑利，无毒。

【主治】嫩叶作羹及炸食，消水肿，利小便，下石淋，压丹石。（藏器）

暴干为末，淡盐水拌，或炙或晒干，拌菜食之，亦辛滑下水气。煎汁，洗酒皶鼻。同酸枣仁等分蜜丸，日服，治胆热虚劳不眠。（时珍）

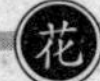

花

【主治】小儿痫，小便不利，伤热。（《别录》）

荚仁

【气味】微辛，平，无毒。

【主治】作糜羹食，令人多睡。（弘景）

主妇人带下，和牛肉作羹食。（藏器）

子酱：似芜荑，能助肺，杀诸虫，下气，令人能食，消心腹间恶气，卒心痛，涂诸疮癣，以陈者良。（孟诜）

附方

久嗽欲死。许明《有效方》：用厚榆皮削如指大，去黑，刻令如锯，长尺余，纳喉中频出入，当吐脓血而愈。（《古今录验》）

虚劳白浊。榆白皮二升，水二斗，煮取五升，分五服。（《千金方》）

小便气淋。榆枝、石燕子煎水，日服。（《普济方》）

身体暴肿。榆皮捣末，同米作粥食之。小便利即消。（《备急方》）

临月易产。榆皮焙为末。临月，日三服方寸匕，令产极易。（陈承《本草别说》）

堕胎下血（不止）。榆白皮、

当归（焙）各半两，入生姜，水煎服之。（《普济方》）

胎死腹中（或母病欲下胎）。榆白皮煮汁，服二升。（《子母秘录》）

身首生疮。榆白皮末，油和涂之，虫当出。（杨氏《产乳》）

虫部

李时珍曰：虫乃生物之微者，其类甚繁，故字从三虫会意。按《考工记》云：外骨、内骨、却行、仄行、连行、纡行，以脰鸣、注（味同）鸣、旁鸣、翼鸣、腹鸣、胸鸣者，谓之小虫之属。其物虽微，不可与麟、凤、龟、龙为伍；然有羽、毛、鳞、介、倮之形，胎、卵、风、湿、化生之异，蠢动含灵，各具性气。录其功，明其毒，故圣人辨之。况蜩、螽、蚁、蚳，可供馈食者，见于《礼记》；蜈、蚕、蟾、蝎，可供匕剂者，载在方书。《周官》有庶氏除毒蛊，剪氏除蠹物，蝈氏去蛙黾，赤发氏除墙壁狸虫（蠼螋之属），壶涿氏除水虫（狐蜮之属）。则圣人之于微琐，罔不致慎。学者可不究夫物理而察其良毒乎？

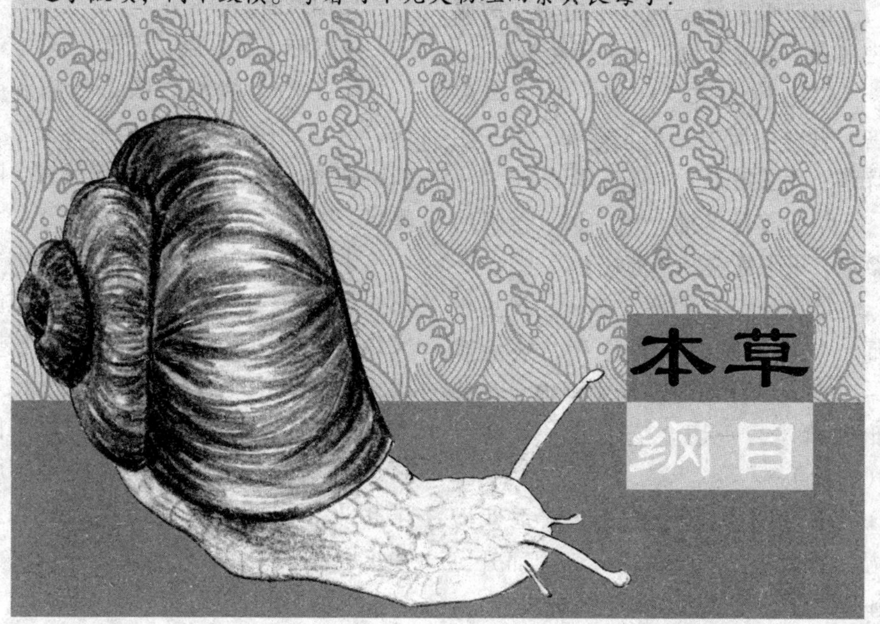

蚕

《本经》中品

释名 自死者名白僵蚕。

集解 〔时珍曰〕蚕，孕丝虫也。种类甚多，有大、小、白、乌、斑色之异。其虫属阳，喜燥恶湿，食而不饮，三眠三起，二十七日而老。

白僵蚕

【气味】咸、辛，平，无毒。

【主治】小儿惊痫夜啼，去三虫，灭黑䵟，令人面色好，男子阴痒病。（《本经》）

女子崩中赤白，产后余痛，灭诸疮瘢痕。为末，封疔肿，拔根极效。（《别录》）

治口噤发汗。同衣中白鱼、鹰屎白等分，治疮灭痕。（《药性》）

以七枚为末，酒服，治中风失音，并一切风疾。小儿客忤，男子阴痒痛，女子带下。（《日华》）

焙研姜汁调灌，治中风、急喉痹欲绝，下喉立愈。（苏颂）

散风痰结核瘰疬，头风，风虫齿痛，皮肤风疮，丹毒作痒，痰疟癥结，妇人乳汁不通，崩中下血，小儿疳蚀鳞体，一切金疮，疔肿风痔。（时珍）

【发明】〔元素曰〕僵蚕性微温，味微辛，气味俱薄，轻浮而升，阳中之阳，故能去皮肤诸风如虫行。

〔震亨曰〕僵蚕属火，兼土与金、木。老得金气，僵而不化。治喉痹者，取其清化之气，从治相火，散浊逆结滞之痰也。

〔时珍曰〕僵蚕，蚕之病风者也。治风化痰，散结行经，所谓因其气相感，而以意使之者也。又人指甲软薄者，用此烧烟熏之则厚，亦是此义。盖厥阴、阳明之药，故又治诸血病、疟病、疳病也。

蚕蛹

【主治】炒食，治风及劳瘦。研敷𤺋疮恶疮。（《大明》）

为末饮服，治小儿疳瘦，长肌退热，除蛔虫。煎汁饮，止消渴。（时珍）

蚕茧

已出蛾者。

【气味】甘，温，无毒。

【主治】烧灰酒服，治痈肿无头，次日即破。又疗诸疳疮，及下血血淋血崩。煮汁饮，止消渴反胃，除蛔虫。（时珍）

【发明】〔时珍曰〕蚕茧方书多用，而诸家《本草》并不言及，诚缺文也。近世用治痈疽代针，用一枚即出一头，二枚即出二头，神效无比。煮汤治消渴，古方甚称之。丹溪朱氏言此物属火，有阴之用，能泻膀胱中相火，引清气上朝于口，故能止渴也。

附方

一切风痰。白僵蚕七个（直者），细研，姜汁一茶脚，温水调灌之。（《胜金方》）

风痰喘嗽（夜不能卧）。白僵蚕（炒研）、好茶末各一两，为末。每用五钱，卧时泡沸汤服。（《瑞竹堂方》）

酒后咳嗽。白僵蚕焙研末，每茶服一钱。（《怪证奇方》）

牙齿疼痛。白僵蚕（直者）、生姜同炒赤黄色，去姜为末。以皂角水调擦之，即止。（《普济》）

疟疾不止。白僵蚕（直者）一个，切作七段，绵裹为丸，朱砂为衣，作一服。日未出时，面向东，用桃、李枝七寸煎汤，吞下。（《院方》）

风虫牙痛。白直僵蚕（炒）、蚕蜕纸（烧）等分，为末，擦之。良久，以盐汤漱口。（《直指方》）

面上黑黯。白僵蚕末，水和搽之。（《圣惠方》）

乳汁不通。白僵蚕末二钱，酒服。少顷，以脂麻茶一盏热投之，梳头数十遍，奶汁如泉也。（《经验后方》）

消渴烦乱。蚕蛹二两，以无灰酒一中盏，水一大盏，同煮取一中盏，澄清，去蚕蛹，温服。（《圣惠方》）

大小便血。茧黄散：治肠风，大小便血，淋沥疼痛。用茧黄、蚕蜕纸（并烧存性）、晚蚕沙、白僵蚕（并炒）等分，为末，入麝香少许。每服二钱，用米饮送下，日三服，甚效。（《圣惠方》）

口舌生疮。蚕茧五个，包蓬砂，瓦上焙焦为末，抹之。

反胃吐食。蚕茧十个煮汁，烹鸡子三枚食之，以无灰酒下，日二服，神效。或以缫丝汤煮粟米粥食之。（《普济方》）

蝎

《开宝》

释名 主簿虫、杜伯、虿尾虫。〔时珍曰〕按《唐史》云：剑南本无蝎，有主簿将至，遂呼为主簿虫。又张揖《广雅》云：杜伯，蝎也。陆机《诗疏》云：虿一名杜伯，幽州人谓之蝎。观此，则主簿乃杜伯之讹，而后人遂附会其说。古语云：蜂、虿垂芒，其毒在尾。

集解 〔时珍曰〕蝎形如水黾，八足而长尾，有节色青。今捕者多以盐泥食之，入药去足焙用。

【气味】甘、辛，平，有毒。

【主治】诸风瘾疹，及中风半身不遂，口眼㖞斜，语涩，手足抽掣。（《开宝》）

小儿惊痫风搐，大人痎疟，耳聋疝气，诸风疮，女人带下阴脱。（时珍）

【发明】〔宗奭曰〕大人、小儿通用，惊风尤不可阙。

〔颂曰〕古今治中风抽掣，及小儿惊搐方多用之。《箧中方》治小儿风痫有方。

〔时珍曰〕蝎产于东方，色青属木，足厥阴经药也，故治厥阴诸病。诸风掉眩搐掣，疟疾寒热，耳聋无闻，皆属厥阴风木。故东垣李杲云：凡疝气、带下，皆属于风。蝎乃治风要药，俱宜加而用之。

附方

破伤中风。《普济》：用干蝎、麝香各一分，为末。敷患处，令风速愈。《圣惠》：用干蝎（酒炒）、天麻各半两，为末，以蟾酥二钱，汤化为糊和捣，丸绿豆大。每服一丸至二丸，豆淋酒下（甚者加至三丸），取汗。

偏正头风（气上攻不可忍）。用全蝎二十一个，地龙六条，土狗三个，五倍子五钱，为末。酒调，摊贴太阳穴上。（《德生堂经验方》）

风牙疼痛。全蝎三个，蜂房二钱，炒研，擦之。（《直指方》）

诸痔发痒。用全蝎不以多少，烧烟熏之，即效。秘法也。（《袖珍方》）

蟾蜍

《别录》下品

释名 䖶䵶（音蹩秋）、䵶鼋（音秋施）、蚵蚾、癞蛤蟆。〔时珍曰〕蟾蜍，《说文》作詹诸。云：其声詹诸，其皮䖶䖶，其行鼋鼋。《诗》云：得此䵶鼋。《韩诗》注云：戚施，蟾蜍也。戚，音蹴。后世名苦蠪，其声也。蚵蚾，其皮礧砢也。

集解 〔《别录》曰〕蟾蜍生江湖池泽。五月五日取东行者，阴干用。

〔时珍曰〕蟾蜍锐头皤腹，促眉浊声，土形，有大如盘者。《自然论》云：蟾蜍吐生，掷粪自其口出也。《抱朴子》云：蟾蜍千岁，头上有角，腹下丹书，名曰肉芝，能食山精。人得食之可仙。术家取用以起雾祈雨，辟兵解缚。今有技者，聚蟾为戏，能听指使。物性有灵，于此可推。许氏《说文》谓三足者为蟾，而寇氏非之，固是。但龟、鳖皆有三足，则蟾之三足，非怪也。若谓入药必用三足，则谬矣。《岣嵝神书》载蟾宝之法：用大蟾一枚，以长尺铁钉四个钉脚，四下以炭火自早炙至午，去火，放水一盏于前，当吐物如皂荚子大，有金光。人吞之，可越江湖也。愚谓纵有此术，谁敢吞之？方技诳说，未足深信。漫记于此，以备祛疑。

【气味】辛，凉，微毒。

【主治】阴蚀，疽疠恶疮，猘犬伤疮，能合玉石。（《别录》）

烧灰敷疮，立验。又治温病发斑困笃者，去肠，生捣食一二枚，无不瘥者。（弘景）

杀疳虫，治鼠漏恶疮。烧灰，敷

一切有虫恶痒滋胤疮。(《药性》)

治疳气，小儿面黄癖气，破癥结。烧灰油调，敷恶疮。(《日华》)

主小儿劳瘦疳疾，最良。(苏颂)

治一切五疳八痢，肿毒，破伤风病，脱肛。(时珍)

【发明】〔时珍曰〕蟾蜍，土之精也。上应月魄而性灵异，穴土食虫，又伏山精，制蜈蚣，故能入阳明经，退虚热，行湿气，杀虫䘌，而为疳病痈疽诸疮要药也。《别录》云治猘犬伤，《肘后》亦有方法。按沈约《宋书》云：张牧为猘犬所伤，人云宜啖蛤蟆脍，食之遂愈。此亦治痈疽疔肿之意，大抵是物能攻毒拔毒耳。古今诸方所用蛤蟆，不甚分别，多是蟾蜍。读者当审用之，不可因名迷实也。

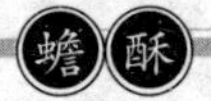

〔宗奭曰〕眉间白汁，谓之蟾酥。以油单纸裹眉裂之，酥出纸上，阴干用。

【气味】甘、辛，温，有毒。

【主治】小儿疳疾、脑疳。端午日取眉脂，以朱砂、麝香为丸，如麻子大。治小孩子疳瘦，空心服一丸。如脑疳，以奶汁调，滴鼻中，甚妙。(甄权)

酥同牛酥，或吴茱萸苗汁调，摩腰眼、阴囊，治腰肾冷，并助阳气。又疗虫牙。(《日华》)

治齿缝出血及牙疼，以纸纴少许按之，立止。(宗奭)

发背、疔疮，一切恶肿。(时珍)

附方

腹中冷癖。水谷痫结，心下停痰，两胁痞满，按之鸣转，逆害饮食。大蟾蜍一枚，去皮、肠，支解之，芒硝强人一升，中人七合，弱人五合，水七升，煮四升，顿服，得下为度。(《肘后方》)

小儿疳泄(下痢)。用蛤蟆烧存性，研，饮服方寸匕。(《子母秘录》)

小儿口疮。五月五日蛤蟆(炙)研末，敷之即瘥。(《秘录》)

小儿蓐疮。五月五日取蟾蜍炙研末，敷之即瘥。(《秘录》)

小儿脐疮(出汁，久不瘥)。蛤蟆烧末敷之，日三，甚验。一加牡蛎等分。(《外台》)

一切湿疮。蟾蜍烧灰，猪脂和敷。(《千金方》)

小儿癣疮。蟾蜍烧灰，猪脂和敷。(《外台》)

肿毒初起。大蛤蟆一个剁碎，同炒石灰，研如泥，敷之。频易。(余居士方)

折伤接骨。大蛤蟆生研如泥，劈竹裹缚其骨，自痊。(《奚囊备急方》)

疔疮恶肿。蟾酥一钱，巴豆四个(捣烂)，饭丸锭子如绿豆大。每服一丸，姜汤下。良久，以萹蓄根、黄荆子研酒半碗服，取行四五次，以粥

补之。(《乾坤秘韫》)

诸疮肿硬。针头散:用蟾酥、麝香各一钱,研匀,乳汁调和,入罐待干。每用少许,津调敷之。外以膏药护住,毒气自出,不能为害也。(《保命集》)

破伤风病。蟾酥二钱,汤化为糊;干蝎(酒炒)、天麻各半两,为末,合捣,丸绿豆大。每服一丸至二丸,豆淋酒下。(《普济方》)

蚱蝉

《本经》中品

释名 蜩(音调)、齐女。〔时珍曰〕蝉者,变化相禅也。蚱音窄,蝉声也。蜩,其音调也。

集解 〔时珍曰〕蝉,诸蜩总名也。皆自蛴螬、腹蜟变而为蝉(亦有转丸化成者),皆三十日而死。俱方首广额,两翼六足,以胁而鸣,吸风饮露,溺而不粪。古人食之,夜以火取,谓之耀蝉。

【气味】咸、甘,寒,无毒。

【主治】小儿惊痫夜啼,癫病寒热。(《本经》)

惊悸,妇人乳难,胞衣不出,能堕胎。(《别录》)

小儿痫绝不能言。(苏恭)

小儿惊哭不止,杀疳虫,去壮热,治肠中幽幽作声。(《药性》)

【发明】〔时珍曰〕蝉主产难、下胞衣,亦取其能退蜕之义。《圣惠》治小儿发痫,有蚱蝉汤、蚱蝉散、蚱蝉丸等方。今人只知用蜕,而不知用蝉也。

附方

破伤风病(无问表里,角弓反张)。秋蝉一个,地肤子(炒)八分,麝香少许,为末。

蚯蚓

《本经》下品

释名 螼螾(音顷引)、朐䏰(音蠢闰)、坚蚕(音遣忝)。〔时珍曰〕蚓之行也,引而后申,其塿如丘,故名蚯蚓。

集解 〔《别录》曰〕白颈蚯蚓,生平土。三月取,暴干。

〔时珍曰〕今处处平泽膏壤地中有之。孟夏始出,仲冬蛰结。雨则先出,晴则夜鸣。或云结时能化为百合也。与蛗螽同穴为雌雄。故郭璞赞云:蚯蚓土精,无心之虫。交不以分,淫于蛗螽。是矣。今小儿阴肿,多以为此物所吹。

白颈蚯蚓

【气味】咸,寒,无毒。

【主治】蛇瘕,去三虫伏尸,鬼疰蛊毒,杀长虫。(《本经》)

温病,大热狂言,饮汁皆瘥。炒作屑,去蛔虫。(弘景)

去泥,盐化为水,主天行诸热,

小儿热病癫痫，涂丹毒，敷漆疮。（藏器）

葱化为汁，疗耳聋。（苏恭）

治中风、痫疾、喉痹。（《日华》）

解射罔毒。（《蜀本》）

炒为末，主蛇伤毒。（《药性》）

治脚风。（苏颂）

主伤寒疟疾，大热狂烦，及大人、小儿小便不通，急慢惊风、历节风痛，肾脏风注，头风齿痛，风热赤眼，木舌喉痹，鼻瘜聍耳，秃疮瘰疬，卵肿脱肛，解蜘蛛毒，疗蚰蜒入耳。（时珍）

【发明】〔弘景曰〕干蚓熬作屑，去蛔虫甚有效。

〔宗奭曰〕肾脏风下注病，不可阙也。

〔颂曰〕脚风药必须此物为使，然亦有毒。有人因脚病药中用此，果得奇效。病愈，服之不辍，至二十余日，觉躁愦，但欲饮水不已，遂致委顿。大抵攻病用毒药，中病即当止也。

〔震亨曰〕蚯蚓属土，有水与木，性寒，大解热毒，行湿病。

〔时珍曰〕蚓在物应土德，在星禽为轸水。上食槁壤，下饮黄泉，故其性寒而下行。性寒故能解诸热疾，下行故能利小便、治足疾而通经络也。术家云“蚓血能柔弓弩”，恐亦诳言尔。诸家言服之多毒，而郭义恭《广志》云“闽越山蛮啖蚯蚓为馐”，岂地与人有不同欤？

附方

阳毒结胸（按之极痛，或通而复结，喘促，大躁狂乱）。取生地龙四条洗净，研如泥，入生姜汁少许，蜜一匙，薄荷汁少许，新汲水调服。若热炽者，加片脑少许。即与揉心下，片时自然汗出而解。不应，再服一次，神效。（《伤寒蕴要》）

小便不通。蚯蚓捣烂浸水，滤取浓汁半碗服，立通。（《斗门》）

老人尿闭。白颈蚯蚓、茴香等分杵汁，饮之即愈。（朱氏《集验方》）

小儿尿闭（乃热结也）。用大地龙数条（去泥），入蜜少许，研敷茎卵。仍烧蚕蜕纸、朱砂、龙脑、麝香同研少许，以麦门冬、灯心煎汤调服。（《全幼》）

慢惊虚风。用平正附子去皮脐，生研为末，以白颈蚯蚓于末内滚之，候定，刮蚓上附末，丸黄米大。每服十丸，米饮下。（《百一方》）

急慢惊风。五月五日取蚯蚓，竹刀截作两段，急跳者作一处，慢跳者作一处，各研烂，入朱砂末和作丸，记明急惊用急跳者，慢惊用慢跳者。每服五七丸，薄荷汤下。（《应验方》）

小儿卵肿。用地龙（连土）为末，津调敷之。（钱氏方）

手足肿痛（欲断）。取蚓三升，以水五升，绞汁二升半，服之。

（《肘后》）

风热头痛。地龙（炒研）、姜汁半夏饼、赤茯苓等分，为末。每服一字至半钱，生姜、荆芥汤下。（《普济》）

头风疼痛。龙珠丸：用五月五日取蚯蚓，和脑、麝杵，丸麻子大。每以一丸纳鼻中，随左右。先涂姜汁在鼻，立愈。（《总录》）

风虫牙痛。盐化地龙水，和面纳齿上，又以皂荚（去皮）研末涂上，虫即出。又同玄胡索、荜茇末塞耳。（《普济》）

牙齿裂痛。死曲蟺为末，敷之即止。（《千金翼》）

齿缝出血（不止）。用地龙末、枯矾各一钱，麝香少许，研匀，擦之。（《圣惠方》）

牙齿动摇（及外物伤动欲落，诸药不效者）。干地龙（炒）、五倍子（炒）等分，为末。先以生姜揩牙，后敷擦之。（《御药院方》）

鼻中瘜肉。地龙（炒）一分，牙皂一挺，为末。蜜调涂之，清水滴尽即除。（《圣惠》）

耳卒聋闭。蚯蚓入盐，安葱内，化水点之，立效。（《胜金》）

白秃头疮。干地龙为末，入轻粉，麻油调搽。（《普济方》）

耳聋气闭。蚯蚓、川芎䓖各两半，为末。每服二钱，麦门冬汤下。服后低头伏睡。一夜一服，三夜立效。（《圣济总录》）

口舌糜疮。地龙、吴茱萸研末，醋调生面和，涂足心，立效。（《摘玄方》）

鳞部

李时珍曰：鳞虫有水、陆二类，类虽不同，同为鳞也。是故龙蛇灵物，鱼乃水畜，种族虽别，变化相通，是盖质异而感同也。鳞属皆卵生，而蝮蛇胎产；水族皆不瞑，而河豚目眨。蓝蛇之尾，解其头毒；沙鱼之皮，还消鲙积。苟非知者，孰能察之。唐宋《本草》，虫鱼不分。

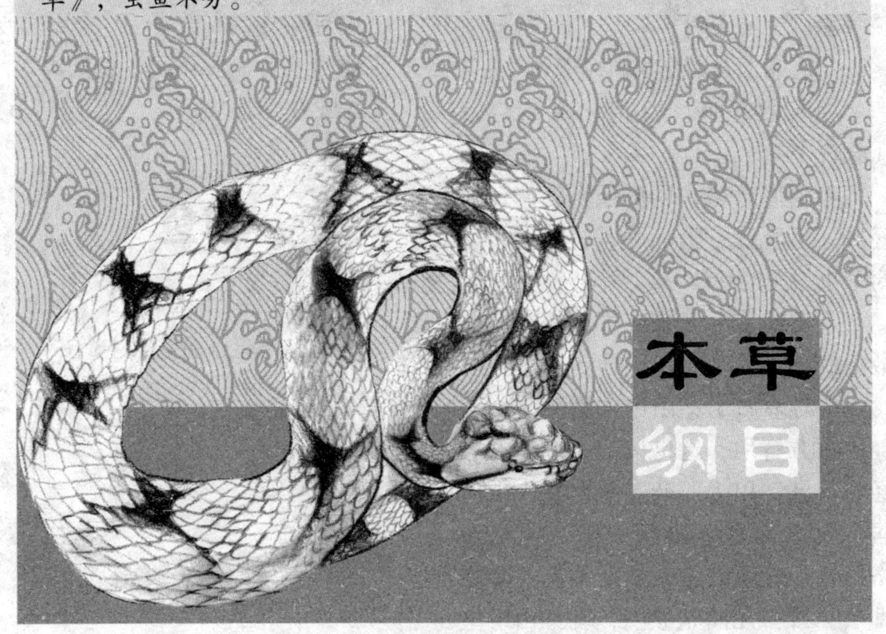

鲮鲤

《别录》下品

释名 龙鲤、穿山甲、石鲮鱼。〔时珍曰〕其形肖鲤，穴陵而居，故曰鲮鲤，而俗称为穿山甲，郭璞赋谓之龙鲤。《临海水土记》云：尾刺如三角菱。故谓石鲮。

集解 〔颂曰〕鲮鲤即今穿山甲也。生湖广、岭南，及金、商、均、房诸州，深山大谷中皆有之。

甲

【气味】咸，微寒，有毒。

【主治】五邪，惊啼悲伤，烧灰，酒服方寸匕，疗蚁瘘。（《别录》）

小儿惊邪，妇人鬼魅悲泣，及疥癣痔漏。（《大明》）

疗疮癞，及诸疰疾。（弘景）

烧灰敷恶疮。又治山岚瘴疟。（甄权）

除痎疟寒热，风痹强直疼痛，通经脉，下乳汁，消痈肿，排脓血，通窍杀虫。（时珍）

【发明】〔弘景曰〕此物食蚁，故治蚁瘘。

〔时珍曰〕穿山甲入厥阴、阳明经。古方鲜用，近世风疟、疮科、通经、下乳，用为要药。盖此物穴山而居，寓水而食，出阴入阳，能窜经络，达于病所故也。按刘伯温《多能鄙事》云：凡油笼渗漏，剥穿山甲里面肉靥投入，自至漏处补住。

肉

【气味】甘，涩，温，有毒。

附方

便毒便痈。穿山甲半两，猪苓三钱，并以醋炙研末，酒服二钱。外穿山甲末和麻油、轻粉涂之。或只以末涂之。（《直指》）

眉炼癣疮（生眉中者）。穿山甲前膊鳞，炙焦为末，清油和轻粉调敷。（《直指方》）

耳鸣耳聋（卒聋，及肾虚，耳内如风、水、钟、鼓声）。用穿山甲一大片（以蛤粉炒赤，去粉），蝎梢七个，麝香少许，为末，以麻油一滴化蜡，和作梃子，绵裹塞之。（《摄生方》）

火眼赤痛。穿山甲一片，为末，铺白纸上，卷作绳，烧烟熏之。（《寿域方》）

鳟鱼

《纲目》

释名 鮅鱼、赤眼鱼。〔时珍曰〕《说文》云：鳟鮅，赤目鱼也。孙炎云：鳟好独行。尊而必者，故字从尊从必。

集解 〔时珍曰〕处处有之。状似鲆而小，赤脉贯瞳，身圆而长，鳞细于鲆，青质赤章。好食螺、蚌，善于遁网。

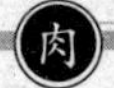

【气味】甘，温，无毒。

【主治】暖胃和中。多食，动风热，发疥癣。（时珍）

鲫鱼

《别录》上品

释名 鲋（音附）鱼。〔时珍曰〕按陆佃《埤雅》云：鲫鱼旅行，以相即也，故谓之鲫；以相附也，故谓之鲋。

集解 〔时珍曰〕鲫喜偎泥，不食杂物，故能补胃。冬月肉厚子多，其味尤美。

【气味】甘，温，无毒。

【主治】合五味煮食，主虚羸。（藏器）

温中下气。（《大明》）

合莼作羹，主胃弱不下食，调中益五脏。合茭首作羹，主丹石发热。（孟诜）

合小豆煮汁服，消水肿。炙油，涂妇人阴疳诸疮，杀虫止痛。酿白矾烧研饮服，治肠风血痢。酿硫黄煅研，酿五倍子煅研，酒服，并治下血。酿茗叶煨服，治消渴。酿胡蒜煨研饮服，治膈气。酿绿矾煅研饮服，治反胃。酿盐花烧研，掺齿疼。酿当归烧研，揩牙乌髭止血。酿砒烧研，治急疳疮。酿白盐煨研，搽骨疽。酿附子炙焦，同油涂头疮白秃。（时珍）

【发明】〔震亨曰〕诸鱼属火，独鲫属土，有调胃实肠之功。若多食，亦能动火。

附方

鹘突羹。治脾胃虚冷不下食。以鲫鱼半斤切碎，用沸豉汁投之，入胡椒、莳萝、姜、橘末，空心食之。（《心镜》）

卒病水肿。用鲫鱼三尾，去肠留鳞，以商陆、赤小豆等分，填满扎定，水三升，煮糜去鱼，食豆饮汁。二日一作，不过三次，小便利，愈。（《肘后方》）

消渴饮水。用鲫鱼一枚，去肠留鳞，以茶叶填满，纸包煨熟食之。不过数枚即愈。（吴氏《心统》）

酒积下血。酒煮鲫鱼，常食最效。（《便民食疗方》）

肠痔滴血。常以鲫鱼作羹食。（《外台》）

反胃吐食。用大鲫鱼一尾，去肠留鳞，入绿矾末令满，泥固煅存性，研末。每米饮服一钱，日二。（《本事》）

小肠疝气。每顿用鲫鱼十个，同茴香煮食。久食自愈。（《生生编》）

恶疮似癞（十余年者）。鲫鱼烧研，和酱清敷之。（《千金方》）

白花蛇

宋《开宝》

释名 蕲蛇、褰鼻蛇。〔宗奭曰〕诸蛇鼻向下，独此鼻向上，背有方胜花文，以此得名。

集解 〔时珍曰〕花蛇，湖、蜀皆有，今唯以蕲蛇擅名。其蛇龙头虎口，黑质白花，胁有二十四个方胜文，腹有念珠斑，口有四长牙，尾上有一佛指甲，长一二分，肠形如连珠。

【气味】甘，咸，温，有毒。

【主治】中风湿痹不仁，筋脉拘急，口面㖞斜，半身不遂，骨节疼痛，脚弱不能久立，暴风瘙痒，大风疥癣。（《开宝》）

治肺风鼻塞，浮风瘾疹，身生白癜风，疬疡斑点。（甄权）

通治诸风，破伤风，小儿风热，急慢惊风搐搦，瘰疬漏疾，杨梅疮，痘疮倒陷。（时珍）

【气味】有毒。

【主治】癜风毒癞。（时珍）

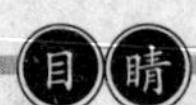

【主治】小儿夜啼。以一只为末，竹沥调少许灌之。（《普济》）

附方

驱风膏。治风瘫疠风，遍身疥癣。用白花蛇肉四两（酒炙），天麻七钱半，薄荷、荆芥各二钱半，为末。好酒二升，蜜四两，石器熬成膏。每服一盏，温汤服，日三服。急于暖处出汗，十日效。（《医垒元戎》）

世传白花蛇酒。治诸风无新久，手足缓弱，口眼㖞斜，语言蹇涩，或筋脉挛急，肌肉顽痹，皮肤燥痒，骨节疼痛，或生恶疮、疥癞等疾。用白花蛇一条，温水洗净，头尾各去三寸，酒浸，去骨刺，取净肉一两。入全蝎（炒）、当归、防风、羌活各一钱，独活、白芷、天麻、赤芍药、甘草、升麻各五钱，剉碎，以绢袋盛贮。用糯米二斗蒸熟，如常造酒，以袋置缸中，待成，取酒同袋密封，煮熟，置阴地七日出毒。每温饮数杯，常令相续。此方乃蕲人板印，以侑蛇馈送者，不知所始也。（《濒湖集简方》）

托痘花蛇散。治痘疮黑陷。白花蛇（连骨炙，勿令焦）三钱，大丁香七枚，为末。每服五分，以水和淡酒下，神效。移时身上发热，其疮顿出红活也。（王氏《手集》）

紫癜风。除风散：以白花蛇头二枚（酒浸，炙），蝎梢一两（炒），防风一两。上为末。每服一钱，温酒下，日一服。（《圣济总录》）

鲈鱼

宋《嘉祐》

释名 四鳃鱼。〔时珍曰〕黑色曰卢。此鱼白质黑章，故名。淞人名四鳃鱼。

集解 〔时珍曰〕鲈出吴中，淞江尤盛，四、五月方出。长仅数寸，状微似鳜而色白，有黑点，巨口细鳞，有四鳃。

【气味】甘，平，有小毒。

【主治】补五脏，益筋骨，和肠胃，治水气。多食宜人，作鲊尤良。曝干甚香美。（《嘉祐》）

益肝肾。（宗奭）

安胎补中。作鲙尤佳。（孟诜）

蛤蚧

宋《开宝》

释名 蛤蟹、仙蟾。〔时珍曰〕蛤蚧因声而名，仙蟾因形而名。

集解 〔时珍曰〕顾《 海槎录》云：广西横州甚多蛤蚧，牝牡上下相呼，累日，情洽乃交，两相抱负，自堕于地。人往捕之，亦不知觉，以手分劈，虽死不开。乃用熟稿草细缠，蒸过曝干售之，炼为房中之药甚效。寻常捕者，不论牝牡，但可为杂药及兽医方中之用耳。

【气味】咸，平，有小毒。

【主治】补肺气，益精血，定喘止嗽，疗肺痈消渴，助阳道。（时珍）

【发明】〔时珍曰〕昔人言补可去弱，人参羊肉之属。蛤蚧补肺气，定喘止渴，功同人参；益阴血，助精扶羸，功同羊肉。近世治劳损痿弱，许叔微治消渴，皆用之，俱取其滋补也。

附方

喘嗽面浮（并四肢浮者）。蛤蚧一雌一雄（头尾全者，法酒和蜜涂之，炙熟），紫团人参（似人形者）半两，为末，化蜡四两，和作六饼。每煮糯米薄粥一盏，投入一饼搅化，细细热呷之。（《普济》）

鲤鱼

《本经》上品

释名 〔时珍曰〕鲤鳞有十字文理，故名鲤。

集解 〔颂曰〕处处有之。其脊中鳞一道，从头至尾，无大小，皆三十六鳞，每鳞有小黑点。诸鱼唯此最佳，故为食品上味。

【气味】甘，平，无毒。

【主治】煮食，治咳逆上气，黄疸，止渴。生者，治水肿脚满，下

气。（《别录》）

烧末，能发汗，定气喘咳嗽，下乳汁，消肿。米饮调服，治大人小儿暴痢。用童便浸煨，止反胃及恶风入腹。（时珍）

【发明】〔时珍曰〕鲤乃阴中之阳，其功长于利小便，故能消肿胀黄疸，脚气喘嗽，湿热之病。作鲙则性温，故能去痃结冷气之病。烧之则从火化，故能发散风寒，平肺通乳，解肠胃及肿毒之邪。

【气味】苦，寒，无毒。

【主治】目热赤痛，青盲，明目。久服强悍，益志气。（《本经》）

点眼，治赤肿翳痛。涂小儿热肿。（甄权）

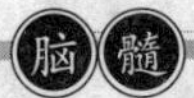

【主治】诸痫。（苏恭）

煮粥食，治暴聋。（《大明》）

和胆等分，频点目眦，治青盲。（时珍）

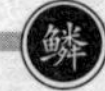

【主治】产妇滞血腹痛，烧灰酒服。亦治血气。（苏颂）

烧灰，治吐血，崩中漏下，带下痔瘘，鱼鲠。（时珍）

【发明】〔时珍曰〕古方多以皮、鳞烧灰，入崩漏、痔瘘药中，盖取其行滞血耳。治鱼鲠者，从其类也。

附方

水肿。《范汪》：用大鲤鱼一头，醋三升，煮干食。一日一作。《外台》：用大鲤一尾，赤小豆一升，水二斗，煮食饮汁，一顿服尽，当下利尽即瘥。

胎气不长。用鲤鱼肉同盐、枣煮汁，饮之。（《集验》）

乳汁不通。用鲤鱼一头烧末。每服一钱，酒调下。（《产宝》）

咳嗽气喘。用鲤鱼一头去鳞，纸裹炮熟，去刺研末，同糯米煮粥，空心食。（《心镜》）

一切肿毒（已溃未溃者）。用鲤鱼烧灰，醋和涂之，以愈为度。（《外台》）

小儿咽肿（痹痛者）。用鲤鱼胆二七枚，和灶底土，以涂咽外，立效。（《千金方》）

大人阴痿。鲤鱼胆、雄鸡肝各一枚，为末，雀卵和，丸小豆大。每吞一丸。（《千金方》）

睛上生晕（不问久新）。鲤鱼长一尺二寸者，取胆滴铜镜上，阴干，竹刀刮下。每点少许。（《总录》）

耳卒聋。竹筒盛鲤鱼脑，于饭上蒸过，注入耳中。（《千金》）

耳脓有虫。鲤鱼脑和桂末捣匀，绵裹塞之。（《千金方》）

痔漏疼痛。鲤鱼鳞二三片，绵裹如枣形，纳入坐之，其痛即止。（《儒门事亲》）

诸鱼骨鲠。鲤脊三十六鳞，焙

研，凉水服之，其刺自跳出，神妙。（笔峰《杂兴》）

鳜鱼

《开宝》

释名 石桂鱼、水豚。〔时珍曰〕鳜，蹶也，其体不能屈曲如僵蹶也。

集解 〔时珍曰〕鳜生江湖中，扁形阔腹，大口细鳞。有黑斑，其斑文尤鲜明者为雄，稍晦者为雌，背有鬐鬣刺人。厚皮紧肉，肉中无细刺。有肚能嚼，亦啖小鱼。

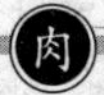

【气味】甘，平，无毒。

【主治】腹内恶血，去腹内小虫，益气力，令人肥健。（《开宝》）

补虚劳，益脾胃。（孟诜）

【发明】〔时珍曰〕按张杲《医说》云：越州邵氏女年十八，病劳瘵累年，偶食鳜鱼羹遂愈。观此，正与补劳、益胃、杀虫之说相符，则仙人刘凭、隐士张志和之嗜此鱼，非无谓也。

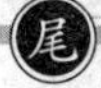

【主治】小儿软疖，贴之良。（时珍）

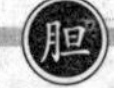

【气味】苦，寒，无毒。

【主治】骨鲠，不拘久近。（时珍）

附方

骨鲠、竹木刺入咽喉。不拘大人小儿，日久或入脏腑，痛刺黄瘦甚者，服之皆出。腊月收鳜鱼胆，悬北檐下令干。每用一皂子许，煎酒温呷。得吐，则鲠随涎出；未吐再服，以吐为度。酒随量饮，无不出者。蠡、鲩、鲫胆皆可。（《胜金方》）

鳝鱼

《别录》上品

释名 黄䱇。〔宗奭曰〕鳝腹黄，故世称黄鳝。

集解 〔时珍曰〕黄质黑章，体多涎沫，大者长二三尺，夏出冬蛰。一种蛇变者名蛇鳝，有毒害人。

【气味】甘，大温，无毒。

【主治】补中益血，疗沈唇。（《别录》）

补虚损，妇人产后恶露淋沥，血气不调，羸瘦，止血，除腹中冷气肠鸣，及湿痹气。（藏器）

善补气，妇人产后宜食。（震亨）

补五脏，逐十二风邪，患湿风、恶气人。作臛空腹饱食，暖卧取汗出如胶，从腰脚中出，候汗干，暖五枝汤浴之。避风。三五日一作，甚妙。

（孟诜）

专贴一切冷漏、痔瘘、臁疮引虫。（时珍）

尾上取之。

【主治】涂癣及瘘。（藏器）

疗口眼㖞斜，同麝香少许，左㖞涂右，右㖞涂左，正即洗去。治耳痛，滴数点入耳。治鼻衄，滴数点入鼻。治疹后生翳，点少许入目。治赤疵，同蒜汁、墨汁频涂之。又涂赤游风。（时珍）

【发明】〔时珍曰〕鳝善穿穴，无足而窜，与蛇同性，故能走经脉疗十二风邪，及口㖞、耳目诸窍之病。风中血脉，则口眼㖞斜，用血主之，从其类也。

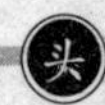

【气味】甘，平，无毒。

【主治】烧服，止痢，主消渴，去冷气，除痞症，食不消。（《别录》）

同蛇头、地龙头烧灰酒服，治小肠痈有效。（《集成》）

百虫入耳，烧研，绵裹塞之，立出。（时珍）

【主治】妇人乳核硬疼，烧灰空心温酒服。（《圣惠》）

附方

肉痔出血。鳝鱼煮食，其性凉也。（《便民食疗》）

虾

宋《嘉祐》

释名〔时珍曰〕鰕（音霞），俗作虾，入汤则红色如霞也。

集解〔时珍曰〕江湖出者大而色白，溪池出者小而色青。皆磔须钺鼻，背有断节，尾有硬鳞，多足而好跃，其肠属脑，其子在腹外。凡有数种：米虾、糠虾，以精粗名也；青虾、白虾，以色名也；梅虾，以梅雨时有也：泥虾、海虾，以出产名也。岭南有天虾，其虫大如蚁，秋社后，群堕水中化为虾，人以作鲊食。凡虾之大者，蒸曝去壳，谓之虾米，食以姜、醋，馔品所珍。

【气味】甘，温，有小毒。

【主治】 五野鸡病，小儿赤白游肿，捣碎敷之。（孟诜）

作羹，试鳖症，托痘疮，下乳汁。法制，壮阳道；煮汁，吐风痰；捣膏，敷虫疽。（时珍）

附方

鳖症疼痛。《类编》云：景陈弟长子拱病鳖症，隐隐见皮内，痛不可忍。外医洪氏曰：可以鲜虾作羹食之。下腹未久痛即止。

补肾兴阳。用虾米一斤，蛤蚧二枚，茴香、蜀椒各四两，并以青盐化酒炙炒，以木香粗末一两和匀，乘热收新瓶中密封。每服一匙，空心盐酒嚼下，甚妙。

宣吐风痰。用连壳虾半斤，入葱、姜、酱煮汁。先吃虾，后吃汁，紧束肚腹，以翎探引取吐。

臁疮生虫。用小虾三十尾（去头、足、壳），同糯米饭研烂，隔纱贴疮上，别以纱罩之。一夜解下，持看皆是小赤虫。即以葱、椒汤洗净，用旧茶笼内白竹叶，随大小剪贴，一日二换。待汁出尽，逐日煎苦楝根汤洗之，以好膏贴之。将生肉，勿换膏药。忌发物。（《直指方》）

血风臁疮。生虾、黄丹捣和贴之，日一换。（《集简方》）

介部

李时珍曰：介虫三百六十，而龟为之长。龟盖介虫之灵长者也。《周官·鳖人》取互物以时籍，春献鳖蜃，秋献龟鱼。祭祀供蠯蠃蚳以授醢人。则介物亦圣世供馔之所不废者，而况又可充药品乎？

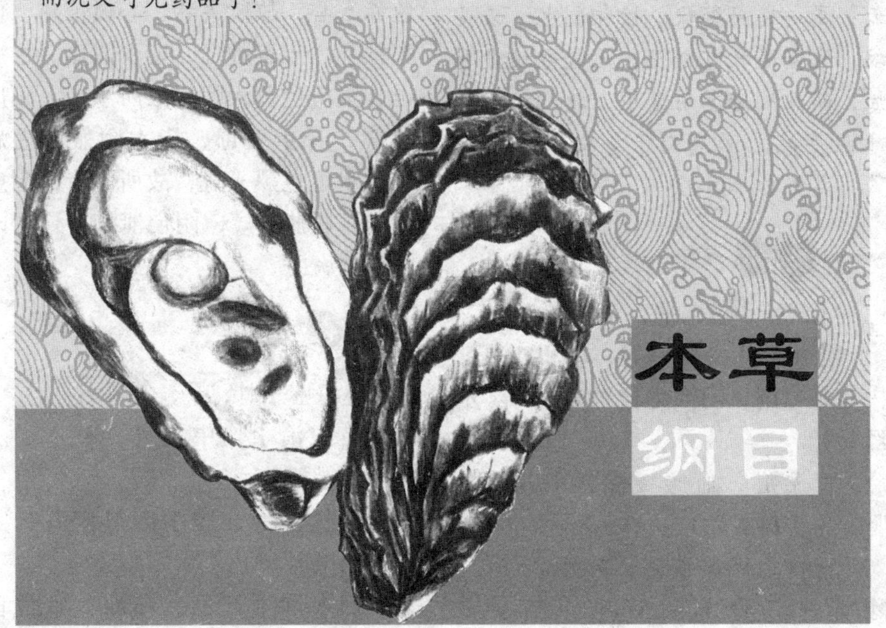

鳖

《本经》中品

释名 团鱼、神守。〔时珍曰〕鳖行蹩躄，故谓之鳖。

集解 〔时珍曰〕鳖，甲虫也。水居陆生，穹脊连胁，与龟同类。四缘有肉裙，故曰龟，甲裹肉；鳖，肉裹甲。无耳，以目为听。纯雌无雄，以蛇及鼋为匹。故《万毕术》云：烧鼋脂可以致鳖也。夏日孚乳，其抱以影。《埤雅》云：卵生思抱。其伏随日影而转。在水中，上必有浮沫，名鳖津。人以此取之。今有呼鳖者，作声抚掌，望津而取，百十不失。《管子》云：涸水之精名曰蚴。以名呼之，可取鱼鳖。正此类也。《类从》云：鼍一鸣而鳖伏。性相制也。又畏蚊。生鳖遇蚊叮则死，死鳖得蚊煮则烂，而熏蚊者复用鳖甲。物相报复如此，异哉。《淮南子》曰：膏之杀鳖，类之不可推也！

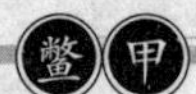

【气味】咸，平，无毒。

【主治】心腹癥瘕，坚积寒热，去痞疾瘜肉，阴蚀痔核恶肉。（《本经》）

疗温疟，血瘕腰痛，小儿胁下坚。（《别录》）

宿食，癥块痃癖，冷瘕劳瘦，除骨热，骨节间劳热，结实壅塞，下气，妇人漏下五色，下瘀血。（甄权）

去血气，破癥结恶血，堕胎。消疮肿肠痈，并扑损瘀血。（《日华》）

补阴补气。（震亨）

除老疟疟母，阴毒腹痛，劳复食复，斑痘烦喘，小儿惊痫，妇人经脉不通，难产，产后阴脱，丈夫阴疮石淋，敛溃痈。（时珍）

【发明】〔宗奭曰〕经中不言治劳，唯《药性论》治劳瘦骨热，故虚劳多用之。然甚有据，但不可过剂耳。

〔时珍曰〕鳖甲乃厥阴肝经血分之药，肝主血也。试常思之，龟、鳖之属，功各有所主。鳖色青入肝，故所主者，疟劳寒热，痃瘕惊痫，经水痈肿阴疮，皆厥阴血分之病也。玳瑁色赤入心，故所主者，心风惊热，伤寒狂乱，痘毒肿毒，皆少阴血分之病也。秦龟色黄入脾，故所主者，顽风湿痹，身重蛊毒，皆太阴血分之病也。水龟色黑入肾，故所主者，阴虚精弱，腰脚痠痿，阴疟泄痢，皆少阴血分之病也。

【气味】甘，平，无毒。

【主治】伤中益气，补不足。（《别录》）

热气湿痹，腹中激热，五味煮食，当微泄。（藏器）

妇人漏下五色，羸瘦，宜常食之。（孟诜）

妇人带下，血瘕腰痛。（《日华》）

去血热，补虚。久食，性冷。（苏颂）

作臛食，治久痢，长髭须。作丸服，治虚劳痃癖脚气。（时珍）

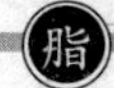

【主治】除日拔白发，取脂涂孔中，即不生。欲再生者，白犬乳汁涂之。（藏器）

附方

奔豚气痛（上冲心腹）。鳖甲（醋炙）三两，京三棱（煨）二两（捣二味为末），桃仁（去皮尖）四两，汤浸研汁三升，煎二升，入末不住手搅，煎良久，下醋一升，煎如饧，以瓶收之。每空心温酒服半匙。（《圣济录》）

血瘕症癖。用鳖甲、琥珀、大黄等分作散，酒服二钱，少时恶血即下。若妇人小肠中血下尽，即休服也。

痃癖癥积。用鳖甲（醋炙黄）研末，牛乳一合，每调一匙，朝朝服之。

妇人漏下。鳖甲（醋炙）研末，清酒服方寸匕，日二。

劳复食复（笃病初起，受劳伤食，致复欲死者）。鳖甲烧研，水服方寸匕。（《肘后方》）

小儿痫疾。用鳖甲炙研，乳服一钱，日二。亦可蜜丸服。（《子母录》）

卒得腰痛（不可俯仰）。用鳖甲炙研末，酒服方寸匕，日二。（《肘后方》）

吐血不止。鳖甲、蛤粉各一两（同炒色黄），熟地黄一两半（晒干），为末。每服二钱，食后茶下。（《圣济录》）

寒湿脚气（疼不可忍）。用团鱼二个，水二斗，煮一斗，去鱼取汁，加苍耳、苍术、寻风藤各半斤，煎至七升，去渣，以盆盛熏蒸，待温浸洗，神效。（《乾坤生意》）

骨蒸咳嗽（潮热）。团鱼丸：用团鱼一个，柴胡、前胡、贝母、知母、杏仁各五钱，同煮，待熟去骨、甲、裙，再煮。食肉饮汁，将药焙研为末，仍以骨、甲、裙煮汁和，丸梧子大。每空心黄芪汤下三十丸，日二服。服尽，仍治参、芪药调之。（《奇效方》）

牡蛎

《本经》上品

释名 牡蛤、蛎蛤、古贲、蠔。〔时珍曰〕蛤蚌之属，皆有胎生、卵生。独此化生，纯雄无雌，故得牡名。曰蛎曰蠔，言其粗大也。

集解 〔时珍曰〕南海人以其蛎房砌墙，烧灰粉壁，食其肉谓之蛎黄。

【气味】咸，平、微寒，无毒。

【主治】伤寒寒热，温疟洒洒，惊恚怒气，除拘缓鼠瘘，女子带下赤白。久服，强骨节，杀邪鬼，延年。（《本经》）

男子虚劳，补肾安神，去烦热，小儿惊痫。（李珣）

化痰软坚，清热除湿，止心脾气痛，痢下赤白浊，消疝瘕积块，瘿疾结核。（时珍）

【发明】〔成无已曰〕牡蛎之咸，以消胸膈之满，以泄水气，使痞者消，硬者软也。

【气味】甘，温，无毒。

【主治】煮食，治虚损，调中，解丹毒，妇人血气。以姜、醋生食，治丹毒，酒后烦热，止渴。（藏器）

附方

虚劳盗汗。牡蛎粉、麻黄根、黄芪等分，为末。每服二钱，水一盏，煎七分，温服，日一。（《本事方》）

面色黧黑。牡蛎粉研末，蜜丸梧子大。每服三十丸，白汤下，日一服。并炙其肉食之。（《普济方》）

蚌

宋《嘉祐》

释名〔时珍曰〕蚌与蛤同类而异形。长者通曰蚌，圆者通曰蛤。故蚌从丰，蛤从合，皆象形也。

集解〔时珍曰〕蚌类甚繁，今处处江湖中有之，唯洞庭、汉沔独多。大者长七寸，状如牡蛎辈；小者长三、四寸，状如石决明辈。其肉可食，其壳可为粉。湖沔人皆印成锭市之，谓之蚌粉，亦曰蛤粉。古人谓之蜃灰，以饰墙壁，墓圹，如今用锻石也。

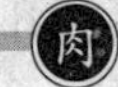

【气味】甘、咸，冷，无毒。

【主治】止渴除热，解酒毒，去眼赤。（孟诜）

明目除湿，主妇人劳损下血。（藏器）

除烦，解热毒，血崩带下，痔瘘，压丹石药毒。以黄连末纳入取汁，点赤眼、眼暗。（《日华》）

治肝热，肾衰，托斑疹，解痘毒，清凉止渴。（《本草再新》）

清热滋阴，养肝凉血，熄风解酒，明目定狂。（《随息居饮食谱》）

真珠

宋《开宝》

释名珍珠、蚌珠、蠙珠。

集解〔时珍曰〕按《廉州志》云：合浦县海中有梅、青、婴三池。蜑人每以长绳系腰，携篮入水，拾蚌入篮即振绳，令舟人急取之。若有一线之血浮水，则葬鱼腹矣。

【气味】咸、甘，寒，无毒。

【主治】镇心。点目，去肤翳障膜。涂面，令人润泽好颜色。涂手足，去皮肤逆胪。绵裹塞耳，主聋。（《开宝》）

磨翳坠痰。（甄权）

除面䵟，止泄。合知母，疗烦热消渴。合左缠根，治小儿麸豆疮入眼。（李珣）

除小儿惊热。（宗奭）

安魂魄，止遗精白浊，解痘疔毒，主难产，下死胎胞衣。（时珍）

【发明】〔时珍曰〕真珠入厥阴肝经，故能安魂定魄，明目治聋。

附方

卒忤不言。真珠末，用鸡冠血和丸小豆大。以三四粒纳口中。（《肘后》）

灰尘迷目。用大珠拭之则明也。（《格古论》）

妇人难产。真珠末一两，酒服，立出。（《千金》）

蟹

《本经》中品

释名 螃蟹、郭索、横行介士、无肠公子。〔时珍曰〕按傅肱《蟹谱》云：蟹，水虫也，故字从虫。亦鱼属也，故古文从鱼。以其横行，则曰螃蟹。以其行声，则曰郭索。以其外骨，则曰介士。以其内空，则曰无肠。

集解 〔时珍曰〕蟹，横行甲虫也。外刚内柔，于卦象离。骨眼蜩腹，蛭脑鲎足，二螯八跪，利钳尖爪，壳脆而坚，有十二星点。雄者脐长，雌者脐团。腹中之黄，应月盈亏。其性多躁，引声噀沫，至死乃已。生于流水者，色黄而腥；生于止水者，色绀而馨。佛书言：其散子后即自枯死。霜前食物故有毒，霜后将蛰故味美。所谓入海输芒者，亦谬谈也。蟛蜞大于蟛螖，生于陂池田港中，故有毒，令人吐下。似蟛蜞而生于沙穴中，见人便走者，沙狗也，不可食。似蟛蜞而生海中，潮至出穴而望者，望潮也，可食。两螯极小如石者，蚌江也，不可食。生溪涧石穴中，小而壳坚赤者，石蟹也，野人食之。又海中有红蟹，大而色红。飞蟹能飞。善苑国有百足之蟹。海中蟹大如钱，而腹下又有小蟹如榆荚者，蟹奴也。居蚌腹者，蛎奴也，又名寄居蟹。并不可食。蟹腹中有虫，如小木鳖子而白者，不可食，大能发风也。

〔宗奭曰〕取蟹以八、九月蟹浪之时，伺其出水而拾之，夜则以火照捕之，时黄与白满壳也。

〔弘景曰〕蟹类甚多，蝤蛑、拥剑、蟛螖皆是，并不入药。海边又有蟛蜞，似蟛螖而大，似蟹而小，不可食。蔡谟初渡江，不识蟛蜞，啖之几死。叹曰：读《尔雅》不熟，几为劝学者所误也。

【气味】咸，寒，有小毒。

【主治】胸中邪气，热结痛，㖞僻面肿，能败漆。烧之致鼠。（《本经》）

散诸热，治胃气，理经脉，消食。以醋食之，利肢节，去五脏中烦闷气，益人。（孟诜）

产后肚痛血不下者，以酒食之。筋骨折伤者，生捣炒罯之。（《日华》）

能续断绝筋骨。去壳同黄捣烂，微炒，纳入疮中，筋即连也。（藏器）

杀莨菪毒，解鳝鱼毒、漆毒，治疟及黄疸。捣膏涂疥疮、癣疮。捣汁，滴耳聋。（时珍）

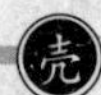

【主治】烧存性，蜜调，涂冻疮及蜂虿伤，酒服，治妇人儿枕痛及血崩腹痛，消积。（时珍）

附方

崩中腹痛。毛蟹壳烧存性，米饮服一钱。（《证治要诀》）

蜂虿螫伤。蟹壳烧存性，研末。蜜调涂之。（同上）

熏辟壁虱。蟹壳烧烟熏之。（《摘玄》）

石决明

《别录》上品

释名 九孔螺。壳名千里光。〔时珍曰〕决明、千里光，以功名也。九孔螺，以形名也。

集解 〔时珍曰〕石决明形长如小蚌而扁，外皮甚粗，细孔杂杂，内则光耀，背侧一行有孔如穿成者，生于石崖之上，海人泅水，乘其不意，即易得之。否则紧黏难脱也。陶氏以为紫贝，雷氏以为真珠母，杨倞注《荀子》以为龟脚，皆非矣。唯鳆鱼是一种二类，故功用相同。吴越人以糟决明、酒蛤蜊为美品者，即此。

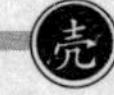

【气味】咸，平，无毒。

【主治】目障翳痛，青盲。久服，益精轻身。（《别录》）

通五淋。（时珍）

附方

羞明怕日。用千里光、黄菊花、甘草各一钱，水煎，冷服。（《明目集验方》）

蛤蜊

宋《嘉祐》

释名 〔时珍曰〕蛤类之利于人者，故名。

集解 〔机曰〕蛤蜊，生东、南海中，白壳紫唇，大二三寸者。闽、浙人以其肉充海错，亦作为酱醢。其壳火煅作粉，名曰蛤蜊粉也。

肉

【气味】咸，冷，无毒。

【主治】润五脏，止消渴，开胃，治老癖为寒热，妇人血块，宜煮食之。（禹锡）

煮食醒酒。（弘景）

【发明】〔时珍曰〕按高武《痘疹正宗》云：俗言蛤蜊海错能发疹，多致伤损脾胃，生痰作呕作泻，此皆嘻笑作罪也。又言痘毒入目者，以蛤蜊汁点之可代空青。夫空青得铜之精气而生，性寒可治赤目。若痘毒是脏腑毒气上冲，非空青可治。蛤蜊虽寒，而湿中有火，亦不可不知矣。

田螺

《别录》下品

集解 〔弘景曰〕田螺生水田中，及湖渎岸侧。形圆，大如梨、橘，小者如桃、李，人煮食之。

〔保昇曰〕状类蜗牛而尖长，青黄色，春夏采之。

〔时珍曰〕螺，蚌属也。其壳旋文。其肉视月盈亏，故王充云：月毁于天，螺消于渊。《说卦》云：离为螺，为蚌，为龟，为鳖，为蟹。皆以其外刚而内柔也。

肉

【气味】甘，大寒，无毒。

【主治】目热赤痛，止渴。（《别录》）

煮汁，疗热醒酒。用真珠、黄连末内入，良久，取汁注目中，止目痛。（弘景）

煮食，利大小便，去腹中结热，目下黄，脚气冲上，小腹急硬，小便赤涩，手足浮肿。生浸取汁饮之，止消渴。捣肉，敷热疮。（藏器）

利湿热，治黄疸。捣烂贴脐，引热下行，止噤口痢，下水气淋闭。取水，搽痔疮胡臭。烧研，治瘰疬癣疮。（时珍）

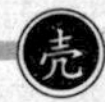

【气味】甘，平，无毒。

【主治】烧研，主尸疰心腹痛，失精。水渍饮汁，止泻。（《别录》）

烂者烧研水服，止反胃，去卒心痛。（藏器）

烂壳研细末服之，止下血，小儿惊风有痰，疮疡脓水。（时珍）]

附方

消渴饮水（日夜不止，小便数者）。《心镜》：用田螺五升，水一斗，浸一夜，渴即饮之。每日一换水及螺。或煮食饮汁亦妙。《圣惠》：用糯米二升，煮稀粥一斗，冷定。入田中活螺三升在内，待食粥尽，吐沫出，乃收任性饮之，立效。

肝热目赤。《药性论》：用大田螺七枚洗净，新汲水养去泥秽，换水一升浸洗取起。于净器中，着少盐花于甲内，承取自然汁点目。逐个用了，放去之。

反胃呕噎。田螺洗净水养，待吐出泥，澄取晒半干，丸梧子大。每服三十丸，藿香汤下。烂壳研服亦可。(《经验方》)

水气浮肿。用大田螺、大蒜、车前子等分，捣膏摊贴脐上，水从便旋而下。象山县民病此，得是方而愈。(仇远《稗史》)

小便不通(腹胀如鼓)。用田螺一枚，盐半匕，生捣，敷脐下一寸三分，即通。熊彦诚曾得此疾，异人授此方果愈。(《类编》)

噤口痢疾。用大田螺二枚捣烂，入麝香三分作饼，烘热贴脐间。半日，热气下行，即思食矣。甚效，(《丹溪》)

肠风下血(因酒毒者)。大田螺五个，烧至壳白肉干，研末，作一服，热酒下。(《百一》)

脚气攻注。用生大田螺捣烂，敷两股上，便觉冷趋至足而安。又可敷丹田，利小便。董守约曾用有效。(《稗史》)

小儿头疮。田螺壳烧存性，清油调，掺之。(《圣惠》)

贝子

《本经》下品

释名 贝齿、白贝、海肥。〔时珍曰〕贝字象形。其中二点，象其齿刻；其下二点，象其垂尾。古者货贝而宝龟，用为交易，以二为朋。今独云南用之，呼为海肥。

集解 〔颂曰〕贝子，贝类之最小者。亦若蜗状，长寸许。色微白赤，亦有深紫黑者。

【气味】咸，平，有毒。

【主治】目翳，五癃，利水道，鬼疰蛊毒，腹痛下血。(《本经》)

温疰寒热，解肌，散结热。(《别录》)

烧研，点目去翳。(弘景)

伤寒狂热。(甄权)

下水气浮肿，小儿疳蚀吐乳。(李珣)

治鼻渊出脓血，下痢，男子阴疮，解漏脯、面臛诸毒，射罔毒，药箭毒。(时珍)

附方

目花翳痛。贝子一两，烧研如面，入龙脑少许点之。若有疮肉，加真珠末等分。(《千金方》)

二便关格(不通闷胀，二三日则杀人)。以贝齿三枚，甘遂二铢，为末，浆水和服，须臾即通也。(《肘

后方》)

小便不通。白海吧一对，生一个，烧一个，为末，温酒服。(田氏方)

下疳阴疮。白海吧三个，煅红研末，搽之。(《简便单方》)

食物中毒。孙真人：贝子一枚，含之自吐。《圣惠》：治漏脯毒，面臛毒，及射罔在诸肉中有毒。并用贝子烧研，水调半钱服。

中射罔毒。方同上。

药箭镞毒。贝齿烧研，水服三钱，日三服。(《千金方》)

禽部

李时珍曰：二足而羽曰禽。师旷《禽经》云：羽虫三百六十，毛协四时，色合五方。山禽岩栖，原鸟地处。林鸟朝嘲，水鸟夜唳。山禽咮短而尾修，水禽咮长而尾促。其交也，或以尾臎，或以睛睨，或以声音，或合异类（雉、孔与蛇交之类）。其生也，或以翼孚卵，或以同气变（鹰化鸠之类），或以异类化（田鼠化驾之类），或变入无情（雀入水为蛤之类）。噫！物理万殊若此，学者其可不致知乎？五鸠九扈，少皞取以名官；雄雉鸱鸮，诗人得之观感。厥旨微矣。不妖夭，不覆巢，不殈卵，而庖人供六禽，翨氏攻猛鸟，硩蔟覆夭鸟之巢。圣人之于物也，用舍仁杀之意，夫岂徒然哉？《记》曰：天产作阳。羽类则阳中之阳，大抵多养阳。

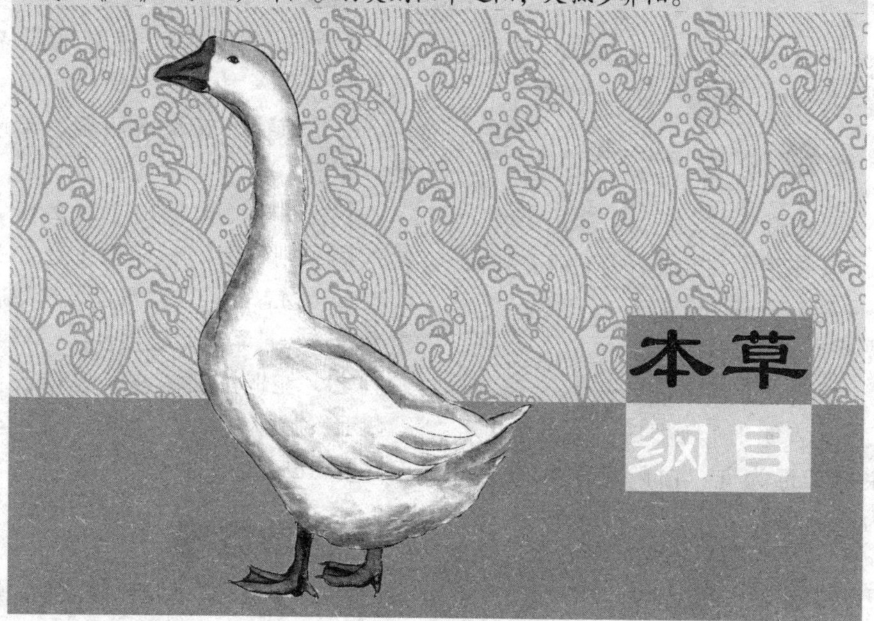

鹅

《别录》上品

释名 家雁、舒雁。〔时珍曰〕鹅鸣自呼。江东谓之舒雁，似雁而舒迟也。

集解 〔时珍曰〕江淮以南多畜之。有苍、白二色，及大而垂胡者。并绿眼黄喙红掌，善斗，其夜鸣应更。师旷《禽经》云“脚近臎者能步”，鹅、鹜是也。又云“鹅伏卵则逆月”，谓向月取气助卵也。性能啖蛇及蚓，制射工，故养之能辟虫虺，或言鹅性不食生虫者，不然。

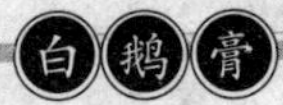

白鹅膏

【气味】甘，微寒，无毒。

【主治】灌耳，治卒聋。（《别录》）

涂面急，令人悦白。唇沈，手足皴裂，消痈肿，解礜石毒。（时珍）

肉

【气味】甘，平，无毒。

【主治】利五脏。（《别录》）

解五脏热，服丹石人宜之。（孟诜）

煮汁，止消渴。（藏器）

【发明】〔藏器曰〕苍鹅食虫，主射工毒为良；白鹅不食虫，止渴为胜。

臎

一名尾罂，尾肉也。

【主治】涂手足皴裂。纳耳中，治聋及聤耳。（《日华》）

血

【气味】咸，平，微毒。

【主治】中射工毒者，饮之，并涂其身。（陶弘景）

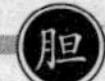

胆

【气味】苦，寒，无毒。

【主治】解热毒及痔疮初起，频涂抹之，自消。（时珍）

卵

【气味】甘，温，无毒。

【主治】补中益气。多食发痼疾。（孟诜）

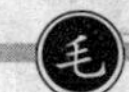

毛

【主治】射工水毒。（《别录》）

小儿惊痫。又烧灰酒服，治噎疾。（苏恭）

【发明】〔时珍曰〕《禽经》云：鹅飞则蜮沉。蜮即射工也。又《岭南异物志》云：邕州蛮人选鹅腹毳毛为衣、被絮，柔暖而性冷。婴儿尤宜之，能辟惊痫。柳子厚诗云：“鹅毛御腊缝山罽”，即此。盖毛与肉性不同也。

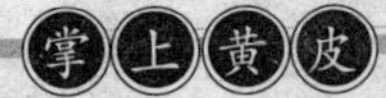

掌上黄皮

【主治】烧研，搽脚趾缝湿烂。焙研，油调，涂冻疮良。（时珍）

附方

痔疮有核。白鹅胆二三枚，取汁，入熊胆二分，片脑半分，研匀，瓷器密封，勿令泄气，用则手指涂之，立效。（刘氏《保寿堂方》）

噎食病。白鹅尾毛烧灰，米汤每服一钱。

雁

《本经》上品

释名 鸿。〔时珍曰〕按《禽经》云：鳱以水言，自北而南，鳽以山言，自北而南，张华注云：鳱鳽（并音雁）。冬则适南，集于水干，故字从干；春则向北，集于岸，故字从厈。小者曰雁，大者曰鸿。鸿，大也。多集江渚，故从江。梵书谓之僧娑。

集解 〔《别录》曰〕雁生江南池泽，取无时。

〔恭曰〕雁为阳鸟，与燕往来相反，冬南翔，夏北徂，孳育于北也。岂因北人不食之乎。

〔时珍曰〕雁状似鹅，亦有苍、白二色。今人以白而小者为雁，大者为鸿，苍者为野鹅，亦曰 鹅，《尔雅》谓之鴚鵝也。雁有四德：寒则自北而南，止于衡阳，热则自南而北，归于雁门，其信也；飞则有序而前鸣后和，其礼也；失偶不再配，其节也；夜则群宿而一奴巡警，昼则衔芦以避缯缴，其智也。而捕者豢之为媒，以诱其类，是则一愚矣。南来时瘠瘦不可食，北向时乃肥，故宜取之。又汉、唐书，并载有五色雁云。

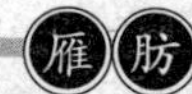

【气味】甘，平，无毒。

【主治】风挛拘急偏枯，血气不通利。久服，益气不饥，轻身耐老。（《本经》）

治耳聋，和豆黄作丸，补劳瘦，肥白人。（《日华》）

【气味】甘，平，无毒。

【主治】风麻痹。久食动气，壮筋骨。（《日华》）

利脏腑，解丹石毒。（时珍）

【发明】〔弘景曰〕雁肪人不多食，其肉亦应好。

〔宗奭曰〕人不食雁，谓其知阴阳之升降，少长之行序也。道家谓之天厌，亦一说耳。食之则治诸风。

【主治】烧灰和米泔沐头，长发。（孟诜）

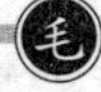

【主治】喉下白毛，疗小儿痫有效。（苏恭）

自落翎毛，小儿佩之，辟惊痫。（《日华》）

【发明】〔时珍曰〕案《酉阳杂俎》云：临邑人，春夏罗取鸿雁毛以御暑。又《淮南·万毕术》云：鸿毛作囊，可以渡江。此亦中流一壶之意，水行者不可不知。

附方

生发。雁肪日日涂之。（《千金方》）

鸡

《本经》上品

释名 烛夜。〔时珍曰〕按徐铉云：鸡者稽也，能稽时也。

集解 〔时珍曰〕鸡类甚多，五方所产，大小形色往往亦异。鸡在卦属巽，在星应昴，无外肾而亏小肠。

丹雄鸡肉

【气味】甘，微温，无毒。

【主治】 女人崩中漏下赤白沃。补虚温中止血。（《本经》）

能愈久伤乏疮不瘥者。（《别录》）

补肺。（孙思邈）

【发明】〔宗奭曰〕即赤鸡也。

〔时珍曰〕鸡虽属木，分而配之，则丹雄鸡得离火阳明之象，白雄鸡得庚金太白之象，故辟邪恶者宜之；乌雄鸡属木，乌雌鸡属水，故胎产宜之；黄雌鸡属土，故脾胃宜之；而乌骨者，又得水木之精气，故虚热者宜之，各从其类也。

白雄鸡肉

【气味】酸，微温，无毒。

【主治】 下气，疗狂邪，安五脏，伤中消渴。（《别录》）

调中除邪，利小便，去丹毒风。（《日华》）

乌雄鸡肉

【气味】甘，微温，无毒。

【主治】补中止痛。（《别录》）

止肚痛，心腹恶气，除风湿麻痹，补虚羸，安胎，治折伤并痈疽。生捣，涂竹木刺入肉。（《日华》）

黑雌鸡肉

【气味】甘、酸，温、平，无毒。

【主治】作羹食，治风寒湿痹，五缓六急，安胎。（《别录》）

安心定志，除邪辟恶气，治血邪，破心中宿血，治痈疽，排脓补新血，及产后虚羸，益色助气。（《日华》）

治反胃及腹痛，踒折骨痛，乳痈。又新产妇以一只治净，和五味炒香，投二升酒中，封一宿取饮，令人肥白。又和乌油麻二升熬香末之，入酒中极效。（孟诜）

黄雌鸡肉

【气味】甘、酸、咸，平，无毒。

【主治】伤中消渴，小便数而不禁，肠澼泄痢，补益五脏，续绝伤，

疗五劳，益气力。(《别录》)

治劳劣，添髓补精，助阳气，暖小肠，止泄精，补水气。(《日华》)

补丈夫阳气，治冷气瘦着床者，渐渐食之，良。以光粉、诸石末和饭饲鸡，煮食甚补益。(孟诜)

治产后虚羸，煮汁煎药服，佳。(时珍)

【气味】甘，平，无毒。

【主治】补虚劳羸弱，治消渴，中恶鬼击心腹痛，益产妇，治女人崩中带下，一切虚损诸病，大人小儿下痢禁口，并煮食饮汁，亦可捣和丸药。(时珍)

【发明】〔时珍曰〕乌骨鸡，有白毛乌骨者，黑毛乌骨者，斑毛乌骨者，有骨肉俱乌者，肉白骨乌者；但观鸡舌黑者，则肉骨俱乌，入药更良。

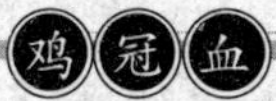

三年雄鸡者良。

【气味】咸，平，无毒。

【主治】乌鸡者，主乳难。(《别录》)

治目泪不止，日点三次，良。(孟诜)

亦点暴赤目。(时珍)

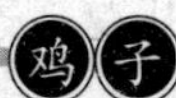

即鸡卵也。黄雌者为上，乌雌者次之。

【气味】甘，平，无毒。

【主治】 除热火灼烂疮、痫痓，可作虎魄神物。(《本经》)

镇心，安五脏，止惊安胎，治妊娠天行热疾狂走，男子阴囊湿痒，及开喉声失音。醋煮食之，治赤白久痢，及产后虚痢。光粉同炒干，止疳痢，及妇人阴疮。和豆淋酒服，治贼风麻痹，醋浸令坏，敷疵䵟。作酒，止产后血运，暖水脏，缩小便，止耳鸣。和蜡炒，治耳鸣、聋，及疳痢。(《日华》)

益气。以浊水煮一枚，连水服之，主产后痢。和蜡煎，止小儿痢。(藏器)

小儿发热，以白蜜一合，和三颗搅服，立瘥。(孟诜)

【发明】〔时珍曰〕卵白象天，其气清，其性微寒；卵黄象地，其气浑，其性温；卵则兼黄白而用之，其性平。精不足者补之以气，故卵白能清气，治伏热、目赤、咽痛诸疾；形不足者补之以味，故卵黄能补血，治下痢、胎产诸疾；卵则兼理气血，故治上列诸疾也。

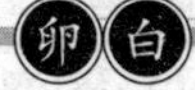

【气味】甘，微寒，无毒。

【主治】目热赤痛，除心下伏热，止烦满咳逆，小儿下泄，妇人产难，胞衣不出，并生吞之。醋浸一宿，疗黄疸，破大烦热。(《别录》)

产后血闭不下，取白一枚，入醋一半搅服。（藏器）

和赤小豆末，涂一切热毒、丹肿、腮痛神效。冬月以新生者酒渍之，密封七日取出，每夜涂面，去鼾黯䵟疱，令人悦色。（时珍）

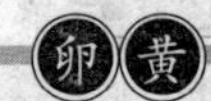

【气味】甘，温，无毒。

【主治】醋煮，治产后虚及痢，小儿发热。煎食，除烦热。炼过，治呕逆。和常山末为丸。竹叶汤服，治久疟。（《药性》）

炒取油，和粉，敷头疮。（《日华》）

卒干呕者，生吞数枚，良。小便不通者，亦生吞之，数次效。补阴血，解热毒，治下痢，甚验。（时珍）

附方

癫邪狂妄（自贤自圣，行走不休）。白雄鸡一只煮，以五味和作羹粥食。（《心镜》）

水气浮肿。小豆一升，白雄鸡一只，治如食法，以水三斗煮熟食之，饮汁令尽。（《肘后》）

补益虚弱。虚弱人用乌雄鸡一只治净，五味煮极烂，空腹饱食之。食生即反损人。或五味淹炙食，亦良。（孟诜）

脚气烦懑。用乌雄鸡一只，治如食法，入米作羹食。（《养老书》）

中风（舌强不语，目睛不转，烦热）。乌雌鸡一只治净，以酒五升，煮取二升去滓，分作三次，连服之。食葱姜粥，暖卧，取小汗。（《饮膳正要》）

死胎不下。乌鸡一只去毛，以水三升，煮二升去鸡。用帛蘸汁摩脐下，自出。（《妇人良方》）

虚损积劳。用乌雌鸡一头，治如食法，以生地黄一斤（切），饴糖一升，纳腹内缚定，铜器贮，于瓶中蒸五升米熟，取出，食肉饮汁，勿用盐。一月一作，神效。（姚僧垣方）

脾虚滑痢。用黄雌鸡一只炙，以盐、醋涂，煮熟干燥，空心食之。（《心镜》）

赤白带下。白果、莲肉、江米各五钱，胡椒一钱，为末。乌骨鸡一只，如常治净，装末入腹煮熟，空心食之。

遗精白浊（下元虚惫者）。用前方食之良。

脾虚滑泄。乌骨母鸡一只治净，用豆蔻一两，草果二枚，烧存性，掺入鸡腹内，扎定煮熟，空心食之。

对口毒疮。热鸡血频涂之，取散。（《皆效方》）

燥癣作痒。雄鸡冠血，频频涂之。（《范汪方》）

雀卵面疱。鸡卵醋浸令坏，取出敷之。（《普济》）

产后血多（不止）。乌鸡子三枚，醋半升，酒二升，和搅，煮取二升，分四服。（《拾遗》）

妇人白带。用酒及艾叶煮鸡卵，

日日食之。(《袖珍方》)

头风白屑。新下乌鸡子三枚，沸汤五升搅，作三度沐之，甚良。(《集验》)

汤火烧灼。鸡子清和酒调洗，勤洗即易生肌。忌发物。或生敷之亦可。(《经验秘方》)

面黑令白。鸡子三枚，酒浸，密封四七日。每夜以白敷面，如雪白也。(《普济》)

小肠疝气。鸡子黄搅，温水服之。三服效。

消灭瘢痕。鸡子五七枚煮熟，取黄炒黑，拭涂，日三。久久自灭。(《圣惠方》)

耳疳出汁。鸡子黄炒油涂之，甚妙。(谈野翁方)

鸽

宋《嘉祐》

释名 鹁鸽、飞奴。〔时珍曰〕鸽性淫而易合，故名。

集解 〔时珍曰〕处处人家畜之，亦有野鸽。名品虽多，大要毛羽不过青、白、皂、绿、鹊斑数色。眼目有大小，黄、赤、绿色而已。亦与鸠为匹偶。

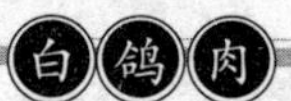

【气味】咸，平，无毒。

【主治】调精益气，治恶疮疥癣，风瘙白癜，疬疡风，炒熟酒服。虽益人，食多恐减药力。(孟诜)

【主治】解诸药、百蛊毒。(时珍)

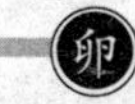

【主治】解疮毒、痘毒。

附方

消渴饮水(不知足)。用白花鸽一只，切作小片，以土苏煎，含咽。(《心镜》)

预解痘毒。小儿食之，永不出痘，或出亦稀。用白鸽卵一对，入竹筒封，置厕中，半月取出，以卵白和辰砂三钱，丸绿豆大。每服三十丸，三豆饮下，毒从大小便出也。(《潜江方》)